Michael Elies, Eckard Krüger, Annette Kerckhoff
Was tun bei Osteoporose

W0059335

*„Die Osteoporose ist aber
ein stiller und konsequenter Dieb,
der über viele Jahre unerkannt bleibt,
bis Knochenbrüche aus geringsten Anlässen
ihn schließlich verraten."*
Reiner Bartl (2011)

Was tun bei

# Osteoporose

## Vorbeugung und Selbsthilfe

Michael Elies
Eckard Krüger
Annette Kerckhoff

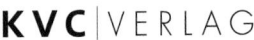

KVC Verlag | NATUR UND MEDIZIN e. V.
Am Deimelsberg 36, 45276 Essen
Tel.: (0201) 56305 70, Fax: (0201) 56305 60
www.kvc-verlag.de

**Elies, Michael; Krüger, Eckard; Kerckhoff, Annette**
Was tun bei Osteoporose – Vorbeugung und Selbsthilfe

ISBN 978-3-945150-04-7

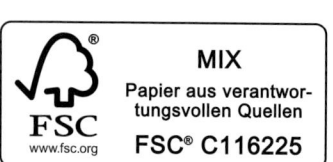
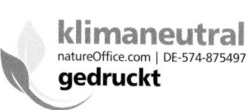

Umschlaggestaltung: eye-d Designbüro, Essen
Druck: Union Betriebs-GmbH, Rheinbach

# Inhalt

# Einleitung

Osteoporose ist die häufigste Knochenerkrankung im Alter. Die Weltgesundheitsorganisation (WHO) zählt sie sogar zu den zehn wichtigsten Volkskrankheiten. Nach Angaben des Kuratoriums Knochengesundheit sind in Deutschland 26 % der Bevölkerung über 50 Jahren von Osteoporose betroffen, insgesamt 7,8 Millionen Menschen: 6,5 Millionen Frauen und 1,3 Millionen Männer. Aufgrund des demografischen Wandels werden in zehn Jahren knapp 40 % der Bevölkerung über 50 Jahren betroffen sein.[1]

Bei vielen Menschen herrscht Unsicherheit über diese Krankheit, über eine sinnvolle Vorbeugung wie auch über die Behandlung. In medizinischen Veröffentlichungen für Laien kursieren unterschiedliche Meinungen, mindestens genauso viele verschiedene Empfehlungen gibt es. Und die Pharmaindustrie sowie die Produkthersteller von Nahrungsergänzungsmitteln wittern, überspitzt formuliert, ein gutes Geschäft.

Der wichtigste Schritt, um Osteoporose vorzubeugen oder auch zu behandeln, ist es, die

---

[1] Quelle: www.osteoporose.org

1

Krankheit besser zu verstehen – ihre Risikofaktoren und die verschiedenen Methoden zur Vorbeugung und Behandlung. Denn das **eine** Heilmittel, die **eine** Strategie gibt es nicht.

In diesem Ratgeber möchten wir Sie über Krankheitsbild, Risikofaktoren und daraus resultierende Vorbeugungsmaßnahmen wie auch über bewährte naturheilkundliche Maßnahmen informieren. Nutzen Sie sie – für starke Knochen und ein gesundes Alter!

* * *

Wir möchten an dieser Stelle auf die Buchveröffentlichung von Reiner Bartl hinweisen, die Orientierung für unseren Ratgeber geliefert hat und dem interessieren Laien als weiterführende Literatur dienen mag.

Bartl, R.: *Osteoporose*. Prävention, Diagnostik, Therapie. Stuttgart: Thieme Verlag, 4. Auflage 2010

**Wichtige Adresse:**
Kuratorium Knochengesundheit e. V.
Leipziger Straße 6, 74889 Sinsheim
Tel: 07261/9217 0
www.osteoporose.org

2

# I. Grundlagen: Die Knochen

## 1. Anatomie der Knochen

### Elastizität und Festigkeit

Unsere Vorstellung von menschlichen Knochen ist in aller Regel von der einfachen, geradezu mechanischen Idee geprägt, dass Knochen feste, starre Stützen unseres Körpers sind, die sich wenig oder gar nicht verändern. Diese Vorstellung ist falsch. Knochen, auch wenn sie hart und unbeweglich erscheinen, bestehen aus lebendigem Gewebe, in dem ein ständiger Auf-, Um- und Abbau stattfindet. Die Elastizität der Knochen schützt sie vor Brüchen, die ständige Erneuerung hilft unserem Skelett, mit den sich permanent ändernden Anforderungen zurecht zu kommen. Sein besonderer Aufbau sorgt dafür, dass der Knochen gleichzeitig enorm belastbar und doch sehr leicht ist. Stahlstäbe von vergleichbarer Größe würden das Vier- bis Fünffache wiegen und doch nicht die Stabilität von Knochen aufweisen.

Wie aber wird dieses besondere Verhältnis von Festigkeit und Elastizität im Knochen garantiert?

Unsere Knochen bestehen zu etwa 20 % aus Wasser, zu etwa 25 % aus Knochenzellen (Eiweiße, Kollagen) und Knorpel und zu etwa 55 % aus Mineralien und Salzen. Diese Mineralsalze sorgen für die Festigkeit der Knochen. Sie sind dafür verantwortlich, dass Knochen auf dem Röntgenbild sichtbar werden. Tatsächlich sind Knochen mit die wichtigsten Speicher für Mineralien: Sie lagern Kalzium, Phosphat und Magnesium ein. Kommt es zu einem Mineraliendefizit im Körper, wird dieser Speicher in den Knochen angegriffen.

Die Elastizität der Knochen wird durch die Eiweiße gewährleistet, vor allem durch das Kollagen. Kollagen ist vor allem im Bindegewebe des Menschen enthalten, zu dem Sehnen, Bänder, Knorpel, Knochen und Haut gehören.

## Entstehung und Entwicklung

In der Entwicklung des Menschen im Mutterleib entstehen Knochen entweder direkt aus dem Bindegewebe oder aus Knorpelgewebe. Zu Beginn sind sie weich und werden erst mit der Zeit immer härter. Hart werden die Knochen durch die Einlagerung der Kalksalze in die Kollagenfasern.

Ähnlich läuft der Prozess nach Knochenbrüchen ab. Aus der Bruchstelle entwickelt sich zunächst Bindegewebe (Kallus), daraus dann Knochengewebe. Auch hier werden die Mineralsalze nach und nach in das Bindegewebe eingelagert.

Dieser Mechanismus ist etwas Besonderes und verdient Beachtung: Denn während nach einer Hautverletzung in aller Regel eine Narbe zurückbleibt, die sich von der normalen Haut in ihrer Beschaffenheit und Funktion unterscheidet, ist der Körper in der Lage, beim Knochen wieder funktionsfähiges und in der Regel unauffälliges Knochengewebe aufzubauen. Ein segensreicher Mechanismus der Natur! Bei komplizierten Brüchen nutzen Ärzte diese Fähigkeit des Knochengewebes: Man kann Knochenstücke des Patienten selbst transplantieren, um im Verletzungsbereich die Knochenbildung neu in Gang zu bringen.

## Aufbau und Struktur

Es gibt verschiedene Knochenformen, die wichtigsten sind Röhrenknochen und platte Knochen. Röhrenknochen sind Knochen, wie man sie sich klassischerweise vorstellt: Sie sind lang und haben verdickte Enden. Oberschenkelknochen, die Knochen am Arm, die Rippen oder das Schlüsselbein werden beispielsweise zu den Röhrenknochen gezählt. Das Brustbein, die Beckenschaufeln, der Schädel oder das Schulterblatt gehören zu den platten Knochen.

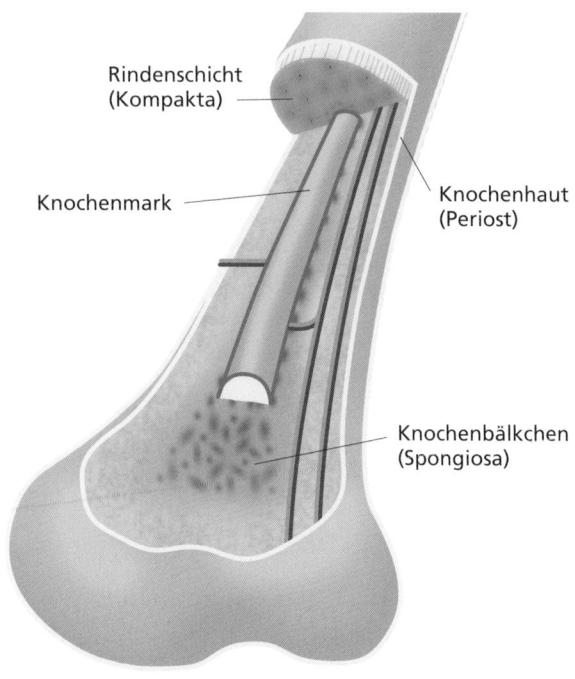

Rindenschicht (Kompakta)

Knochenmark

Knochenhaut (Periost)

Knochenbälkchen (Spongiosa)

*Struktur des Röhrenknochens*

Die verdickten Enden der Röhrenknochen werden als **Epiphysen** bezeichnet. Zwischen ihnen befindet sich der **Knochenschaft**. Die Enden der Epiphysen sind mit Knorpel überzogen, um eine – im wahrsten Sinne des Wortes – reibungslose Bewegung im Gelenk zu gewährleisten.

Die äußere Knochenschicht ist die Rindenschicht (**Kompakta** oder Kortikalis), die in ihrer Struktur dicht und fest ist. Die Kompakta ist von einer äußerst festen Bindegewebsschicht umgeben, der Knochenhaut (**Periost**), welche Blutgefäße enthält und sehr dicht mit Nervenenden versehen ist – dies macht den Tritt vor das Schienenbein so schmerzhaft!

Außen am Knochen setzen die bindegewebigen Stränge der Sehnen und Muskeln an. Erst diese Funktionseinheit zwischen Muskeln, Sehnen und Knochen erlaubt die Kraftübertragung auf den Knochen. Darüber hinaus bringt der Zug an der Knochenhaut Leben und Stoffwechsel in diese eher stoffwechselträgen Gewebe.

Im Inneren der verdickten Enden der Röhrenknochen und der platten Knochen ist die Struktur des Knochengewebes im Vergleich zur Rindenschicht lockerer, geradezu schwammartig. Man spricht von Knochenbälkchen oder **Spongiosa**.

Die lockere Struktur der Spongiosa dient dazu, Gewicht einzusparen. Sie ist netzwerkartig aufgebaut, entspricht dabei genau den auf diesen Knochen einwirkenden Zug- und Druckbelastungen und sorgt somit trotz ihrer „Leichtbauweise" für große Stabilität. Im Inneren des Knochenschaftes schließlich ist der Knochen hohl. Hier befindet sich das Knochenmark.

## Ernährung des Knochens

Die Ernährung des Knochens erfolgt von der Knochenhaut aus. Blutgefäße ziehen sich von hier aus durch so genannte „Volkmann-Kanäle", die senkrecht in den Knochen hinein zu Zentralkanälen („Havers-Kanäle") verlaufen. Aus diesen Blutgefäßen treten Nährstoffe und Sauerstoff in die Knochenzellen über. Die Abbauprodukte des Knochens werden auf dem gleichen Wege abtransportiert.

# 2. Der Knochenstoffwechsel

## Auf- und Abbau des Gewebes

Das Knochengewebe befindet sich in einem ständigen Auf- und Abbau. Die aufbauenden Zellen heißen **Osteoblasten**. Sie sind für das Längenwachstum der Knochen in der Kindheit und Jugend zuständig. Es hat einen Einfluss auf die „Knochengesundheit" des ganzen Lebens, wie die Knochen in der Kindheit und Jugend aufgebaut werden. Mit Sorge werden daher der bei vielen Kindern zunehmende Bewegungsmangel, die fehlerhafte Ernährung oder das Rauchen von Jugendlichen beobachtet, Faktoren also, durch welche die Knochen nicht optimal aufgebaut werden. Nach der eigentlichen Wachstumsphase sind die Osteoblasten für den Erhalt des Knochengewebes zuständig. Sie bilden die so genannte Knochenmatrix, die durch die Einlagerung von Mineralsalzen mit der Zeit verkalkt.

Die Gegenspieler der Osteoblasten sind die **Osteoklasten**, die den Knochen abbauen.

Im Knochen selbst finden sich die **Knochenmarkzellen**, die der Blutbildung dienen. Hier entwickeln sich sowohl die Osteoblasten als auch die Osteoklasten. Um die Knochengesundheit zu gewährleisten, müssen Osteoblasten und Osteoklasten in einem Gleichgewicht stehen. Genau hier setzt das Problem der Osteoporose an: Bei dieser Erkrankung wird aus vielen verschiedenen Gründen mehr Knochensubstanz ab- als aufgebaut. Denn der Knochenstoffwechsel hängt, wie Sie auf den folgenden Seiten sehen werden, eng mit anderen Organsystemen und mit der Lebensweise zusammen. Es gibt Faktoren, die den Knochenabbau fördern, aber auch Faktoren, die den Knochenaufbau unterstützen.

Bei der Vorbeugung einer Osteoporose geht es also darum, aktiv dazu beizutragen, dass die Waage zwischen Osteoblasten und Osteoklasten im Lot bleibt bzw. wieder ins Lot gerät. Dies ist auch der Grundsatz der Osteoporose-Therapie: den Knochenaufbau zu unterstützen – und den Knochenabbau zu stoppen oder wenigstens zu verlangsamen.

## Belastbarkeit des Knochens

Ein wichtiges Merkmal der Knochengesundheit ist die Belastbarkeit oder Festigkeit des Knochens. Sie setzt sich zusammen aus der Knochendichte und der Knochenqualität. Die Knochenqualität umfasst sowohl die Knochenstruktur als auch die Knochendynamik. Die Knochenstruktur beschreibt die Architektur der Knochenbälkchen, die dicht, fest und stabil oder – im Falle der Osteoporose – spärlich, dünn und brüchig sein können. Darüber hinaus beschreibt die Knochenstruktur das Verhältnis von Knochenbälkchen (Spongiosa) zur Rindenschicht (Kompakta). Mit Knochendynamik ist die Geschwindigkeit des Knochenstoffwechsels gemeint. Diese beschreibt vor allem das Verhältnis von knochenaufbauenden zu knochenabbauenden Prozessen.

## Einflüsse auf Knochenauf- und -abbau

Der Knochenstoffwechsel, der Knochenauf- und -abbau sind eng mit anderen Organsystemen und Faktoren verbunden.

### Hormone

Der Knochenstoffwechsel ist z. B. eng mit dem Hormonstoffwechsel verbunden. Hormone wie das Östrogen fördern den Knochenaufbau und hemmen gleichzeitig den Knochenabbau. Daher kommt es bei Frauen nach den Wechseljahren, in der Menopause, wenn weniger Östrogen produ-

11

ziert wird, eher zu einem Knochenabbau. Das Wissen um diesen Zusammenhang von Östrogen und Knochenstoffwechsel führte dazu, dass Östrogengaben als Therapie gegen Osteoporose eingesetzt wurden („Hormonersatztherapie"). Allerdings – so weiß man heute – geht diese Therapie auch mit unerwünschten Nebenwirkungen einher: Die Östrogentherapie erhöht das Risiko, an Brustkrebs oder tiefen Beinvenenthrombosen zu erkranken (was wiederum das Risiko einer Lungenembolie erhöht), so dass diese Therapie nur noch nach Einzelfallprüfung durchgeführt werden sollte.

Das männliche Geschlechtshormon Testosteron fördert vor allem den Knochenaufbau. Auch andere Hormone haben indirekt einen Einfluss auf den Knochenstoffwechsel, so z. B. das Parathormon aus der Nebenschilddrüse oder das Calcitonin aus der Schilddrüse.

## Vitamine und Mineralien

Auch zahlreiche Vitamine sind für den Knochen- und den Kollagenstoffwechsel erforderlich. Zu ihnen gehören insbesondere die Vitamine A, B6, B12, C, D und K (siehe auch Tabelle „Vitamine und Spurenelemente" im Anhang, S. 94).

Das wichtigste Vitamin, das man im Hinblick auf den Knochenaufbau kennen sollte, ist das **Vitamin D**, das insbesondere für den Kalziumstoffwechsel eine Rolle spielt.

Unter dem Begriff „Vitamin D" wird eine Gruppe von fettlöslichen Vitaminen zusammengefasst. Vitamin D wird dem Körper nur zu einem Teil über die Nahrung zugeführt. Der weitaus größere Teil wird unter Sonnenlicht vom Körper selbst in der Haut gebildet. Hierbei hängt die gebildete Menge Vitamin D direkt mit der Fläche der Haut zusammen, die von der Sonne beschienen wird. Halten wir uns zu selten in der Sonne auf – und das trifft viele Menschen gerade in der nördlichen Halbkugel, insbesondere, wenn sie wenig im Freien sind – und/oder nehmen wir zu wenig Vitamin D mit der Nahrung auf, führt das zu einem verminderten Vitamin D-Spiegel. In der Folge kommt es zu einer verminderten Aufnahme von Kalzium im Darm, zu einem vermehrten Verlust von Kalzium über die Nieren und zu einer verringerten Einlagerung von Kalzium in die Knochen.

**Vitamin K** kontrolliert die Blutgerinnung und aktiviert den Knochenaufbau. Bei Vitamin K-Mangel kommt es zu einer vermehrten Blutungsneigung. Chronischer Vitamin K-Mangel, wie er etwa unter der Einnahme von Blutgerinnungshemmern (z. B. Marcumar) erzeugt wird, führt zu einem erhöhten Osteoporoserisiko.

Auch ein Mangel der B-Vitamine erhöht das Osteoporoserisiko. **Vitamin B12** wird im Organismus zum Wachstum und zur Reifung von Blutzellen im Knochenmark benötigt. **Vitamin B6** beeinflusst den Knochenstoffwechsel, da es z. B. an der Kollagenbildung beteiligt ist. **Folsäure**, ebenfalls ein B-Vitamin, wird für die Zellbildung gebraucht. Vitamin B6, B12 und Folsäure sind zudem erforderlich, um Homocystein, eine im Stoffwechsel anfallende schwefelhaltige Aminosäure, die erhöht Risikofaktor für Gefäßerkrankungen und Osteoporose gilt, abzubauen.

Das wichtigste Mineral im Zusammenhang mit der Knochengesundheit ist **Kalzium**. Kalzium wird fast ausschließlich in Knochen und Zähnen gespeichert und übt dort eine wichtige Aufbaufunktion aus. Der Kalziumspiegel im Blut wird hormonell sehr fein reguliert, wobei hier, wie bereits beschrieben, Hormone aus Schilddrüse (Calcitonin) und Nebenschilddrüse (Parathormon) eine Rolle spielen.

# II. Osteoporose

## 1. Kennzeichen der Osteoporose

### Definition

Osteoporose ist eine Stoffwechselerkrankung des Skelettsystems, die durch den Verlust bzw. die Verminderung von Knochensubstanz und -struktur gekennzeichnet ist. Insbesondere die Feinstruktur oder „Mikroarchitektur" des Knochengewebes verschlechtert sich. Die Folge ist eine vermehrte Knochenbrüchigkeit.

Es gibt zahlreiche Einteilungen der Osteoporose nach Ausdehnung, Knochenumsatz, Alter und Geschlecht, Ursache, Schweregrad (insgesamt vier) und Knochenbefund. Sinnvoll ist die Unterscheidung in die primäre Osteoporose, die im fortgeschrittenen Lebensalter auftritt, und die sekundäre Osteoporose, die in Folge anderer Krankheiten oder auch Therapien auftritt.

Generell kann man die Osteoporose in zwei Stadien unterteilen:

– Im ersten Stadium, das als „präklinische" Osteoporose bezeichnet werden kann, ist zwar ein erhöhter Knochenabbau festzustellen, es

ist jedoch *noch nicht* zu Knochenbrüchen gekommen.

 Im zweiten Stadium, der „manifesten Osteoporose" kommt es zu Knochenbrüchen schon
bei geringen Anlässen.

Die unterschiedlichen Stadien bedingen unterschiedliche Maßnahmen. Im Vorfeld der präklinischen Osteoporose geht es darum, die Abnahme der Knochendicht, so gut es geht, zu verhindern. Auch in diesem Ratgeber spielt die
Vorbeugung eine große Rolle.

Im ersten Stadium, der präklinischen Osteoporose, hat sich die Knochendichte schon reduziert.
So ist es wichtig, den weiteren Verlauf einzu-
dämmen und dem zweiten Stadium vorzubeugen. Gleichzeitig muss nun, anders als bei noch
intakter Knochenstruktur, das Risiko eines
Bruchs stärker einkalkuliert werden. Dies gilt
insbesondere mit Blick auf körperliche Aktivitä-
ten.

Ist die Osteoporose weiter fortgeschritten, so hat
die Vermeidung von Brüchen oberste Priorität.

## Knochendichte und Knochenqualität

Als wichtiges Merkmal für eine Osteoporose wird in der Regel eine abnehmende Knochendichte genannt. Man spricht von einer Osteoporose, wenn die Knochenmineraldichte (DXA-Methode) um 2,5 Standardabweichungen (SD) unter dem statistischen Mittelwert gesunder prämenopausaler Frauen liegt (= T-Score) (Erläuterung der Begriffe auf S. 23 und 25).

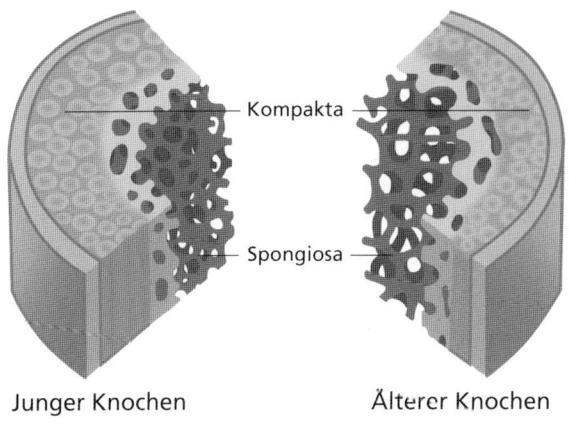

Junger Knochen                    Älterer Knochen

*Knochendichte im Vergleich*

17

Bitte bedenken Sie: Eine Abnahme der Knochendichte im Alter ist normal und möglicherweise sogar hilfreich, weil wir dadurch – unter Umständen – weniger Gewicht auf die Waage bringen, was für die Beweglichkeit bei einer abnehmenden muskulären Vitalität im Alter gut ist. Vielleicht ist es auch nur Ausdruck dafür, dass sich sämtliche Stoffwechselprozesse im Alter verlangsamen. Es könnte eventuell ein ganz natürlicher Prozess des Welkens seins, den wir in gewissen Grenzen natürlich beeinflussen können. Je weniger wir den Körper fordern, umso rascher nimmt die Trägheit des Stoffwechsels zu, und die Abbauprozesse greifen zügiger um sich. Die Natur ist da in einer fast grausamen Weise direkt und gradlinig: Was nicht in Gebrauch steht, wird zurück- oder abgebaut.

Wichtig zu wissen ist zudem: Osteoporose ist nicht allein eine Frage der Knochendichte, sondern auch der Knochenqualität, die im Grundlagenkapitel bereits beschrieben wurde und die viele andere Faktoren berücksichtigt: das Verhältnis von Kompakta (Rindenschicht) und Spongiosa, in welchem Umfang die Knochenzellen „vernetzt" und miteinander verbunden sind (was die Stabilität erhöht), ob und in welchem

Ausmaß es zu einer „Durchlöcherung" der ohnehin schwammartigen Spongiosa kommt, in welchem Zustand die Knochensubstanz selbst ist, wie gut mineralisiert die Knochenmatrix ist, in welchem Umfang die Kollagenfasern in der Matrix miteinander verbunden sind – und wie es schließlich um die Reparaturmechanismen im Knochen bestellt ist.

 Die **Knochendichte** (= Knochenmasse) ist nur *ein* Aspekt von Knochengesundheit.

## Das Knochenbruchrisiko

Für die Frage, wie hoch das Knochenbruchrisiko des Einzelnen ist, spielt – neben Knochendichte und allgemeiner „Knochengesundheit" – vor allem eine Rolle, wie hoch das Sturzrisiko ist. Das Sturzrisiko wiederum hängt davon ab, wie es um die Beschaffenheit des aktiven Bewegungsapparates (Muskulatur, Sehnen und Bänder) bestellt ist, wie gut die Koordination, der Gleichgewichtssinn und das Nervensystem (nervliche Steuerung des Bewegungsapparates) sind. Mit anderen Worten: Ein Mensch kann eine geringe Knochendichte haben, aber eine gute

19

Knochenqualität. Ein anderer hat neben der geringen Knochendichte auch eine schlechte Knochenqualität, ist jedoch gut trainiert, so dass es trotz schlechter Knochen nicht zu Stürzen oder Brüchen kommt, weil die Muskulatur gut trainiert ist, Koordination und Gleichgewichtssinn gut funktionieren.

*i* Den Blick allein auf die Knochendichte zu werfen, ist sowohl für die konventionelle als auch für die naturheilkundliche Behandlung unzureichend. Es muss bei der Vorbeugung der Osteoporose um die Verbesserung des Knochenstoffwechsels, bei der fortgeschrittenen Osteoporose vor allem um die Verhütung von Knochenbrüchen gehen.

## Symptome der Osteoporose

In aller Regel ist der Verlauf der Osteoporose schleichend. Sie macht sich erst bei fortgeschrittenem Verlauf mit Beschwerden und Frakturen bemerkbar. Symptome sind:
- Diffuse, nächtliche Schmerzen
- Spontanfrakturen bzw. Knochenbrüche, bei denen die Schwere der Verletzung nicht im

Verhältnis zu den Folgen steht, bei z. B. ein Rippenbruch bei einer Umarmung, oder ein Unterarmbruch bei einem Sturz

– Alarmzeichen ist oft ein erster Wirbelbruch, der zu akuten Rückenschmerzen führt.
– Bei fortgeschrittener Osteoporose kommt es zu anhaltenden Rückenschmerzen.
– Eine Verminderung der Körpergröße sollte ebenfalls als Hinweis auf eine mögliche Osteoporose gewertet werden. Bei einer deutlichen Verminderung der Körpergröße können sich am Rücken so genannte „Tannenbaumfalten" (abwärts nach unten verlaufende Falten) zeigen.

*i* Bei spontan auftretenden Brüchen, akutem heftigem Rückenschmerz und Verminderung der Körpergröße sollte der Verdacht auf eine Osteoporose geprüft werden.

21

## 2. Diagnose

### Verschiedene Diagnosemethoden

Häufig wird die Osteoporose erst bei Frakturen oder als Zufallsbefund diagnostiziert. Bei Verdacht auf Osteoporose erfolgt in der Regel folgendes Vorgehen:

Zunächst erhebt der Arzt die **Krankengeschichte** und nimmt eine **körperliche Untersuchung** vor. Bei der Krankengeschichte sind Fragen nach Medikamenteneinnahmen (z. B. Kortison, Säureblocker, Marcumar usw.) wichtig. Darüber hinaus ist bei Frauen der Verlauf der Menstruation und der Menopause genau zu erheben. Weiter werden das tatsächliche regelmäßige Bewegungsmaß und die Ernährung gezielt abgefragt und vergangene Knochenbrüche, deren Heilungsverlauf, die Mobilität und Schmerzsyndrome usw. erfasst. Bei der körperlichen Untersuchung spielen die Körpergröße und das Gewicht, die Haltung, die Beweglichkeit der Wirbelsäule, der Muskeltonus und das Hautfaltenrelief, aber auch die Schmerzempfindlichkeit eine wichtige Rolle.

In **Röntgenuntersuchungen** werden die Verluste der Knochenmasse erst deutlich, wenn sie schon relativ weit fortgeschritten sind. Auch Röntgenbilder Verformungen oder Ein der Wirbelkörper, die auf eine Osteoporose weisen.

Die **Knochendichtemessung** (Bone Mineral Density Tests, BMD) gibt Aufschluss über die Knochendichte. Das gängigste Verfahren ist die DXA-Methode (Dual Energy X-ray Absorptiometry) an der Lendenwirbelsäule und/ oder der Hüfte, die auch vom Dachverband Osteologie empfohlen wird. Hinzuweisen ist darauf, dass ein niedriger DXA-Wert auch andere Ursachen haben kann als eine Osteoporose. Im nächsten Unterkapitel wird ausführlich auf die Knochendichtemessung eingegangen.

Ein Messverfahren für die eigentliche Knochenqualität müsste die dreidimensionale Struktur des Knochens abbilden. Dies ist derzeit lediglich mit speziellen und noch wenig verbreiteten **Computertomographen** möglich (Xtreme-CT).

Auch **Ultraschalluntersuchungen** werden teilweise in der Knochendichtemessung eingesetzt. Allerdings lässt sich bezüglich der Dichte mit dem Ultraschall keine verlässliche Aussage machen. Trotzdem ist der Ultraschall in der Knochenuntersuchung interessant, weil es z. B. mög-

...hensteifigkeit zu beurteilen, die ...as Knochenbruchrisiko Rück... Die Steifigkeit eines Knochens ...r Knochendichte nicht viel zu ...aschall leicht einzusetzen ist und ...e Strahlenbelastung mit sich bringt, könnte er auch zukünftig in der Abschätzung des Bruchrisikos an Bedeutung gewinnen.

Eine **Blutuntersuchung** gibt zusätzliche Hinweise. In der modernen Labormedizin gibt es verschiedene Laborwerte, die Rückschlüsse auf die Tätigkeit der Osteoblasten und der Osteoklasten erlauben. Beispielsweise liefert die Bestimmung der Knochen-AP (Alkalische Phosphatase oder Ostase), einem Enzym, das von den Osteoklasten freigesetzt wird, Hinweise auf den Knochenabbau. Die Ostase kann zur Beurteilung des Verlaufs einer Osteoporose-Behandlung mit herangezogen werden. Daneben liefert das Blutbild Hinweise auf weitere Erkrankungen und auf die Nierenfunktion.

*i* Auch bei einem ganz „normalen" Blutbild kann man den Vitamin D-Spiegel bestimmen lassen, um ein mögliches Defizit dieses Vitamins zu erkennen.

24

# Die Knochendichtemessung

Man unterscheidet bei der Knochendichtemessung den T-Wert vom Z-Wert. Durch sie kann man herausfinden, wie sehr der Wert von einem gesunden jungen Körper (T-Wert) und einem ähnlich alten Körper (Z-Wert) abweicht. Der T-Wert kommt durch den Vergleich mit einer (gesunden) Durchschnitts-Person gleichen Geschlechts zwischen dem 20. und 30. Lebensjahr zustande. Der Z-Wert gibt Auskunft über den Vergleich zu einer Durchschnitts-Person gleichen Geschlechts und gleichen Alters.

Die DXA-Methode (Dual Energy X-ray Absorptiometry) an der Lendenwirbelsäule und/oder der Hüfte ist das derzeit wissenschaftlich anerkannte Verfahren zur Knochendichtemessung. Zu beachten ist, dass durch diese Methode keine Aussage über die Knochenqualität gemacht werden kann.

*i* Es ist wichtig, dass der Verlauf einer Osteoporose und damit auch die Kontrolle des Behandlungserfolges immer mit demselben Verfahren erfasst wird.

## Verlaufsbestimmung

Es ist gut, dass es Messverfahren gibt, die eine Osteoporose von ihrem Ausmaß her bestimmen können. Zugleich dürfen wir nicht allzu leichtgläubig gegenüber den Messverfahren sein. Sobald wir einem Zustand Zahlen zuweisen können, scheint der Zustand eine andere Objektivität zu besitzen, was nicht immer zutreffend ist. Auch stellt sich aus naturheilkundlicher Sicht die Frage, ob T- oder Z-Wert die Lebensrealität „besser" abbildet. Letztlich haben solche Untersuchungen ihren Wert nicht so sehr durch die Angabe absoluter Zahlenwerte, sondern viel eher durch Verlaufsbestimmungen. Der Vergleich mit einer Messung aus der Vergangenheit bzw. einer Messung in einem oder zwei Jahren könnte viel eher Aufschluss über die Notwendigkeit eines raschen Einschreitens gegen eine drohende Osteoporose geben.

## Ähnliche Krankheiten

Abgegrenzt werden muss die Osteoporose von der **Osteomalazie**, einer Störung in der Mineralisierung des Knochengewebes. Bei dieser Krankheit wird zu wenig Kalzium und Phosphor in die

Knochensubstanz eingelagert, es kommt zu einer „Knochenerweichung". Die Symptome der Osteomalazie sind starke Knochenschmerzen im Beckengürtel, Empfindlichkeit des Brustkorbes beim Husten und Niesen, Größenverlust, Gehstörung („Watschelgang"), Deformationen von Brustkorb und Becken und Muskelschwäche. Therapiert wird die Osteomalazie vor allem durch hohe Gaben von Vitamin D.

Auch gegenüber **Knochentumoren** muss eine Abgrenzung stattfinden. Jedes Karzinom und jedes Sarkom können im Knochenskelett – und hier vor allem in der Wirbelsäule – Metastasen bilden, bei denen es zu Knochenverdichtungen oder zur Zerstörung des Knochens kommt.

# 3. Ursachen und Risikofaktoren

## Risikogruppen

Es gibt verschiedene Risikofaktoren für die Osteoporose. Je nachdem, ob man von diesen Risikofaktoren betroffen ist, haben manche Menschen ein höheres Risiko, an Osteoporose zu erkranken, als andere. Deshalb kann es – je nach Vorgeschichte und Umständen – variieren, in welchem Alter man eine Osteoporose abklären sollte:

- Frauen ab 70 Jahren und Männer ab 80 Jahren, wenn keine weiteren Risikofaktoren oder Auffälligkeiten vorliegen.
- Frauen ab 60 und Männer ab 70 Jahren mit folgenden Risiken, die sich direkt auf den Knochenstoffwechsel auswirken können: Untergewicht, Nikotinkonsum, vorliegende Frakturen, Oberschenkelhalsbruch von Vater oder Mutter, mehr als zwei Stürze im Jahr ohne äußeren Anlass, Immobilität.
- Frauen und Männer, bei denen sich eine sekundäre Osteoporose aufgrund folgender Erkrankungen oder Medikamenteneinnahmen entwickeln könnte: Geschlechtshormonmangel, Überproduktion von Cortisol, Überfunktion der Nebenschilddrüse, Schild-

28

drüsenüberfunktion, chronische Nierenfunktionsstörung, insulinpflichtiger Diabetes, Laktoseintoleranz, Zöliakie, operative Entfernung von Teilen des Magens und/oder des Dünndarms, Magersucht, chronisch entzündliche Darmerkrankungen, entzündlich rheumatische Erkrankungen, bestimmte Formen von Brust- und Prostatakrebs. Auch Medikamente können eine Osteoporose begünstigen. Daher sollten Menschen eine Osteoporose abklären, wenn sie Antiepileptika, Glitazone oder über mehrere Monate Glucocorticoide einnehmen. Manche Medikamente wie z. B. Schlafmittel oder Antidepressiva können Stürze begünstigen.
– Frauen und Männer jeden Alters, die sich im Rahmen einer alltäglichen Situation bereits einen oder mehrere Wirbelkörper gebrochen haben.

## Beeinflussbare und nicht-beeinflussbare Risiken

Die Risikofaktoren der Osteoporose können in beeinflussbare und nicht-beeinflussbare Risiken unterschieden werden.

Nicht zu beeinflussen sind **Lebensalter, Geschlecht** und **genetische Veranlagung**.

Die Knochendichte und -qualität sind zum einen genetisch mitbestimmt, aber auch Bewegung und Ernährung in der Kindheit und Jugend sind wichtige Größen für den in diesem Alter erfolgten Knochenaufbau.

Im Alter von 25 bis 30 Jahren verfügt man über die maximale Knochendichte. Nach dem 35. Lebensjahr wird der Knochen mehr ab- als aufgebaut, zu diesem Zeitpunkt noch unabhängig vom Geschlecht. Anders sieht dies nach der Menopause der Frau aus. Jetzt verliert die Frau deutlich mehr Knochensubstanz als der Mann. Dies liegt vor allem am Östrogenmangel, der mit den Wechseljahren zunimmt. Bei einem frühen Einsetzen der Wechseljahre bzw. nach operativer Entfernung der Eierstöcke und Gebärmutter steigt das Osteoporoserisiko zusätzlich. Generell steigen das Osteoporose- und Frakturrisiko mit dem Lebensalter.

Beeinflussbare Faktoren einer Osteoporose sind:
- Bewegungsmangel
- Ernährungsfehler
- Alkoholkonsum
- Rauchen

– Kalzium- oder Vitamin D-Mangel
– Mangelnde Lichtexposition
– Untergewicht

In gewissem Umfang beeinflussbar sind:
– Vorangegangene Knochenbrüche
– Hormonmangel
– Andere Erkrankungen
– Einnahme der Medikamente

Betrachten wir die beeinflussbaren Faktoren genauer.

## Bewegungsmangel

Der wohl entscheidendste Faktor für die Entwicklung einer Osteoporose ist der Bewegungsmangel. Denn wenn man sich nicht bewegt, wird der Knochen nicht aufgebaut, nicht ernährt. Mehr noch: Bei körperlicher Inaktivität werden Knochen- und Muskelgewebe abgebaut, wie nach Bettlägerigkeit, Lähmungen etc. deutlich erkennbar ist. Dramatisch wird dies, wenn Patienten mit Osteoporose nach einer Fraktur liegen. Daher wird heute ein langes Liegen nach Brüchen vermieden.

## Ernährungsfehler

Werden nicht genug Nährstoffe aufgenommen – zum einen, weil sie nicht zugeführt werden, zum anderen, weil sie nicht vom Darm resorbiert werden können – kommt es zu einer **Minderversorgung**. Durch schlechte Essgewohnheiten und Fast-Food ist eine Situation der gleichzeitigen Über- und Fehl- bzw. Mangelernährung gegeben, die uns vor besondere Herausforderungen stellt. Dies führt dazu, dass für den Knochenstoffwechsel wichtige Nährstoffe fehlen, vor allem Kalzium und Vitamin D. Ausführlich wird auf die Ernährungsfrage (tierische und pflanzliche Kalziumlieferanten) auch in Kapitel IV eingegangen.

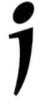 Meiden Sie Phosphate, die in Softdrinks, Fertiggerichten, Schmelzkäse, vielen Wurstsorten etc. enthalten sind. Sie binden das Kalzium, es steht dem Organismus dann nicht mehr zur Verfügung.

**Zucker** wird von dem Osteoporose-Experten Rainer Bartl als wahrer „Knochenfresser" beschrieben: „Es ist (...) nicht verwunderlich, dass gesunde Zähne und stabiler Knochen viel häufi-

32

ger in Ländern mit niedrigem Zuckerbrauch gefunden werden." (Bartl 2010: 68). Bartl weist darauf hin, dass für die Verstoffwechselung von Zucker wertvolle Nährstoffe wie z. B. Kalzium verbraucht werden und Zucker die Kalziumaufnahme im Darm behindert.

Wer mehr als vier Tassen schwarzen **Kaffee** täglich trinkt, tut seinen Knochen keinen Gefallen, da Kaffee die Kalziumaufnahme in den Knochen hemmt. Zum Wohle der Knochengesundheit ist es ratsam, es täglich bei zwei Tassen Kaffee zu belassen.

Über **schwarzen Tee** gibt es unterschiedliche Hinweise. Gerade **grüner Tee** scheint dagegen eher mit einem verminderten Schenkelhalsfrakturrisiko einherzugehen und ist der Knochengesundheit daher zuträglich!

## Alkohol

Hoher Alkoholkonsum geht oft mit einer Leberschädigung einher, ebenso mit Mangelernährung – was wiederum den Knochen schadet. Die Mangelernährung beim Alkoholismus kommt einerseits von einer insgesamt selbst-vernachlässigenden Lebenshaltung. Andererseits schä-

33

digt der Alkohol auch die Magenschleimhaut mit dem Resultat einer krankhaft verringerten Ausschüttung von Magensäure. Wir benötigen die Magensäure aber, um das Kalzium aus den Eiweißverbindungen herauszulösen und für den Körper verfügbar zu machen. In der Leber wird darüber hinaus das Vitamin D aktiviert, das für den Knochenaufbau unerlässlich ist.

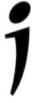 0,2 Liter Wein oder 0,5 Liter Bier für Männer und 0,1 Liter Wein oder 0,25 Liter Bier für Frauen gelten als vertretbare „Tagesration". Zwei Tage in der Woche sollte man auf Alkohol ganz verzichten.

## Rauchen

Das Rauchen ist in Reiner Bartls Worten „Knochenterrorist Nr. 1". Dabei handelt es sich um einen weitläufig unterschätzten Risikofaktor: In erster Linie denkt man beim Rauchen an die Gefahr für Lunge, Herz und Blutgefäße. Aber das Rauchen beeinträchtigt auch den Knochenstoffwechsel, vermutlich insbesondere durch die beim Rauchen eingeschränkte Durchblutung des Knochens.

Annette Kerckhoff, Andreas Michalsen: *Was tun zur Raucherentwöhnung*. Essen: KVC Verlag, 2. Auflage 2014

## Untergewicht

Eine gute Nachricht für alle Normalgewichtigen: „Dünne Frauen, dünne Knochen" ist ein Ausspruch, den Osteoporose-Experten gerne zitieren und der durch Studien bestätigt wird. Untergewichtige Frauen leiden häufiger an Knochenfrakturen. Ein BMI (Body Mass Index) unter 20 sollte vermieden werden, da hier das Risiko für Frakturen verdoppelt ist.

Der BMI setzt Körperoberfläche (Körpergröße in Meter zum Quadrat) und Körpergewicht in ein Verhältnis:
Körpergewicht geteilt durch Körpergröße x Körpergröße, z. B. 77 kg/(1,81 x 1,81) = 23 BMI. Andersherum: Ein BMI von 20 für Frauen entspricht bei einer Körpergröße von 1,70 m einem Gewicht von 59 kg.

## Mangelnde Lichtexposition

Vitamin D wird nicht nur mit der Nahrung aufgenommen, sondern auch in der Haut gebildet,

35

wenn Sonnenlicht darauf trifft. In Mitteleuropa ist die Sonnenlichteinstellung gerade im Winter ohnehin gering, wer sich zudem noch viel in Innenräumen aufhält, bekommt zu wenig Sonnenlicht mit – eine Minderproduktion von Vitamin D ist die Folge. Auch der konsequente Einsatz von Sonnenschutzcreme mit einem Lichtschutzfaktor höher als 8 verringert die Bildung von Vitamin D in der Haut gravierend.

## Vorangegangene Knochenbrüche

Bereits erfolgte Knochenbrüche erhöhen das Risiko der Osteoporose weiter. Dies resultiert zum einen aus der Immobilität, die mit einem Bruch, z. B. einem Oberschenkelhalsbruch, oft einhergeht. Hinzu kommt oft die Angst vor einem erneuten Sturz, die die Betroffenen auch nach verheiltem Bruch vorsichtig werden lässt. Man spricht hier vom „Post-Fall-Syndrom".

## Hormonmangel

Osteoporose steht gerade bei Frauen in Zusammenhang mit Östrogenmangel. Von einer grundsätzlichen Hormonersatztherapie ist man heute aufgrund von Nebenwirkungen gerade im Hinblick auf östrogenabhängige Tumoren wieder abgekommen. Die Frage einer Hormontherapie muss mit dem behandelnden Arzt besprochen werden.

## Depressive Stimmungslage

Erst in den letzten Jahren wurde ein neuer Faktor wissenschaftlich erfasst, der eine Osteoporose begünstigt: eine depressive Stimmungslage. Denn auch ein anhaltendes Stimmungstief kann Einfluss auf die Knochendichte haben. Wie die medizinischen Zusammenhänge hier genau aussehen, lässt sich nicht exakt sagen, möglicherweise gibt es einen direkten Zusammenhang zwischen Gehirn und den bei Depressionen ablaufenden Vorgängen auf der einen Seite und den Knochen auf der anderen Seite. Interessanterweise sind Stresshormone, so z. B. das Kortison, bei Depressionen erhöht, sie haben ebenfalls einen ungünstigen Einfluss auf den Knochenstoffwechsel. Plausibel ist auf jeden Fall, dass bei Depressionen in aller Regel weniger körperliche Bewegung insbesondere am Sonnenlicht stattfindet, die Ernährung u. U. Mängel aufweist und ein höherer Konsum an Alkohol, Nikotin und Kaffee zu beobachten ist.

## Medikamente

Bei manchen Krankheiten ist es erforderlich, über einen langen Zeitraum, z. B. länger als ein Jahr, ein Medikament einzunehmen. Kortison ist wohl das Medikament mit dem höchsten Potenzial, eine Osteoporose zu begünstigen. Doch auch andere Medikamente schwächen bei anhaltender Einnahme die Knochen: Lithium, Isoniazid, Carbamazepin und andere Antiepileptika, Heparin, Marcumar und andere Blutverdünner, aluminiumhaltige Säureblocker, Protonenpumpenhemmer, Antidepressiva, bestimmte Antidiabetika und immunsuppressive Medikamente wie Cyclosporin A (vgl. Bartl 2010, S. 53).

 Lesen Sie die Beipackzettel Ihrer Medikamente besonders sorgfältig, wenn Ihnen bereits Osteoporose-Risikofaktoren bekannt sind oder Knochenschmerzen mit einem zeitlichen Zusammenhang zu einer Arzneiverordnung neu auftreten.

## Osteoporose ohne Risikofaktoren

Durch hormonelle Veränderungen kann es auch ohne Risikofaktoren zu einer vorzeitigen Knochenentkalkung kommen. Sollte sich die Osteoporose im Rahmen einer anerkannten Standardmessung (DEXA) bewahrheiten, dann sollte noch eine Ursachenforschung folgen. Eine vorzeitige Entkalkung des Knochens könnte handfeste hormonelle Ursachen haben (z. B. Erkrankungen der Nebenschilddrüse, Östrogenmangel etc.). Darüber hinaus müsste dann auch der Magen untersucht werden, weil es möglich ist, dass ein Mangel an Magensäure bei der Vorverdauung der Speise – insbesondere der Eiweiße – nicht das Kalzium aus den Verbindungen herauslöst und für den Körper resorbierbar macht. In diesem Fall müsste man beispielsweise Kalziumglukanat oder Kalziumzitrat einsetzen, um die Kalziumspiegel zu erhöhen. Wenn es eine erkenn- und behandelbare Ursache gibt, muss diese natürlich bevorzugt berücksichtig werden. Lässt sich nur die Osteoporose bestätigen, allerdings keine Ursache finden, dann kommen alle vorbeugenden Maßnahmen in verstärkter Weise zum Einsatz: sehr viel Bewegung (das A und O) und eine gute Ernährung.

# 4. Folgen der Osteoporose

Die problematischsten Folgen einer Osteoporose sind Knochenbrüche (Frakturen). Dabei kann es sich sowohl um winzige Brüche oder „Ermüdungsbrüche", als auch um offensichtliche, große Frakturen handeln. Einbrüche der Wirbelkörper (Kompressionsfraktur) können unbemerkt und langsam voranschreiten. Häufig kommt es bei Stürzen zu Brüchen des Oberschenkelhalses oder auch des Unterarmes, wenn man versucht, sich mit der Hand abzustützen.

In jüngster Zeit gibt es eine erhebliche Zunahme von so genannten „periprothetischen" Frakturen. Hierbei handelt es sich um Brüche eines Knochens, der in der Vergangenheit nach einem Bruch (z. B. Oberschenkelhals) mit einem Nagel oder einer Schraube versorgt wurde. Häufig findet man periprothetische Frakturen auch am Knochen, in den Prothesen eingesetzt wurden. Das liegt zum Teil daran, dass zunehmend Prothesen z. B. im Bereich der Hüfte oder der Knie eingesetzt werden, die dann bei voranschreitender Osteoporose und Sturzereignissen brechen. Letztlich brechen dabei selten die Prothesen, sondern fast immer die umliegenden Knochen.

40

# III. Die konventionelle Be

## 1. Basismaßnahmen

Am 14.11.2014 wurden vom Dachverband Osteologie e. V. (DVO) Leitlinien zur Vorbeugung und Behandlung von Osteoporose verabschiedet. Leitlinien gelten in der Medizin als Empfehlungen für die nach dem neuesten wissenschaftlichen Stand angemessene Behandlung einer Erkrankung. Leitlinien sind nicht bindend, sie müssen an den Einzelfall angepasst werden.

Als Basismaßnahmen empfehlen die neuen Leitlinien[2] der DVO zur Vorbeugung von Osteoporose und Brüchen:
- Muskelkraft und Koordination fördern
- Body Mass Index über 20
- Kein Nikotinkonsum
- Bewegung, Immobilisierung vermeiden.
- Jährliche Sturzanamnese ab dem 70. Lebensjahr

---

[2] Quelle: www.dv-osteologie.org/dvo_leitlinien/osteoporose-leitlinie-2014

_I hohem Sturzrisiko: Ursachen und Risiko abklären, vermeidbare Sturzursachen therapieren.
- Vitamin D3: Bei gleichzeitig geringer Sonnenlichtexposition 800–1000 IE Vitamin D3 täglich einnehmen.
- 1000 mg Kalzium täglich einnehmen; Kalzium-Ergänzung nur, wenn Nahrungskalziumzufuhr zu gering ist und nur in Kombination mit Vitamin D3
- Bei Einnahme von Medikamenten, die Knochenbrüche begünstigen, regelmäßige Überprüfung von Nutzen und Risiken

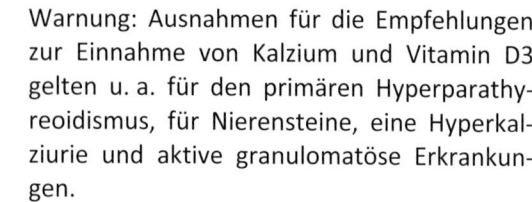

Warnung: Ausnahmen für die Empfehlungen zur Einnahme von Kalzium und Vitamin D3 gelten u. a. für den primären Hyperparathyreoidismus, für Nierensteine, eine Hyperkalziurie und aktive granulomatöse Erkrankungen.

# 2. Medikamentöse Therapie

Die konventionelle Behandlung der Osteoporose erfolgt vor allem mit den im Folgenden genannten Medikamenten.

## Bisphosphonate

Bisphosphonate sind Stoffe, die unmittelbar in den Knochenstoffwechsel eingreifen. Sie lagern sich an die Knochenoberfläche an und erhöhen vor allem die Härte der Rindenschicht (Kortikalis) – das ist die Stabilität gewährende „Schale" der Knochen. Bisphosphonate werden über mehrere Jahre eingenommen. Sie senken das Frakturrisiko deutlich (bis zu 40 %). Gleichwohl erzielen die Bisphosphonate nur eine geringe Erhöhung der Knochendichte! Diese Medikamente erzeugen eine Art Winterschlaf des Knochenstoffwechsels, so dass kein Abbau, aber auch kein Aufbau mehr erfolgt.

Eingesetzt werden Bisphosphonate zur Behandlung von Osteoporose insbesondere bei Frauen nach der Menopause, bei so genannter „tumorassoziierter Hyperkalzämie" sowie zur Prophylaxe und Behandlung von Knochenmetastasen.

Bisphosphonate können oral (über den Mund) eingenommen oder als Infusion verabreicht werden. Bei oraler Einnahme gehören Beschwerden wie Übelkeit, Erbrechen und Durchfall zu den häufigsten Nebenwirkungen.

Unter der Einnahme von Alendronsäure können neben Magenschmerzen und Geschwüren im Magen sowie in der Speiseröhre auch Verwirrtheitssyndrome und Halluzinationen auftreten. Vor Verabreichung ist eine Prüfung der Nierenfunktion unbedingt erforderlich. Alendronsäure wird in der Regel einmal wöchentlich eingenommen. Es gibt Einnahmehinweise, die unbedingt einzuhalten sind (aufrechte Körperposition, zeitlicher Abstand zum Essen und zur Einnahme anderer Medikamente).

Andere Bisphosphonat-Präparate werden auch als Tabletten oder Infusionen in größeren Abständen verabreicht (z. B. Ibandronsäure als monatliche Tablette oder dreimonatliche Infusion).

## Risiken und offene Fragen

Die Behandlung mit Bisphosphonaten wird meist einigermaßen gut vertragen, allerdings ist diese Maßnahme keineswegs frei von Risiken. Ein Problem sind die Auswirkungen auf den

44

Kieferknochen. Hier kann es, wenn auch selten, zu einer Schädigung des Knochens mit Knochenschwund (Nekrosen) im Zusammenhang mit kieferorthopädischen Eingriffen (z. B. Zahnimplantationen) kommen. Nun liegt es in der Natur der Sache, dass mit dem Fortschreiten des Lebens zahnärztliche Eingriffe auch am Knochen immer häufiger und wahrscheinlicher werden. Bitte informieren Sie daher Ihren Zahnarzt über die Einnahme derartiger Medikamente.

Ein weiteres Risiko sind unbeantwortete Fragen nach der Langzeitwirkung auf den Knochen. Die Frakturhäufigkeit nimmt erst nach einer durchschnittlichen Einnahmezeit von zwei Jahren ab. Die Abnahme ist in wissenschaftlichen Studien auch nur für einen Behandlungszeitraum von bis zu maximal fünf Jahren belegt. Jüngere Untersuchungen der amerikanischen Lebensmittelbehörde (FDA 2010) berichten allerdings über eine Zunahme an atypischen Brüchen des Oberschenkelschaftes nach einer Einnahme von sieben Jahren und mehr. Diese Brüche entstehen auch ohne entsprechendes Trauma. Vorausgehend berichten betroffene Patienten oft über Schmerzen im Bereich der Leiste oder des Beines, bis schließlich der Bruch offensichtlich wird.

Auch für Handgelenksfrakturen wurde entsprechendes belegt.

Diesbezüglich ist dringend weitere Forschung notwendig.

## Parathormon

Das Parathormon wird von der Nebenschilddrüse gebildet und sorgt für einen konstanten Kalzium-Spiegel im Blut. Es fördert die Aufnahme von Kalzium aus dem Darm, die Rückgewinnung über die Nieren und löst Kalzium aus dem Knochen, wenn der Blut-Kalzium-Spiegel absinkt. Umso erstaunlicher ist es, dass gerade dieses Hormon eine knochenaufbauende Wirkung zeigt. In Studien konnte dies eindrücklich belegt werden, wobei die Wirkung vor allem auf die Dosierung zurückgeführt wird: Bei einmal täglicher Verabreichung (als Injektion unter die Haut) sieht man eine deutliche Zunahme der Knochendichte (bis 14 %) und einen deutlichen Rückgang der Wirbelkörperfrakturen und Hüftgelenksfrakturen (bis zu 70 %).

## Strontiumranelat

Die Behandlung mit Strontiumranelat stammt bereits aus den 1950er Jahren. Das Strontium lagert sich in der Knochensubstanz an und härtet auf diese Weise den Knochen. In der Tat lässt sich die Knochendichte nachweislich steigern und die Frakturhäufigkeit der Wirbelkörper reduzieren. Eine Abnahme von Hüftgelenksfrakturen im Vergleich zu einer Bisphosphonatbehandlung ist hingegen nicht belegt.

Unter dieser Substanz sind immer wieder z. T. schwerwiegende Komplikationen und Nebenwirkungen aufgetreten. So steigt z. B. die Häufigkeit für Thrombosen und Komplikationen durch Thrombosen (Lungenembolien, Beinvenenthrombosen etc.). Darüber hinaus wurden immer wieder zentralnervöse Nebenwirkungen beobachtet (Halluzinationen, Psychosen), die sich nach Absetzen wieder zurück bildeten.

## Hormone (Östrogene)

Die Hormonbehandlung bestimmte während der 1980er und 1990er Jahre in breitem Stil die Osteoporosebehandlung bei postmenopausalen Frauen. Diese Behandlung wird nur noch in ausgewählten Fällen vorgenommen, weil sich in Studien zeigte, dass für jede Hüftgelenksfraktur, die weniger auftrat, eine Brustkrebserkrankung häufiger auftrat. Es ist allerdings bis heute nicht bewiesen, ob diese Häufigkeitszunahme tatsächlich auf die Östrogenbehandlung zurückgeführt werden kann. Eine frühere und feinere Diagnostik in der Erkennung des Brustkrebses spielt hier z. B. auch eine wesentliche Rolle.

Darüber hinaus ist unter langfristiger Behandlung mit Östrogenen eine Zunahme an Gebärmuttertumoren zu beobachten. Allerdings haben sich hier die Behandlungsmöglichkeiten durch Kombinationen von Östrogenen und Gestagenen deutlich verändert. In ausgewählten Fällen (z. B. nach Entfernung der Eierstöcke bei Tumoren oder anderen Erkrankungen) ist die Behandlung mit Östrogenen noch sinnvoll.

Der Wirkstoff Raloxifen moduliert Östrogen-Rezeptoren und kann hierdurch die Entwicklung einer Osteoporose einschränken. Es kommt zu einer Abnahme der Knochenbrüche im Bereich der Wirbelsäule, nicht jedoch im Bereich des Oberschenkelhalses. Unerwünschte Wirkungen sind den Beschwerden der Wechseljahre sehr ähnlich, allerdings treten häufig auch entzündliche Erkrankungen der Nebenhöhlen und Atemwege auf. Besonders zu achten ist auf Thrombosen und Lungenembolien. Der Vorteil dieser Behandlung besteht in der Möglichkeit einer Langzeitbehandlung.

**!** Die Einnahme von konventionellen Präparaten muss abhängig von Stadium und Einzelfall vom behandelnden Arzt entschieden werden. Es lassen sich in diesem Ratgeber keine Standardempfehlungen geben. Sicher ist, dass eine Verordnung nach dem „Gießkannenprinzip", bei dem man breitflächig die Bevölkerung mit Bisphosphonaten versorgt, nicht nur sinnlos, sondern auch gefährlich ist.

# IV. Ganzheitliche Vorbeugung der Ostroporose

## 1. Offizielle Empfehlungen

Osteoporose kommt schleichend – und wird in aller Regel in den ersten Phasen kaum bemerkt. Nicht selten ist es erst eine Fraktur, die den Arzt aufhorchen lässt.

So ist es natürlich am sinnvollsten, wenn gerade Frauen ab 40 oder Menschen mit Risikofaktoren früh anfangen, gezielt vorzubeugen und den Knochenstoffwechsel zu stärken. Auf der anderen Seite ist es nie zu spät, etwas zu unternehmen. Zahlreiche Patientengeschichten berichten davon, dass bei beginnender und auch schon fortgeschrittener Osteoporose ein günstiger Einfluss auf den Verlauf genommen werden konnte. Die offiziellen Vorsorgeempfehlungen des Dachverbandes Osteologe (DVO e. V.) in Zusammenarbeit mit dem Bundesselbsthilfeverband für Osteoporose (BfO) sehen dabei folgendermaßen aus:

– Vermeiden Sie Untergewicht!

– Nehmen Sie täglich ca. 1000 mg Kalzium zu sich, z. B. über den Verzehr von Milch-Produkten und/oder von kalziumreichem

Mineralwasser[3]. Vermeiden Sie eine Gesamtzufuhr von mehr als 1500 mg Kalzium pro Tag (= Kalzium in der Nahrung + in evtl. zusätzlich eingenommenen Kalzium-Tabletten)!
– Sorgen Sie für eine ausreichende Zufuhr von Vitamin B12 und Folsäure!
– Verzichten Sie Ihren Knochen zuliebe auf Nikotin!
– Trainieren Sie Ihre Muskelkraft und Balance mit dem Ziel, die Stand- und Gangsicherheit zu verbessern!
– Bewegen Sie sich täglich mindestens eine halbe Stunde bei Sonnenlicht im Freien. Denn durch Sonnenlicht kann Ihre Haut das für die Knochen und die Vermeidung von Stürzen wichtige Vitamin D bilden. Ziehen Sie alternativ ggf. 800–2000 IE (Internationale Einheiten) Vitamin D3 täglich (oder eine höhere Dosis in größeren Abständen) in Betracht!
– Überprüfen Sie zusammen mit Ihrem Arzt gezielt die Einnahme bzw. Dosis von Medi-

---

[3] 1000 mg Kalzium sind z. B. in 500 ml Milch oder Buttermilch plus 40 g Emmentaler enthalten.

kamenten, die unter Umständen Osteoporose und/ oder Stürze begünstigen.
– Betreiben Sie Sturzvorbeugung im Alltag (z. B. über die Beseitigung von Stolperfallen zu Hause)!

Glücklicherweise sind viele dieser Vorbeugungsmaßnahmen ohnehin Bestandteile eines Lebensstils, der nicht nur für die Knochen gut ist, sondern auch für das Gesamtbefinden, und der ebenfalls zahlreichen anderen Erkrankungen vorbeugt.

Sofern Sie nicht Medikamente einnehmen müssen, die sich ungünstig auf die Knochendichte auswirken, zu einer gesunden und guten Ernährung in der Lage sind und es schaffen, sich ein entsprechendes Maß an Bewegung abzuverlangen, dann werden Sie es schaffen, nicht-medikamentös die Knochendichte zu halten. In jedem Fall sollten Verlaufsuntersuchungen (jährlich) dieses Ergebnis überprüfen, so dass gegebenenfalls auch andere Maßnahmen überlegt werden.

# 2. Regelmäßige Bewegung

Die wirksamste Möglichkeit, einer Osteoporose vorzubeugen, ist Aktivität des Körpers: Laufen, Joggen, Wandern, Schwimmen, Radfahren, Yoga, TaiChi, QiGong, Gymnastik usw. Da wir nun einmal ein sehr bequemes Leben genießen, sind es nicht mehr die alltäglichen Anforderungen, die uns das notwendige Maß an Bewegung abverlangen. Folglich müssen wir sie uns selber in einer freundlichen und fürsorglichen Absicht auferlegen. Das ist vielfach schwieriger, weil es natürlich auch sehr bequeme Anteile in uns gibt. Aus der Evolution weiß unser Körper sehr genau, dass das Leben hart sein kann und legt sich gern zur Ruhe, wenn sich irgendwo und irgendwie die Gelegenheit bietet. Bequemlichkeit ist vermutlich der tückischste Feind des alternden Menschen. Heutzutage müssen wir uns die Struktur geben, die einstmals das Leben durch seine Unwirtlichkeit für uns mit sich gebracht hat.

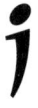 Bewegung ist das A und O bei der Vorbeugung einer Osteoporose. Sie kommt nicht nur den Knochen zugute, sondern auch dem Halteapparat, dem Kreislauf, der Atmung etc. und beugt Schwindel oder Stürzen vor.

54

## Bewegung im Freien

Bewegen Sie sich 30 Minuten täglich, am besten an der frischen Luft und bei Tageslicht. Günstig für die Knochen sind vor allem schnelles Gehen, Nordic Walking (Gehen mit Stöcken), Skilanglauf, Tanzen, Laufen, Ballspiele. Auch Treppensteigen und Gehen statt Fahren im Alltag sind sinnvoll.

Diesen Sportarten gemeinsam ist die leichte Erschütterung der Knochen, die den Knochenaufbau in besonderem Maße anregt.

Martin Müller-Stahl: *Natürlich zu Fuß* – Gesund unterwegs im Alltag und beim Wandern. Essen: KVC Verlag 2008

Schwimmen oder Radfahren sind eher als Sportarten zu bewerten, die vor allem dem Herz-Kreislaufsystem zugutekommen, aber weniger den Knochen, da es in der Regel nicht zu der gewünschten Erschütterung kommt. Allerdings sollte man hier die Dinge nicht zu genau nehmen: Wenn Sie bei Sonnenschein eine schöne Fahrradtour unternehmen oder im Sommer morgens im Freibad ihre Runden drehen, werden dabei die Vitamin D-Produktion und die

Durchblutung angeregt – und das kommt auch dem Knochenstoffwechsel zugute!

 Interessant sind auch neue Sportgeräte, die gezielt eine gewünschte Vibration bewirken. Mit diesen „Vibrationssysteme" wird die Bewegung quasi verdichtet, dem Körper erscheint die Übungszeit durch die erfolgten Vibrationen wie ein langer Dauerlauf. Sinnvoll ist dies insbesondere dann, wenn aufgrund von körperlicher Schwäche oder vorangegangenen Knochenbrüchen die Bewegung stark eingeschränkt ist. Auf diesen Platten trainiert man nur wenige Minuten. Es gibt zahlreiche verschiedene Modelle – beraten Sie sich mit Ihrem Arzt oder in einem Sanitätsfachhandel.

## Joggen und Yoga

Die Kombination von Joggen und Yoga zur Vorbeugung einer Osteoporose ist absolut ideal. Durch das Joggen werden der Kreislauf und der Stoffwechsel stimuliert. Diese Aktivierung führt bei entsprechender Regelmäßigkeit zu einer Anhebung der Stoffwechselaktivität, die natürlich den Knochen sehr zu Gute kommt. Die Aktivierung des Stoffwechsels ist für die Knochen deswegen entscheidend, weil wir es hier mit typischerweise stoffwechselträgem Gewebe zu tun haben. Das bedingt, dass sich Veränderungen eher langsam niederschlagen.

Mit dem Yoga wird die Einheit von aktivem Bewegungsapparat (Muskeln und Sehnen) und passivem Bewegungsapparat (Knochen und Gelenke) gekräftigt. Verbildlicht funktioniert das ungefähr so: Die Sehnen der Muskeln setzen an den Knochen an. Das Sehnengewebe, eine Art Kontinuum der Muskelhüllen, ist dabei durch die Knochenhaut mit dem Knochen verwoben. Der Zug an den Sehnen ist ein Zug an der Knochenhaut.

Die Knochenhaut ist das entscheidende Gewebe, von dem die Bildung von Knochenzellen ausgeht, das die Gefäße zur Versorgung der Knochen führt und in dem – sehr wichtig! – das Nervengewebe des Körpers einstrahlt. Eine mangelhafte nervale Versorgung führt zu einer deutlichen Beeinträchtigung des Knochenstoffwechsels. Durch das Yoga wird ein behutsamer und doch deutlicher Zug auf die Knochenhaut ausgeübt. Gleichzeitig wird die Muskulatur in der Weise gekräftigt, dass sie sich dem Knochen annähert und eine engere Einheit bildet. Letztlich wirkt sich das auch auf die Abbildung der Muskeln, Knochen und Sehnen im Gehirn aus, was wiederum stoffwechselaktivierend wirkt. Es ist ein regelrechter Dominoeffekt, der durch kein Medikament der Welt ersetzt werden kann – weder durch naturheilkundliche, noch durch konventionelle Mittel.

## Muskeltraining

Wer weder Joggen noch Yoga praktizieren möchte, dem empfehlen wir, auf andere Weise die Muskulatur aufzubauen. Ein Muskeltraining sorgt weniger für den Knochenaufbau, vielmehr werden die Muskeln als Stütze und Halterung der Knochen gestärkt, bzw. ein weiterer Abbau verhindert. Mittlerweile sind Senioren willkommene Gäste in klassischen Fitness-Studios oder anderen Trainingseinrichtungen.

# 3. Aufenthalt am Licht

Die Vitamin D-Produktion im Körper ist besonders stark von der Hautfläche abhängig, die direkter Sonneneinstrahlung ausgesetzt ist. In den dunklen Monaten kommt es dabei leicht zu einer Vitamin D-Armut, weil die Sonne weniger scheint, häufiger hinter Wolken verschwindet und wir aufgrund des Wetters seltener draußen sind und wenn, dann bis an die Nasenspitze eingepackt, um uns nicht zu erkälten. Hinzu kommt, dass im Alter die Vitamin D-Produktion in der Haut nachlässt.

Was die Empfehlungen für den Aufenthalt in Sonnenlicht angeht, schwanken die Empfehlungen der Experten zwischen 15 und 120 Minuten. Unser Tipp – versuchen Sie, **jeden Tag für 30 Minuten ans Licht** zu gehen. Am besten, wie beschrieben, in Kombination mit einem straffen Spaziergang. Aber wenn das nicht geht, dann suchen Sie das Licht, wann immer das möglich ist.

Verwenden Sie dabei möglichst keine Sonnenschutzcreme, aber meiden Sie die pralle Mittagssonne. Dies gilt vor allem im Sommer: Möchte man sich auf der einen Seite vor Sonnenbrand schützen und auf der anderen die positiven Effekte der Sonnenbestrahlung nutzen, ist es sinnvoll, **extreme Sonnenbelastung zu meiden**, sich aber dennoch **oft und gerne im Licht aufzuhalten** – das bekommt nicht nur der Haut, sondern auch dem Gemüt.

Für die dunkle Jahreszeit bieten sich **Vollspektrumlampen** an, die das Sonnenlicht in den Raum holen. Diese Lampen gibt es als einfache LED-Glühlampen, aber auch als Tischlampen, die quasi **Lichtduschen** darstellen. Sie sind in der Größe einem großen aufstellbaren Spiegel vergleichbar.

# 4. Pflanzliche Kalziumlieferanten

## Die Diskussion um die Milch

Die Bedeutung von Milchprodukten als Kalziumlieferanten ist in der Fachwelt umstritten. In einer Studie von 2013 mit über 5 000 Teilnehmern wurde untersucht, welchen Zusammenhang es zwischen dem Konsum bestimmter Milchprodukte und der Knochendichte an Wirbelsäule und Hüfte wie auch an der Häufigkeit der Brüche der Hüfte (Oberschenkelhals) gibt.

Die Ergebnisse: Die Einnahme von Milch und Joghurt korrelierte mit einem höheren Knochendichtewert der Hüfte, nicht aber der Wirbelsäule, bei Käse und Sahne war dieser Zusammenhang nicht auffällig, bei Sahne gab es sogar Hinweise, dass die Knochendichte eher negativ beeinflusst wird. Interessant ist in diesem Zusammenhang vor allem, dass die Einnahme von Milchprodukten zwar teilweise die Knochendichte erhöhte, jedoch *nicht* zu einer Reduzierung der Knochenbrüche führte (Sahni et al. 2013).

Gegen Milchkonsum könnten vor allem folgende Argumente gelten:

– Ca. 15 % aller Deutschen leiden unter einer Laktoseintoleranz. Sie haben einen Mangel

an dem Enzym, welches Milchzucker abzubauen hilft. Blähungen und Magen-Darm-Beschwerden sind die Folge. Dies gilt insbesondere für nicht-fermentierte Milchprodukte.
– Darüber hinaus sind Milcheiweiß und Weizeneiweiß häufige Allergene, die nach naturheilkundlicher Beobachtung zunächst eine Verschleimung, später chronische Infekte, Asthma und Ekzeme nach sich ziehen können. Gerade bei Säuglingen sollte daher im ersten Lebensjahr auf Kuhmilch verzichtet werden, um keine Allergie zu provozieren.
– Weitere Argumente gegen Milchprodukte sind der Tierschutz und die Qualität der Milch in Massenproduktion oder industrieller Fertigung. Die derzeit sehr populäre vegane Bewegung verzichtet bewusst auf jegliche tierische Lebensmittel. Verzichtet man auf die Kalzium-Zufuhr durch tierische Produkte, so ist sorgfältig darauf zu achten, dass das Kalzium auf anderem Wege zugeführt wird.

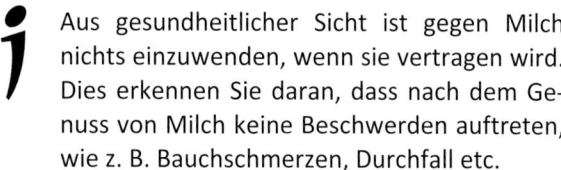

Aus gesundheitlicher Sicht ist gegen Milch nichts einzuwenden, wenn sie vertragen wird. Dies erkennen Sie daran, dass nach dem Genuss von Milch keine Beschwerden auftreten, wie z. B. Bauchschmerzen, Durchfall etc.

62

Auch bei der Milch sollte auf Qualität geachtet und auf Bio-Qualität zurückgegriffen werden. Günstig für Menschen mit Laktoseintoleranz ist der Verzehr von Sauermilchprodukten oder Hartkäsen, die von Natur aus nur sehr wenig Laktose enthalten.

## Vegane Ernährung

Mittlerweile ist erwiesen, dass bei einer Ernährung, die reich an Obst und Gemüse ist, die Knochenmineraldichte verbessert und das Frakturrisiko gesenkt wird. Obst und Gemüse enthalten zwar nicht immer Kalzium, dafür aber Mineralien und Vitamine, welche die Kalziumausscheidung reduzieren und damit günstig für den Erhalt der Knochensubstanz sind (New 2003).

Uneindeutig ist die Datenlage bei Vertretern der **veganen Ernährung**, bei der nicht nur auf Fisch und Fleisch, sondern auch auf Milchprodukte verzichtet wird. In manchen Studien schneiden sie im Hinblick auf die Knochengesundheit schlechter ab als so genannte Mischköstler, die ab und zu tierische Lebensmittel zu sich nehmen. Betroffen von einer schlechteren Knochendichte waren in Studien vor allem diejenigen Veganer, die insgesamt wenig Kalzium aufnahmen. Bei

Veganern, die mindestens 525 mg Kalzium pro Tag aufnahmen, bestand kein Unterschied zu den Mischköstlern (Smith 2006).

Grundsätzlich müssen bei der Wahl der Ernährungsform auch die Lebensphase, das Lebensalter und die Konstitution berücksichtigt werden. Ab dem 65. Lebensjahr steigt das Risiko für Eiweißmangelernährung deutlich an. Der Körper bildet vermehrt Fettdepots. Verschiebungen der Körpergewebezusammensetzung in Richtung Fettanteil wird zu einem großen Teil durch Insulinspiegel verursacht, die vor allem durch die Aufnahme von Kohlenhydraten erhöht werden. Aus diesem Grund sind Stoffwechselerkrankungen wie Diabetes mellitus Typ 2 im Alter sehr viel häufiger.

Ein Eiweißmangel hat immer einen Mangel an Muskulatur und damit einen Verlust von Kraft bzw. ein deutlich erhöhtes Sturzrisiko zur Folge. Zu beachten ist, dass der Eiweißbedarf eines alternden Menschen wieder auf Werte wie im Kindes- und Wachstumsalter (ca. 1,2 g pro kg Körpergewicht) steigt. Auch die Grenzwerte des Body-Mass-Index (BMI) für Mangelernährung sind für Menschen ab 70 Jahren angepasst: BMI unter 20 entspricht bereits einer Unterernährung.

**!** Ein Eiweißmangel im Alter führt zu deutlichen Erhöhungen von Immobilität, Stürzen, Knochenbrüchen, Pflegebedarf, Heimeinweisung wie auch Sterblichkeit!

Aus diesem Grund muss jede Kostform sicherstellen, dass die Zusammensetzung der Nahrungsbestandteile einen hohen Anteil an Eiweiß gewährleistet, was bei einer häufig kohlenhydratlastigen Kost schwierig ist. Je geringer das Ausgangsgewicht, je höher das Lebensalter, je mehr Vorerkrankungen, je geringer die Mobilität ist, umso höher muss der Eiweißanteil sein. Gegebenenfalls müssen Eiweiße auch durch Molkepulver (z. B. Protein 88) ergänzt werden.
Jede Form des Gewichtsverlustes bei Senioren muss äußerst kritisch beurteilt werden!

**i** Manche pflanzlichen Inhaltsstoffe (Oxalsäure, Phytate und Ballaststoffe) hemmen die Kalziumaufnahme. Nicht nur die über die Nahrung aufgenommene Kalziummenge, sondern auch die Eiweißmenge ist für die Knochengesundheit von Bedeutung. Veganer nehmen mitunter wenig Eiweiß auf, was unter dem Aspekt der Osteoporosevorbeugung kritisch gesehen werden muss.

65

## Knochengesunde Pflanzen

Wir möchten Ihnen in diesem Ratgeber einige pflanzliche Kalziumlieferanten vorstellen – als Alternative oder Ergänzung zur tierischen Kost. Gemüse und Nüsse, die Kalzium enthalten, erweitern das Spektrum an Lebensmitteln, die zur Vorbeugung und Behandlung einer Osteoporose geeignet sind, in besonderem Maße und bieten schmackhafte Bereicherungen des Speiseplans. Im Anhang finden Sie eine Reihe von gesunden Rezepten.

Als besonders empfehlenswert werden folgende Lebensmittel angesehen, da sie einen hohen Kalziumgehalt und/oder eine gute Bioverfügbarkeit[4] aufweisen:

- Dunkelgrüne Gemüse: Grünkohl, Brokkoli, Rucola, Spinat
- Kohlrabi, Lauch
- Wildkräuter: Löwenzahn, Vogelmiere, Wegerich
- Kräuter: Kresse, Petersilie, Schnittlauch
- Mandeln, Haselnüsse, Sesam, Amaranth, Mohn, Leinsamen

---

[4] Bioverfügbarkeit bezeichnet die tatsächlich vom Körper verwertbare Menge eines Stoffes.

– Getrocknete Feigen
– Sojaprodukte

Spinat ist zwar kalziumreich, enthält aber auch Oxalsäure, so dass er nicht in zu hohem Maße genossen werden sollte (Risiko Nierensteine). Zum Vergleich: Grünkohl enthält 8 mg Oxalsäure pro 100 g, im Spinat sind es 442 mg pro 100 g.

## Grünkohl

Der Grünkohl hat krause Blätter und kommt in seinem Aussehen dem Wildkohl am nächsten.
Die Grünkohlzeit beginnt im Oktober oder November, besonders schmackhaft ist er nach dem ersten Frost, denn durch die Minusgrade steigt der Zuckergehalt an, und der Kohl ist dadurch weniger bitter.
Traditionell wird Grünkohl als Eintopf serviert. Moderne Ernährungsforscher loben ihn als „Superfood". Sie heben vor allem seinen Eisen- und Kalziumgehalt hervor, daneben die vielen Vitamine und den hohen Chlorophyllgehalt. Grünkohl gilt als außerordentlich antioxidativ, vor allem aufgrund seiner hohen Menge an Farbstoffen.

Grünkohl sollte feste, intensiv grüne Blätter und einen feuchten Strunk haben. Man kann ihn dämpfen oder dünsten, als Salat oder im Smoothie genießen. In der Gesundheitsbewegung der USA sind „kale-chips", also Grünkohl-Chips, derzeit besonders populär.

**Frische Kräuter**

Frische Kräuter sind nicht nur kalziumreich, sie enthalten zahlreiche Mineralien und Spurenelemente, die entsäuernd wirken und die Mineraldepots wieder auffüllen. Der Konsum von Kräutern reduziert zudem den Salzkonsum. Kräuter können im Salat, auf Speisen oder in Dips verwendet werden. Auch in Smoothies tragen Sie zu einer kalziumreichen Ernährung bei. Einen besonderen Stellenwert haben Wildkräuter – von der Wiese direkt in den Mixer!

**Mandeln, Nüsse und Sesam**

Mandeln, Haselnüsse und Sesam finden sich als Mandel-, Nuss- und Sesammus in den Regalen der Bioläden. Diese Muse sind ein schmackhafter Brotaufstrich, sie können aber auch zum Binden von Speisen verwendet werden. Smoothies machen sie etwas sämiger. Gerade Mandelmus eignet sich hier. Mandeln sind im Vergleich zu den anderen Nüssen auch besonders basisch und entsäuern damit den Organismus. Im Bioladen gibt es Mandelmilch, die als Milchersatz verwendet werden kann. Hier gibt es auch mit Kalzium angereicherte Produkte.

**Feigen**

Getrocknete Feigen sind nicht nur kalziumreich, sie wirken zudem über die enthaltenen Mehrfachzucker und Schleime abführend. Günstig ist es, wenn man Feigen einweicht oder Soft-Feigen verwendet. Mit Feigen, über Nacht eingeweicht und dann mit einigen Gewürzen im Mixer püriert, lässt sich ein sehr schmackhafter süßer Brotaufstrich herstellen, der als industriezuckerfreie Alternative zu Marmeladen dient.

## Grüne Smoothies

Grüne Smoothies sind Mixgetränke, die Obst und (grünes) Gemüse enthalten. Verwendet wird Blattgrün, da es besonders viele wertvolle Nährstoffe (essentielle Aminosäuren, Vitamine, Spurenelemente, Mineralien, Antioxidantien) enthält, z. B. den grünen Farbstoff Chlorophyll. Vielfach wird zu 50 % Gemüse, zu 50 % Obst verwendet und mit Wasser aufgegossen.

Grüne Smoothies werden im Mixer zubereitet, am besten in Hochleistungsmixern. Es gibt die verschiedensten Rezepte, die von eher mild-süßlich bis hin zu herben Geschmacksnoten reichen, da Gemüse und Wildkräuter zerkleinert aromatisch, scharf und bitter schmecken können (siehe Anhang S. 104).

Besonders kalziumreich sind Grünkohl, Wildkräuter, Mandel(milch), Sesam, Orangen und Feigen. Grüne Smoothies sind besonders knochengesund.

# 5. Eine ausgewogene Ernährung

Zur Vorbeugung zahlreicher Krankheiten, zur Gesunderhaltung und Stärkung des Organismus ist in jedem Fall eine ausgewogene Ernährung, z. B. auf Basis der mediterranen Vollwertkost, ratsam. Denn mit dieser Ernährung wird mit Gemüse und Obst, Fisch (möglichst Fisch aus nachhaltiger Fischerei mit MSC-Siegel), Ölen, Nüssen und Vollkornprodukten vieles von dem zugeführt, was uns gut tut und was wir brauchen. In Ergänzung zu den oben genannten Studien zur veganen Ernährungsweise gibt es Hinweise, dass Vegetarier, die Milchprodukte zu sich nehmen, gesündere Knochen haben als passionierte Fleischesser mit übermäßigem Fleischkonsum. Vergleichende Studien zwischen **Lakto-Vegetariern** und Mischköstlern (die ab und zu Fleisch essen), zeigen keine Unterschiede im Hinblick auf die Frakturhäufigkeit (vgl. Appleby et al. 2007).

 Wir empfehlen, den Fleischkonsum auf zwei bis drei Fleischmahlzeiten pro Woche zu beschränken.

## Kalzium

Es ist sinnvoll, Kalzium mit der Nahrung aufzunehmen, zur Vorbeugung etwa 1000–1500 mg pro Tag. Eine vollständige Tagesration ist z. B. in einem Liter Milch enthalten. 70 g Emmentaler oder 45 g Parmesan ergeben ca. drei Viertel des Tagesbedarfs. 200 g Brunnenkresse oder Grünkohl ergeben ein Viertel des Tagesbedarfs.[5]

Auf die Diskussion um Milchprodukte wurde bereits weiter oben eingegangen, ebenso auf die verschiedenen pflanzlichen Kalziumlieferanten als Alternative oder Ergänzung zu tierischen Kalziumquellen.

Besonders empfehlenswerte tierische Produkte sind fettarme Milchprodukte. Sauermilchprodukte wie Joghurt, Dickmilch, Sauermilch, Buttermilch, Kefir sind leichter bekömmlich und bauen zudem die Darmflora auf. Unter den Käsesorten sind besonders Parmesan und Emmentaler zu empfehlen.

---

[5] Weitere Hinweise finden Sie auf den Seiten des Kuratoriums Knochengesundheit: www.osteoporose.org.

## Vitamin D

Achten Sie auf eine ausreichende Zufuhr von Vitamin D mit der Nahrung. Vitamin D ist vor allem in fettem Seefisch wie Hering, Thunfisch, Makrele oder Lachs enthalten. Als Vitamin D-reich gelten unter den pflanzlichen Lebensmitteln Avocado und Pilze (Champignons).

 Wichtig ist der Aufenthalt am Tageslicht, da dieses die Vitamin D-Produktion in der Haut fördert.

Wir verweisen in unserem Text und den Tabellen absichtlich nicht auf Lebensmittel, die zwar vitaminreich, aber aus anderen Gründen problematisch sind. Dies trifft z. B. auf Innereien zu, die aufgrund ihrer Schadstoffbelastung nicht empfehlenswert sind.

## Nahrungsergänzungsmittel

Ist eine gesunde Ernährung – mit Kalzium- und Vitamin D-Lieferanten bei der Osteoporose – ausreichend? Diese Frage wird uns oft gestellt. Eine kurmäßige Einnahme von Kalzium und Vitamin D ist erwägenswert, sollte aber in jedem

73

Fall mit dem behandelnden Arzt besprochen werden. In der Literatur wird die Einnahme von täglich 500 mg Kalzium in Form von Kalziumzitrat und 500–1000 IE Vitamin D als Tablette (z. B. Vigantoletten®) oder Dragee zum Essen empfohlen, bei bekannter Osteoporose auch darüber hinaus.

Wir empfehlen, im Winter – und zwar in allen Monaten mit „r", also von September bis April – Fischöle einzunehmen. Fischöle sind Vitamin D-haltig.

Wir wissen heute auch aus Studien, dass die Einnahme von Kalzium ohne die begleitende Einnahme von Vitamin D zu einer deutlich erhöhten Gefahr für Verkalkungen der Blutgefäße führt. Die Kombination von Kalzium mit Vitamin D ist also unbedingt sinnvoll.

Allerdings würden wir auch bei dieser Versorgung des Körpers empfehlen, immer mal wieder eine Therapiepause einzulegen. Wenn der Körper immerzu die gleichen Substanzen erhält, wird er unter dem Überangebot die eigene Aufnahmeleistungsfähigkeit reduzieren.

# V. Selbsthilfe bei Osteoporose

## 1. Maßnahmen kombinieren

Bei der Osteoporose ist nicht eine einzige Strategie sinnvoll, ein ganzes Paket an Maßnahmen ist notwendig, um weiteren Knochenschwund und Frakturen zu verhindern sowie Stürzen vorzubeugen.

Gerade bei dieser Erkrankung ist eine Kombination von konventioneller Medizin, komplementärmedizinischen Verfahren und – ganz wichtig – einem „knochengesunden" Lebensstil wichtig. Dieser Lebensstil mit Bewegung und gesunder Ernährung deckt sich mit den Empfehlungen für andere Erkrankungen, kommt also der Gesundheit insgesamt zugute.

Als wichtigste Maßnahme erscheint uns in der naturheilkundlichen Therapie die Bewegung. In besonderem Maße möchten wir Ihnen in diesem Ratgeber Yoga ans Herz legen, da hier die Studienlage gut ist. Außerdem bieten sich gerade die Homöopathie und die Schüßler-Salze für eine begleitende Selbstmedikation an.

Bei einer fortgeschrittenen Osteoporose liegt ein deutlich erhöhtes Bruchrisiko vor. Oftmals ist schon viel gewonnen, wenn man das Fortschreiten stoppen oder verlangsamen kann.

In diesem Fall kann eine rein naturheilkundliche Behandlung das Risiko von Knochenbrüchen nicht schnell genug senken. Daher ist unter Umständen eine konventionelle Behandlung mit knochenhärtenden Medikamenten (z. B. Bisphosphonaten) notwendig. Je nach Stadium der Osteoporose sind die möglichen Nebenwirkungen der Medikamente als geringfügiger einzuschätzen als das Risiko einer Fraktur mit all ihren Folgen (Operation, Bettlägerigkeit).

Darüber hinaus bleiben auch im Falle einer konventionellen Behandlung alle anderen Maßnahmen (Bewegung, Ernährung usw.) von ausnehmender Wichtigkeit!

## 2. Homöopathie

Es gibt verschiedene homöopathische Mittel, um eine Osteoporose unterstützend zu behandeln. Auf den folgenden Seiten wollen wir Ihnen einige bewährte Mittel kurz vorstellen.

### Hekla lava

Hekla lava wird aus der Lavaasche des Hekla, des bekanntesten Vulkans auf Island, hergestellt. Hekla lava ist ein besonders gutes Beispiel für das Ähnlichkeitsprinzip der Homöopathie: Dem Kranken wird ein Mittel in potenzierter Form gegeben, das beim Gesunden ähnliche Symptome auslöst:

Im 19. Jahrhundert besuchte der Londoner Arzt James John Garth Wilkinson Island und stellte erstaunliche gutartige Knochenneubildungen der Kiefer bei den Schafen fest, die auf mit Asche übersähten Wiesen geweidet oder das mit Asche belastete Wasser aus Bächen getrunken hatten. Heute weiß man: Die Asche des Hekla enthält in hohem Maße Fluorverbindungen, welche während des Ausbruchs adsorbiert werden. Diese Verbindungen haben einen deutlichen Effekt auf das Knochenwachstum von Säugetieren. Im Übermaß aufgenommen führen sie zu Knochenwucherungen.

Die Asche des Hekla ist die Ausgangssubstanz für das homöopathische Arzneimittel Hekla lava. Die Vergiftungen, die durch die Asche ausgelöst werden, weisen bereits deutlich darauf hin, dass Hekla lava dann angezeigt ist, wenn es Probleme mit der Knochenbildung und dem Knochenwachstum gibt. Diese Anwendung konnte von vielen Homöopathen bestätigt werden. Der Homöopath Hering beispielsweise nannte schon in der Frühzeit der Homöopathie kariöse Zähne, Erkrankungen des Kieferknochens, Zahnfleischgeschwüre, Knochenkaries, Tumoren in der Kieferhöhle als Anwendungsgebiete. In der Folgezeit wurden immer wieder Einzelfallberichte veröffentlicht, in denen Hekla lava bei verschiedensten Knochenerkrankungen bis hin zu Osteosarkom, Rachitis und Zahnfleischabszessen eingesetzt wurde.

Hekla lava eignet sich zur kurmäßigen Behandlung einer beginnenden Osteoporose. Besonders hilfreich ist es auch bei den Nebenwirkungen einer Bisphosphonat-Therapie (Kieferzysten) und bei begleitenden rheumatischen Beschwerden. Lohnend ist auch die Anwendung beim Fersensporn.

*i* Empfehlungen zur Einnahme von Hekla lava: Hekla lava D6, 3 x tgl. 1 Tbl. über 3 Wochen, dann 1 Woche Pause, dann 3 x tgl. 1 Tbl. über 3 Wochen, dann 1 Woche Pause. Wiederholungen dieses Zyklus sind je nach Beschwerdesymptomatik möglich.

## Calcium carbonicum

Auch das homöopathische Arzneimittel Calcium carbonicum kommt für die Osteoporosebehandlung infrage.

Der homöopathische Calcium carbonicum-Typ ist eher korpulent, schwitzt leicht, speziell am Hinterkopf im Schlaf. Weitere typische Calcium carbonicum-Symptome sind: Verlangen nach (weichen) Eiern, Unverträglichkeit von Milch und Karotten und Knieschmerzen beim Hocken. Bei Calcium carbonicum-Patienten werden nicht selten Hüftdysplasien beobachtet. Besserung der Beschwerden tritt ein durch Bewegung ohne Anstrengung – damit wären in Punkto Sport bei diesen Patienten Radfahren oder Schwimmen günstiger als Joggen.

*i* Empfehlungen zur Einnahme von Calcium carbonicum: Calcium carbonicum D12, 2 x tgl. 1 Tbl. über 3 Wochen, dann 1 Woche Pause, dann 2 x tgl. 1 Tbl. über 3 Wochen, dann 1 Woche Pause. Wiederholungen dieses Zyklus sind je nach Beschwerdesymptomatik möglich.

## Strontium carbonicum

Strontium-Verbindungen sind Bestandteil der konventionellen Osteoporose-Therapie. Homöopathisch wird Strontium carbonicum D12 schon lange bei Knochenerkrankungen angewandt. Speziell Patienten mit begleitender Arteriosklerose und/oder erhöhtem Blutdruck profitieren nach homöopathischer Erfahrung besonders von Strontium carbonicum. Im Gegensatz zu den meisten anderen homöopathischen Osteoporosemitteln besteht zumeist ein ausgesprochenes Verlangen nach Milch.

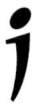 Empfehlungen zur Einnahme von Strontium carbonicum: Strontium carbonicum D12, 2 x tgl. 1 Tbl. über 3 Wochen, dann 1 Woche Pause, dann 2 x tgl. 1 Tbl. über 3 Wochen, dann 1 Woche Pause. Wiederholungen dieses Zyklus

sind je nach Beschwerdesymptomatik möglich.

## Homöopathische Kombinationsmittel

Neben diesen drei Einzelmitteln gibt es homöopathische Kombinationsarzneimittel (Komplexmittel), in denen eines oder mehrere der beschriebenen Mittel mit weiteren Arzneistoffen kombiniert sind: mit Symphytum (Beinwell), Alchemilla vulgaris, (Frauenmantel), Equisetum (Ackerschachtelhalm) oder Bambusa. Zu diesen Kombinations-Mitteln zählen Steirocall, OST Heel, Ranocalcin oder Symphytum Similiaplex. Diese Auflistung erhebt keinen Anspruch auf Vollständigkeit. Es empfiehlt sich eine fachkundige Beratung.

# 3. Dr. Schüßler Salze

Die Therapie mit Mineralsalzen nach Dr. Schüßler wurde von dem homöopathischen Arzt Wilhelm Heinrich Schüßler entwickelt. Die 24 Präparate werden zumeist mit ihrer Nummer benannt. So steht etwa Schüßler Salz Nr. 7 für den Wirkstoff Magnesium phosphoricum, Schüßler Salz Nr. 11 für Silicea und Schüßler Salz Nr. 24 für Arsenum jodatum.

Schüßler war der Überzeugung, dass die Ursache von Krankheiten in einem Defizit oder einer Funktionsstörung vor allem von zwölf Mineralsalzen im menschlichen Körper bestand.

Mit Schüßler Salzen lässt sich auch der Knochenstoffwechsel verbessern, sie eignen sich auch zur Vorbeugung. In Frage kommen die im Folgenden genannten Salze.

## Calcium fluoratum (Nr. 1)

Calcium fluoratum steht in besonderer Beziehung zu Zahnschmelz, der Oberfläche der Knochen, den elastischen Fasern und der äußersten Schicht der Haut, der Epidermis.

Es wird eingesetzt bei Elastizitätsverlust der Blutgefäße, bei Knochen- und Zahnerkrankungen, die den Zahnschmelz betreffen. Calcium fluoratum sorgt für Festigkeit und gleichzeitig für Elastizität. Es wird im biochemischen Vokabular auch als „Weich- und Hartmacher" bezeichnet.

Ist der Calcium fluoratum-Stoffwechsel im Organismus gestört, kann es zu Geweberverhärtungen (z. B. Hornhaut) oder zu Geweberschlaffung (Falten, Organsenkung) kommen.

Ein eigenartiges Symptom bei Calcium fluoratum ist das Jucken von Narben.

## Calcium phosphoricum (Nr. 2)

Calcium phosphoricum (Kalziumphosphat) bildet die harte Knochenmasse und wirkt auf die Zellgrenzmembranen.

Eingesetzt wird es zum Aufbau von Knochen und Zähnen, hier vor allem zur Anregung der Mineralisation, z. B. in Wachstumsphasen, oder zur Knochenheilung nach Brüchen. „Wachstum und Brüche" sind daher eine gute Merkhilfe, um sich die Funktion von Calcium phosphoricum zu verdeutlichen. Außerdem wird es zur Regeneration von Zellen, zur Blutgerinnung und für die Muskelaktivität benötigt. Calcium phosphoricum gilt in der Schüßlerschen Biochemie als Aufbaumittel, das kräftigend wirkt und die Neubildung der Zellen anregt.

Aus dem homöopathischen Arzneimittelbild sind das starke Verlangen nach Salami-Wurst und häufig Milchunverträglichkeit erwähnenswert, auf der psychischen Ebene wird Calcium phosphoricum mit dem Zappelphilipp assoziiert.

## Silicea (Nr. 11)

Silicea, die Kieselsäure, hat einen besonderen Bezug zu Haaren, Haut, Nägeln und Bindegewebe. Es stärkt Sehnen, Knorpel und Knochen. Silicea sorgt dafür, dass Kalzium als Baustoff für die Knochen aus der Nahrung besser aufgenommen werden kann.

Silicea als biochemisches Mittel Nr. 11 wird auch als „Biochemisches Kosmetikum" bezeichnet, da es all das stärkt, was der Schönheit dient: Haut (und Schleimhäute), Nägel und Haare. Es stärkt Sehnen, Bänder und Knochen und ist schließlich auch für das Immunsystem von Bedeutung. Es wird zudem eingesetzt, wenn es zu Eiterungen oder einem Übermaß an Harnsäure im Organismus kommt.

Die beschriebenen Eigenschaften kennzeichnen vor allem den Einsatz von Silicea bei chronischen Beschwerden und erklären daher nicht immer die im Folgenden genannten Anwendungen. Wer sich jedoch intensiver mit der Biochemie nach Schüßler befassen möchte, sollte Silicea als Mittel mit Bezug zu Haaren, Nägeln und Bindegewebe in Erinnerung behalten.

Das Bindegewebe hat viel mit dem Lymphsystem zu tun, so dass es bei einer Fehlfunktion auch zu Eiterungen, Blutergüssen, Gicht und Rheuma kommen kann.

 Empfehlungen zur Einnahme von Schüßler Salzen als Kur in allen Stadien der Osteoporose:

1. Woche: Calcium phosphoricum D6, 2 x tgl., 1 Tabl.
2. Woche: Calcium fluoratum D12, 2 x tgl., 1 Tabl.
3. Woche: Silicea D12, 2 x tgl., 1 Tabl.
4. Woche: Pause

Dann wieder vorn beginnen. Die Kur dreimal wiederholen.

# 4. Sturzprophylaxe

Von älteren Menschen sagt man häufig, dass sie „hinfällig" würden, was durchaus wörtlich zu nehmen ist. Gerade ältere Menschen stolpern leichter, ihre Sehfähigkeit ist beeinträchtigt, sie leiden unter Schwindel, Gleichgewichtsstörungen oder sogar kurzen Ohnmachten.

Stürze können zu Frakturen führen, die wiederum Bewegungseinschränkungen und Bettlägerigkeit mit sich bringen, was eine Osteoporose auslösen oder beschleunigen kann. Daher muss bei einer vorliegenden Osteoporose unbedingt eine exakte Analyse des Sturzrisikos durchgeführt werden und die Sturzvermeidung im Therapiekonzept stehen. Bitte bedenken Sie: Jeder Sturz mit einer Fraktur erhöht das Risiko für weitere Frakturen.

Stürze führen nicht nur zu Knochenbrüchen, sondern auch zu vermehrter Unsicherheit und beeinträchtigen damit das Selbstbewusstsein.

Sollten Sie bereits unter einer Osteoporose leiden, so muss das wichtigste Ziel sein, Stürze zu vermeiden.

## Grundkrankheiten behandeln

Wichtig ist, Krankheiten, die Stürze begünstigen, zu erkennen und zu behandeln. Unter anderem sollten die Augen regelmäßig kontrolliert werden, ebenso das Herz-Kreislaufsystem (Schwindelattacken). Sprechen Sie Ihre Medikamente mit Ihrem Hausarzt unter diesem Aspekt noch einmal durch.

*i* Folgende Krankheiten gelten als Risikofaktoren für Stürze: Parkinsonsyndrom, Arthrose, Muskelschwäche, Schmerzen, vermindertes Sehvermögen, Gang- und Gleichgewichtsprobleme, Herz-Kreislaufprobleme wie Blutdruckschwankungen oder Schwindel sowie Depressionen.

## Gymnastik

Wer an Osteoporose leidet, muss in besonderem Maße Koordination und Gleichgewicht trainieren, um Stürze zu verhindern.
Für Senioren, die körperlich nicht mehr ganz so fit sind oder das Haus nicht mehr verlassen können, bieten sich Übungen für das häusliche Umfeld an.

Es gibt spezielle Übungen für Senioren, die Stabilität und Gangsicherheit stärken und die Sie Zuhause selbst lernen und durchführen können.

Johanna van Galen: *Gymnastik für Senioren –*
Beweglich und standsicher mit 60 Übungen.
Essen: KVC Verlag 2011

## Für Sicherheit sorgen

Im Haushalt ist es von besonderer Bedeutung, mögliche Stolperfallen zu beseitigen. Dazu gehören Teppiche, Türschwellen, Kabel, hervorstehende Stuhlbeine usw. Auch ungeeignetes Schuhwerk, z. B. lose Pantoffeln und Hausschuhe oder Schuhe mit Schnürsenkeln, können zum Stolpern führen.

Daneben sind unebene, aber auch sehr glatte Böden problematisch, ebenso eine ungenügende Beleuchtung. Versuchen Sie, die häusliche Umgebung so einzurichten, dass Sie stets gut sehen können, Stolperfallen beseitig werden und in problematischen Bereichen Hilfsmittel eingesetzt werden wie z. B. Haltegriffe (Badewanne), Badezimmerstuhl zum Waschen etc.

Darüber hinaus kann das Frakturrisiko durch das Tragen von so genannten „Hüftprotektoren" (in die Unterwäsche eingenähte dünne Kunststoffschalen) herabgesetzt werden. Erkundigen Sie sich im Sanitätsfachhandel.

# Anhang

## Ausgewählte Literatur und Quellen

Appleby, P. et al.: Comparative fracture risk in vegetarians and nonvegetarians in EPIC-Oxford. Eur J Clin Nutr. 2007; 61 (12): 1400–1406.

Bartl, R.: Osteoporose. Prävention, Diagnostik, Therapie. Stuttgart: Thieme Verlag; 4. Auflage 2010.

Bennell, K. L. et al.: Effects of an exercise and manual therapy program on physical impairments, function and quality-of-life in people with osteoporotic vertebral fracture: a randomised, single-blind controlled pilot trial, in: BM Musculoskeletal Disorders 2010, 11: 36.

Burgerstein, U. P.; Schurgast, H.; Zimmermann, M. B.: Burgersteins Handbuch Nährstoffe. Stuttgart: Haug Verlag; 12. überarbeitete Auflage 2012.

Duke, J. A.: Heilende Nahrungsmittel. Wie Sie Erkrankungen mit Gemüse, Kräutern und Samen wegessen. München: Goldmann Arkana; 2010.

Elmadfa, I.; Aign, W. et al.: Die große GU Nährwert Kalorien Tabelle; München: Gräfe und Unzer Verlag 2013.

Food and Drug Administration, FDA (2010): FDA Drug Safety Communication: Safety update for osteoporosis drugs, bisphosphonates, and atypical fractures, www.fda.gov/Drugs/DrugSafety/ucm229009.htm.

Kumar, S.: Serum mineral status and climacteric symptoms in perimenopausal women before and after Yoga therapy, an ongoing study. J Midlife Health. 2013; 4 (4): 225–229.

Lee, M.S. et al.: Tai chi for osteoporosis: a systematic review. Osteoporos Int. 2008; 19: 139–146.

Matejka, R.: Osteoporose verhindern – ohne Hormontabletten! Naturarzt. 2005; 4: 8–10.

New, S. A.: Intake of fruit and vegetables: implications for bone health. Proc Nutr Soc. 2003; 62 (4), 889–899.

Sahni, S. et al: Milk and yogurt consumption are linked with higher bone mineral density but not with hip fracture: the Framingham Offspring Study. Arch Osteoporos. 2013; 8 (0): 119.

Schmiedel, V.: So bleiben Ihre Knochen stark! Mit gesunder Lebensweise gegen Knochenschwund. Naturarzt. 2007; 11: 8–11.

Schneider, M.: Osteoporose – Neues und Bewährtes bei der Behandlung von Osteoporose Heilpraktiker und Volksheilkunde. 2010; 6: 12–16.

Smith AM: Veganism and osteoporosis: a review of the current literature. Int J Nurs Pract. 2006; 12 (5), 302–306.

Tüzün, S. et al.: Yoga might be an alternative training for the quality of life and balance in postmenopausal osteoporosis. European Journal of Physical and Rehabilitation Medicine. 2010; 46, 1: 69–72.

o. Verf.: Ganzköpervibrationstherapie bei Osteoporose. EHK. 2011; 60: 77–83.

o. Verf.: Veganer haben ein höheres Knochenbruchrisiko. Der Heilpraktiker. 2011; 2: 39

## Vitamine und Spurenelemente: Vorkommen in Lebensmitteln

| Mineralien und Vitamine | In pflanzlichen Produkten | In tierischen Produkten |
|---|---|---|
| Kalzium | Sesam, Sojabohnen, Mandeln, Haselnüsse, Grünkohl, Feigen (getrocknet), Rucola, Spinat, Kräuter, Braunhirse, mit Kalzium angereicherte Milchersatzprodukte (Sojamilch, Reismilch, Hafermilch), Tofu | Vollmilch und Milchprodukte |
| Vitamin A **Achtung:** Vitamin A reichert sich im Organismus an. | Süßkartoffeln, Karotten, Honigmelonen, Spinat, Aprikosen (auch Trockenaprikosen), Pfirsiche, Grünkohl, rote Paprika, Möhrensaft | Eier, Vollmilch und Milchprodukte, Käse (z. B. Camembert, Chester); fette Fische: Makrele, Thunfisch |

| Mineralien und Vitamine | In pflanzlichen Produkten | In tierischen Produkten |
|---|---|---|
| Vitamin B6 | Kartoffeln, Vollgetreide, Bananen, Linsen, Bierhefe, Spinat, Avocado, Ölsaaten, Walnüsse, Cashewnüsse, | Fisch, Geflügel |
| Folsäure (Vitamin B9) | Weizenkeime, Rote Bohnen, Sojabohnen, Weizenkleie, Spinat, Brokkoli, grünes Blattgemüse, Bierhefe, Rote Bete, Walnüsse, Mais | Milchprodukte |
| Vitamin B12 **Merke**: Für die Aufnahme ist eine gute Magenfunktion erforderlich! | Sauerkraut! | Eier, Vollmilch und Milchprodukte, harter Käse (z. B. Emmentaler), Fleisch, Fisch |

| Mineralien und Vitamine | In pflanzlichen Produkten | In tierischen Produkten |
|---|---|---|
| Vitamin C | Acerola, Papaya, Brokkoli, Rosenkohl, Orange, Erdbeeren, grüne Paprikaschoten, Grapefruit, Kartoffeln, schwarze Johannisbeere, Kiwi | |
| Vitamin D | Champignons, Avocado | Fette Seefische: Lachs, Thunfisch, Hering, Sardinen; Eier, Vollmilch und Milchprodukte, Hartkäse |
| Vitamin K | Petersilie, Schnittlauch, Spinat, Rosenkohl, Bohnen, Erbsen | Milch, Quark, Hähnchenfleisch |

# Rezepte

## Grünkohl orientalisch

### Zutaten (für 4 Personen)

100 g rote Linsen
750 g Grünkohl
200 g Zwiebeln
2–3 Knoblauchzehen
1 rote Paprika
1 gelbe Paprika
2 EL Olivenöl
1½ EL Curry
½ TL Kardamom
100 ml Gemüsebrühe
120 g Fetakäse
60 g geröstete Pinienkerne
½ TL Salz
1 Msp Pfeffer

### Zubereitung

Linsen in kaltem Wasser 30 Minuten einweichen. Strunk der Grünkohlblätter entfernen, gründlich waschen. In einem großen Topf mit kochendem Salzwasser 2 Minuten blanchieren, abgießen, mit kaltem Wasser abspülen, abtropfen lassen.

Zwiebeln und Knoblauch schälen, fein würfeln. Paprikaschoten putzen, waschen, würfeln. Zwiebeln und Knoblauch in mäßig heißem Olivenöl andünsten, Curry und Kardamom zugeben, kurz mitdünsten. Paprika zugeben und 2 Minuten garen. Grünkohl und abgetropfte Linsen zufügen, Brühe angießen, weitere 3 Minuten garen. Würzen. Zum Schluss den Schafskäse würfeln und unterheben und die gerösteten Pinienkerne darüber streuen.

Dazu schmeckt körniger Basmati-Vollkornreis oder Naturreis.

## Grünkohlsalat

**Zutaten** (pro Person)

225 g Grünkohl
1 kleine Schalotte
1 EL Weißweinessig
½ EL Honig
½ EL Olivenöl
Salz, Pfeffer
½ Granatapfel
1 EL Pinienkerne
25 g Parmesan, frisch gerieben oder gehobelt

## Zubereitung

Grünkohl waschen, putzen und zerkleinern. Schalotten schälen, fein hacken, mit Essig, Honig, Öl, Salz und Pfeffer in eine große Schüssel geben. Grünkohl unterheben und gut abgedeckt über Nacht im Kühlschrank ziehen lassen. Zum Servieren auf einen Teller geben und mit Granatapfelkernen, gerösteten Pinienkerne und Parmesan garnieren (nach www.womenshealth.de).

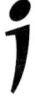 Es ist wichtig, den Grünkohl roh zu marinieren und ziehen zu lassen, damit er leichter verdaulich wird, z. B. mit einer Marinade mit Sojasoße. Sehr gut schmeckt ein Grünkohlsalat mit Sojasoßen-Dressing mit Rosinen und Schafskäse. Er soll so viel Kalzium enthalten wie 3 Gläser Milch!

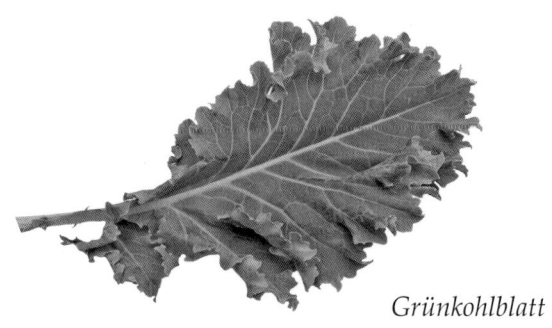

*Grünkohlblatt*

## Wildkräuterpesto

**Zutaten** (für 4 Portionen)

2 Handvoll Kräuter (Petersilie, Bärlauch, auch in Kombination mit Basilikum)
2 EL Pinienkerne, geröstet, alternativ Cashewkerne
2 Knoblauchzehen
2 EL Parmesan, gerieben
1/8 Liter Olivenöl (ggs. mehr, es soll eine geschmeidige, leicht grobe Paste entstehen)
Salz, Pfeffer

### Zubereitung

Kräuter waschen und trocken tupfen, Pinienkerne rösten, Knoblauchzehen zerdrücken, alles im Mörser zerreiben, nach und nach Olivenöl zugeben, am Ende Parmesan unterrühren.

# Petersilie mit Knoblauch und Zitrone

Ein leckerer Dipp – zum Brot oder auf der Pasta – ist eine Mischung aus gehackter Petersilie, gepresstem Knoblauch, in feine Ringe geschnittenen Frühlingszwiebeln, alles mit Zitronensaft beträufelt.

Ein besonderes Plus: Das Eisen der Petersilie, die zudem besonders viel Chlorophyll enthält, wird durch den Zitronensaft besonders gut aufgenommen.

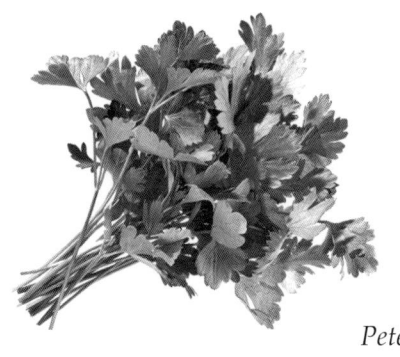

*Petersilie*

## Hummus

**Zutaten** (für 4–6 Portionen)

1 Glas oder 1 kleine Dose Kichererbsen
2 EL Tahin
Saft einer großen Zitrone
1 Knoblauchzehe, gepresst
2 TL Olivenöl
½ TL Salz
½ TL Cumin
2–3 TL Wasser
Paprikapulver und Olivenöl zum Garnieren

### Zubereitung

Das Tahin mit dem Zitronensaft verrühren. Olivenöl, Knoblauch und Salz etwa 1 Minute pürieren. Kichererbsen dazugeben und pürieren, bis die Masse keine Stücke mehr enthält. Tahin unterrühren, abschmecken und mit Paprika und Olivenöl anrichten.

# Feigenmus mit Mandeln

**Zutaten** (für 4 Portionen)

100 g getrocknete Feigen
30 g geriebene Mandeln
Zimt

## Zubereitung

Die Feigen mit Wasser bedecken, mindestens 1 Stunde einweichen lassen und mit etwas Einweichwasser pürieren. Die geriebenen Mandeln mit dem Feigenmus vermischen, bis eine streichfähige Paste entsteht. Zum Schluss das Mus mit Zimt abschmecken.
Dieser Aufstrich ist ca. 1 Woche im gut verschlossenen Glas im Kühlschrank haltbar.

# Grüne Smoothies

Die folgenden drei Rezepte dürften als besonders „knochengesund" gelten. Bei der Zubereitung sollten Sie darauf achten, vom Grünkohl den Strunk zu entfernen; sonst wird der Geschmack zu dominant. Grünkohl passt nicht gut zu Staudensellerie oder Ingwer – er braucht immer weiche und vollmundige Früchte als aromatische Gegenspieler.

Grundsätzlich gilt beim Kreieren von Smoothies aber: Man kann seiner Phantasie freien Lauf lassen und sollte auf den eigenen Geschmack hören. Die Rezepte verstehen sich als Inspiration und können natürlich angepasst werden, z. B. durch mehr Grünes oder mehr Früchte oder auch mehr Wasser.[6]

## Zubereitung

Alle Zutaten in den Mixer geben und so lange pürieren, bis keine Stücke mehr enthalten sind.

---

[6] Die drei Rezepte für die grünen Smoothies wurden uns freundlicherweise von der Berliner Firma Grüne Smoothies GmbH für dieses Buch zur Verfügung gestellt (www.gruenesmoothies.de).

## „I love Kale"

**Zutaten** (ca. 1 Liter)

2 Handvoll Grünkohl ohne Strunk
1 Handvoll Spinat
1 Banane
1 Avocado
1 Orange
1 Kaki
ca. 300 ml Wasser


## Tropikale

**Zutaten** (ca. 1 Liter)

5–6 Blätter Grünkohl ohne Strunk
1 Handvoll Postelein oder Salat
1 große Banane
1 Apfel
1/2 Mango
1/3 Ananas
1/8 Zitrone
ca. 300 ml Wasser

## Grüne Himbeere

**Zutaten** (ca. 1 Liter)

7 Blatt Grünkohl ohne Strunk
7 Blatt Feldsalat
125 g Himbeeren (frisch oder tiefgefroren)
2 reife Äpfel oder Birnen
1 Banane
1 kleine Handvoll Rosinen oder Datteln (möglichst Rohkost)
Saft von ¼ Zitrone
ca. 500 ml Wasser

Unter www.gruenesmoothies.de finden Sie zahlreiche Rezepte und Anregungen.

* * *

Weitere gesunde Rezepte finden Sie auch in unseren Ratgebern:

A. Paul, S. Bosmann: Vegetarisch vollwertig
    kochen. Essen: KVC Verlag 2013
A. Kerckhoff, D. Schimpf: Die Heilkraft der
    Gewürze. Essen: KVC Verlag 2015
S. Kumar, S. Geisler: Heilsame indische Küche.
    Essen: KVC Verlag 2015

# Die Autorin

**Dr. Annette Kerckhoff**, BSc Komplementärmedizin und European Master of Health Promotion, Lehrbeauftragte für naturheilkundliche Selbsthilfestrategien, Phytotherapie und Medizingeschichte, ist seit fast zwei Jahrzehnten auf die laienverständliche Vermittlung von Gesundheitswissen und Selbsthilfemaßnahmen spezialisiert. Sie hat zahlreiche Ratgeber und Patienteninformationen geschrieben und arbeitet für die Carstens-Stiftung : Natur und Medizin. Annette Kerckhoff hat diverse nebenberufliche Lehraufträge an der Hochschule für Gesundheit & Sport, Technik & Kunst (Berlin und Ismaning) und der Hochschule Coburg.

# Die Autoren

**Dr. Michael Elies** ist seit 1986 in eigener Praxis als Facharzt für Allgemeinmedizin, Naturheilverfahren, Akupunktur und Homöopathie niedergelassen. Praxisschwerpunkt ist die komplementäre Schmerztherapie. Er ist seit 1989 Lehrbeauftragter für Geschichte und Entwicklung der Homöopathie an der Heinrich-Heine-Universität

Düsseldorf und seit 1991 Mitglied der Arzneimittelkommission D beim BfArM (früher BGA) Bonn. Dr. Elies ist langjähriger Dozent der Deutschen Ärztegesellschaft für Akupunktur (DÄGfA), von der er 1989 den Dr. Bachmann-Preis erhielt. Er ist Autor zahlreicher Fachbücher und Ratgeber und seit vielen Jahren beratender Arzt von Carstens-Stiftung : Natur und Medizin.

**Dr. Eckard Krüger,** M.Sc., Facharzt für Allgemeinmedizin mit Zusatzqualifikationen Geriatrie, Naturheilverfahren, Homöopathie und Rettungsdienst, ist Chefarzt der Abteilung für Akutgeriatrie und Frührehabilitation an der Klinik Naila in Oberfranken. Er ist in achtsamkeitsbasierten Therapieansätzen (Achtsamkeitsbasierte Verhaltenstherapie, Achtsamkeitsbasierte Stressbewältigung) ausgebildet und als Dozent und Ausbilder in der Gesellschaft für Idiolektik und Gesprächsführung. Achtsamkeit und Idiolektik sind auch Inhalte seiner Publikationen.

ANDREA WEIDLICH

# LIEBES GEDÖNS

## DER GEILE SCHEISS VOM SUCHEN UND FINDEN

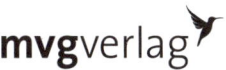

**Bibliografische Information der Deutschen Nationalbibliothek**
Die Deutsche Nationalbibliothek verzeichnet diese Publikation in der
Deutschen Nationalbibliografie. Detaillierte bibliografische Daten sind
im Internet über http://d-nb.de abrufbar.

**Für Fragen und Anregungen:**
info@mvg-verlag.de

Originalausgabe
1. Auflage 2020
© 2020 by mvg Verlag, ein Imprint der Münchner Verlagsgruppe GmbH
Nymphenburger Straße 86
D-80636 München
Tel.: 089 651285-0
Fax: 089 652096

Redaktion: Diana Napolitano
Umschlaggestaltung: Isabella Dorsch, Andrea Weidlich
Umschlagabbildung: Shutterstock.com/ColorMaker, akemontree; Adobe Stock/
rudolfgeiger; iStockphoto.com/Agenturfotograf
Layout: inpunkt[w]o, Haiger (www.inpunktwo.de)
Satz: Müjde Puzziferri, MP Medien, München
Druck: Florjancic Tisk d.o.o., Slowenien
Printed in the EU

ISBN Print 978-3-7474-0226-9
ISBN E-Book (PDF) 978-3-96121-582-9
ISBN E-Book (EPUB, Mobi) 978-3-96121-583-6

Weitere Informationen zum Verlag finden Sie unter

*www.mvg-verlag.de*

Beachten Sie auch unsere weiteren Verlage unter www.m-vg.de

# INHALT

Für die Liebe.

In jeder und jedem Einzelnen von euch.

Und für Paul. Danke, dass du mir die Augen und das Herz geöffnet hast.

# Wahre Begebenheiten

Die Geschichten der beschriebenen Personen in diesem Buch beruhen auf wahren Begebenheiten und sind tatsächlich passiert. Wundert euch nicht, wenn sie euch da berühren, wo ihr nie dachtet, berührt zu werden. So ging es mir auch. Taucht vielmehr mit jeder Geschichte noch tiefer in eure eigene und lasst euch in den Bann ziehen, weil es etwas in euch bewegt. Findet die Liebe da, wo sie zu Hause ist. Entdeckt sie wieder, vielleicht auch ganz neu.

Ein Raum
ohne Wertung.
Kein Richtig
oder Falsch.

## Was ist das Geheimnis der Liebe?

# NICHT DEIN ERNST

Das kann nicht dein Ernst sein – das ist doch ein Scherz, und ein schlechter noch dazu!« Ich konnte meinen Blick nicht von der Karte nehmen, die so hässlich war, dass ich Angst hatte, nur vom Hinsehen eine mittelschwere Augenentzündung zu bekommen. Gleichzeitig war es schwierig, mich zu entscheiden, was ich geschmackloser fand: das Design der Karte oder die Worte, die – das hoffte ich aus tiefstem Herzen – ebenfalls nicht ernst gemeint sein konnten. Ich hob meinen Blick und sah nach links, nach rechts, dann wieder nach links. Keiner schien beeindruckt von meinem paranoiden Verhalten und der Suche nach einer versteckten Kamera, die mir im nächsten Moment dann doch etwas abwegig vorkam. Schließlich zähle ich nicht zu den Promis dieser Welt. Wer sollte sich also für mein Liebesleben interessieren? Die Menschen neben uns frühstückten ganz einfach weiter, als kümmerte es die Chia-Bowle-Schlemmerin und ihre Fruchtsalat-Freundin links von uns in etwa genauso wenig wie den Buchweizencroissant-Gourmet mit Espresso und Tagesblatt zu unserer Rechten, wie ich mein nächstes Wochenende verbringen würde. Keiner der hier Anwesenden schien die Ernsthaftigkeit der Lage auch nur im Geringsten zu erfassen. Stattdessen aßen alle munter weiter, als wäre rein gar nichts passiert. Und eigentlich war auch nichts passiert. Noch nicht.

»Ich weiß nicht, ob du es weißt – aber das ist nicht lustig. Also so richtig nicht! Auf einer Skala von eins bis lustig befinden wir uns bei minus zwölf«, sagte ich und rollte demonstrativ mit den Augen.

»Ach, das würde ich so nicht sagen! Ich liebe es.« Lukas nahm einen großen Bissen von seinem kurzkettigen Kohlenhydrate-Weißbrötchen mit übertrieben beschmierter Nuss-Nugat-Creme und schien tatsächlich sehr glücklich.

»Du weißt nicht mal, ob ich nächstes Wochenende überhaupt Zeit habe«, warf ich ein und starrte auf die geschmacklose Einladung.

»Hast du«, antwortete er gelassen. »Erinnerst du dich, als ich dich gefragt habe, an welchem Wochenende ich dich besuchen soll? Es standen zwei zur Auswahl. Das kommende war eines davon. Du kannst also.«

Ich bemerkte, wie seine Stimme immer leiser wurde und sich mit dem lärmenden Raunen im Lokal vermengte, als würde ich mich innerlich von ihm und diesem für mich unfassbaren Vorfall distanzieren. Gleichzeitig brannten sich all die Worte und Zahlen auf der Karte förmlich in mein Hirn, als hätte ich gerade das Datum für eine wichtige Prüfung erfahren. Ich fühlte mich versteinert und nervös zugleich. Denn vielleicht war es ja genau das: eine Prüfung.

»Du weißt, dass ich diese Karte auch zerreißen und einfach nie dahin gehen kann?«, sagte ich und nahm einen Schluck von meinem Rooibos-Vanille-Tee, um mich zumindest von innen zu beruhigen.

»Hast du denn was Besseres vor?«

Ich hielt es für einen doppelten Angriff auf meine gesingelte Person. Als hätte ich keine Ahnung von der Liebe (gut, wer hat das schon?) und darüber hinaus auch keine Pläne für mindestens drei der darauffolgenden Wochenenden. Auch das hatte ich selbstverständlich nicht – das wussten wir beide –, aber musste er diese Tatsache wirklich so brühwarm am Frühstückstisch servieren?

»Es ist doch so«, meinte er weiter. »Dieses Seminar ist für Singles *und* Paare. Du warst bereits beides. Und du schreibst über das Leben. Da gehört die Liebe nun mal dazu! Warum also nicht mehr darüber erfahren? Oder weißt du schon alles?«

Da war er, der dritte Schlag mitten in mein unausgeschlafenes Frühstücksgesicht. Nun weiß man ja, dass Schläge grundsätzlich nichts Gutes an sich haben. Nicht mal dann, wenn sie nett gemeint sind. Sie sind hart und äußerst unangenehm. Das Schmerzhafteste daran aber war: Er hatte recht. Das alles klang plausibel und stimmte auch noch. Falsch kam es mir trotzdem vor.

»*Das Geheimnis der Liebe. Ein Seminar mit Paul Goldbach*«, las ich laut vor und atmete tief durch. »Klingt dramatisch.« In der zweiten Zeile stand da noch in winzig kleinen Buchstaben: *In sieben Schritten zum Liebesglück.*

Ich wusste nicht, ob ich lachen oder mich darüber aufregen sollte.

»Na, dann hoffen wir mal, dass der gute Paul Goldbach tatsächlich Ahnung hat und das Geheimnis auch lüftet. In sieben Schritten schaffe ich es nämlich sonst nur vom Wohnzimmer zum Klo.«

»Ab nächster Woche dann auch zum Liebesglück«, ergänzte Lukas grinsend. Wenigstens einer hatte hier richtig Spaß.

# VERSCHWÖRUNGSSUPPE

Es gibt Zeiten im Leben, da glaubt man an die Liebe. Und es gibt andere, da ist man sich sicher, Teil einer Verschwörungstheorie zu sein. Ich siedelte mich zum damaligen Zeitpunkt irgendwo im stabilen Mittelfeld an. Mit der Übergabe dieses Geschenks schlug das innere Pendel allerdings eindeutig Richtung Verschwörung aus. Dieser kleine, perfide Angriff aus dem Hinterhalt schien mir ein eindeutiges Zeichen zu sein. Nur welches? Hatte Lukas recht und wollte er mich »nur inspirieren«, oder war der vermeintlich liebevoll gemeinte Schubser in Richtung Liebesglück vielmehr ein handfester Ratschlag mit dem Vorschlaghammer? Dieses kreischend rote Ticket kam wie einer dieser Warnhinweise daher: *Achtung! Ihr Leben nimmt eine gefährliche Richtung. Wenn Sie nicht bald in die Liebesgänge kommen, fahren Sie das Ding an die Wand! Dann enden Sie mit acht Katzen, schlürfen Tütensuppe und führen Selbstgespräche.* Ein in die Irre führender Hinweis, wie ich fand, denn ich spreche schon seit Jahren mit mir selbst, habe aber keine einzige Katze und halte Suppen generell für zu flüssig, als dass sie für mich als vollwertiges Nahrungsmittel infrage kämen. Acht Katzen hielt ich außerdem – genau wie Tütensuppen – für übertrieben und daher eher für unwahrscheinlich. Da ich zwei von drei Dingen ausschließen konnte, war ich schon mal sicher, was diese mögliche Gefahr anging. Wie ich das Zeichen aber auch drehte und wendete, es beschäftigte mich – deuten konnte ich es allerdings noch nicht.

Fakt ist, dass Liebesseminare – ähnlich wie Tütensuppen (auch in Dosen halte ich sie für schwach) – vermutlich nicht zu den beliebtesten Geburtstagsgeschenken unter Singles zählen. Ich kann mir aber auch vorstellen, dass Paare das ganz ähnlich sehen. Schließlich verhält es sich in der Liebe doch so: Man traut sich selbst aus unerfindlichen Gründen von Geburt an eine gewisse solide Grundkompetenz zu. Man geht also davon aus, das mit der Liebe könne man. Da hätte man den Dreh raus. Einfach so. Das ist in gewisser Weise absurd, weil man ja auch nicht auf die Welt kommt und meint, das Radfahren oder Stricken wäre einem in die Wiege gelegt. Letzteres kann ich übrigens bis heute noch nicht.

Radfahren probiert man etwas später mal aus, stürzt, schlägt sich die Knie auf, steigt wieder auf den Sattel, nimmt erneut die Fahrt auf und genießt im besten Fall irgendwann die Tour seines Lebens. Wer sich im Stricken versucht, findet vielleicht auch Gefallen daran, bis ein paar Maschen von der Nadel fliegen, man sich verstrickt und gezwungen wird, das ganze Garn neu aufzurollen und von vorn zu beginnen. Da heißt es dranbleiben, sonst strickt man nämlich nie wieder. Aber wer sagt denn, dass dieses Wollknäuel später nicht noch richtig gut aussehen kann und nach der einen oder anderen Entwirrung sogar ein Meisterwerk daraus entsteht? Möglicherweise schlüpft sogar noch jemand mit heller Begeisterung in diesen neuen, bunten Pullover und wärmt sich darin. Vielleicht sogar man selbst.

Es kann natürlich auch sein, dass man einfach nur einen drei Meter langen Schal mit undefinierbarem Muster gestrickt hat, den eigentlich gar niemand haben will. Nicht mal man selbst. In jedem Fall lernt man aber dazu, wird besser, und irgendwann ist man glücklich damit.

Ganz ähnlich verhält es sich mit der Liebe, nur gesteht sich das kaum jemand ein. Da denken wir, alles von vornherein zu wissen.

Irgendwann im Lauf der Zeit kommen wir jedoch drauf, dass zwischen der Realität und unserem angenommenen Grundwissen ein paar erhebliche Lücken klaffen, was – ähnlich einer offenen Wunde – recht schmerzlich sein kann. Mit zunehmender Erfahrung begreifen wir, dass wir wesentlich weniger über die Liebe wissen, als wir dachten, bis wir dann Jahre später erkennen, dass wir am Ende vielleicht gar nichts wissen. Ein im Grunde sehr kluger Schluss, den uns bereits Sokrates und Cicero mit auf den Weg geben wollten. Diese Erkenntnis scheint aber niemandem so wirklich zu gefallen, und das, obwohl das Nichtwissen viel Raum für die Wahrheit und damit auch für die Liebe bietet.

Wir Menschen wissen einfach lieber Bescheid, und deshalb gestehen sich die wenigsten gern ein, nicht alles zu wissen. Vielleicht sogar gar nichts. Noch weniger will man natürlich mit einem Geschenk darauf hingewiesen werden. Und so kreisten meine Gedanken um die rote Karte, die sich wie ein Platzverweis anfühlte. Dabei war sie vielleicht der Eintritt für einen neuen Raum, ein Spiel oder eben einfach: eine neue Erfahrung.

Ich gebe zu, am Liebeshorizont gab es Richtung Wolke sieben tatsächlich noch ein wenig Luft nach oben. Ich beschloss, mich also auf dieses Experiment einzulassen. Wild, einigermaßen entschlossen und einfach, weil ich konnte. Von wollen zu sprechen, wäre doch etwas übertrieben gewesen. Im Grunde hatte ich nämlich auch keine andere Wahl. Schließlich hatte Lukas eine ganze Stange Geld für dieses Seminar bezahlt, und ich hielt einen Umtausch auf ein Wellness-Weekend mit Ruheoase und tropischer Badelandschaft für unhöflich – auch wenn es meiner Komfortzone viel eher entsprochen hätte als ein nackter Raum mit wildfremden Menschen. Vielleicht aber besser als ein wildfremder Raum mit nackten Menschen, sprach ich mir gut zu. Wer hätte zum damaligen Zeitpunkt gedacht, dass wir alle nackt bis auf die Seele sein würden, ohne uns jemals zu entkleiden?

**Das Nichtwissen bietet viel Raum für die Wahrheit und damit auch für die Liebe.**

# DIE LIEBE VOR DEM SPRUNG

Je näher der Tag kam, desto öfter meldete sich Lukas aus der in dem Fall gar nicht so neutralen Schweiz bei mir. So oft wie in dieser Woche, hatte ich ihn im ganzen letzten Monat nicht gehört. Ich musste daher keine Hellseherin sein, um zu wissen, worum es hier ging.

»Zentrale für wichtige Liebesangelegenheiten, Sie sprechen mit Andrea – wie kann ich Ihnen weiterhelfen?«, hob ich ab.

»Du wirst dich doch nicht aus der Sache herauswinden?«

»Welcher Sache?«, antwortete ich, als wüsste ich nicht genau, wovon er sprach. Schließlich hatte ich das Ticket mindestens dreimal täglich in der Hand und überlegte, wie ich da wieder rauskam. Lukas kannte mich noch besser, als ich es von jemandem vermutete, mit dem man seit seiner Geburt befreundet ist. In- und auswendig, wie es schien.

»Dein Liebesseminar. Du wirst hoffentlich keinen plötzlichen Magen-Darm-Virus vortäuschen, nur um da nicht hinzugehen?«

»Kann man den etwa vortäuschen?«

»Ja. Man kann einfach sagen, man hätte ihn, und dann das Liebesseminar seines Lebens verpassen.«

»Das klingt ja furchtbar. Das würde man nicht tun, schon gar nicht wollen«, antwortete ich. »Da wäre es doch viel einfacher, so zu tun, als wäre man dort gewesen und wäre dann überglücklich.«

»Das wäre dann wie ein vorgetäuschter Orgasmus und in etwa genauso sinnvoll«, meinte er. »Du hast das mit dem Seminar einfach noch nicht verstanden. Das ist etwas ganz Tolles! Es ist ein Geschenk, und zwar eines von deinem besten Freund. Da ist man euphorisch! Das liebt man. Da spürt man schon Liebe, bevor man sich überhaupt mit ihr auseinandergesetzt hat!«

»Verstehe.«

»Nein, tust du nicht. Du willst nicht. Aber du weißt, dass du musst. Und das reicht mir.«

»Perfekt. Dann tun wir doch einfach so, als ob ich dort gern hingehen würde, und wechseln jetzt das Thema, okay? Da fällt mir zum Beispiel ein, dass du in weniger als vier Monaten ebenfalls Geburtstag hast. Ich überlege mir noch, was du dann lieben musst, bevor du es gemacht hast. Wie wäre es mit einem Fallschirmsprung?«

»Ich habe Höhenangst.«

»Du musst die Höhe lieben, bevor du gesprungen bist!«

»Jetzt hast du es verstanden.«

# FREUD UNS

Zwei Tage später machte ich mich auf den Weg zum Liebesglück. Paradoxerweise schienen wir es dort zu suchen, wo
Freud die Psychoanalyse als therapeutische Behandlungsform zur
Enträtselung der Seele entwickelt hatte. Tatsächlich fand das Seminar in der ehemaligen Privatwohnung und Praxis des berühm-
ten Wiener Psychoanalytikers Sigmund Freud statt, die nun zu einem Museum und Veranstaltungsort umfunktioniert worden war.

Ich stand also vor dem Eingang des Hauses, in dem Freud bis zu
seiner Emigration gearbeitet, gelebt und unzählige Theorien über
die menschliche Psyche aufgestellt hatte. Das verlieh dem Ganzen
noch eine zusätzliche Schwere. Paul Goldbach hatte dazu aber bereits Stellung genommen, indem er auf seiner roten Eintrittskarte
ausdrücklich versicherte, dass seine Arbeit in keinem Zusammenhang mit Freuds Theorien stand. Das fand ich tatsächlich beruhi-
gend, zumal man weiß, dass einige seiner Thesen mittlerweile als
durchaus überholt gelten. Schließlich ist man sich in der Psycho-
logie nun weitgehend einig, dass nicht *alles* auf das Vögeln zurückzuführen sei und es doch noch die eine oder andere komplexe
Verkettung von inneren und äußeren Umständen zu analysieren
gäbe, wenn es um die Liebe geht. Paul Goldbach war also weder
bekennender Freud-Befürworter noch einer dieser selbst ernann-
ten Coaches mit schwieriger Kindheit, die ein bis drei esoterische
Bücher gelesen hatten und nun die Menschheit retten wollten.

Der Mann der sieben Schritte war ausgebildeter Psychotherapeut, Paar- und Einzelcoach und hatte eine Liste an Zusatzausbildungen, die länger war, als so manch anderer schlechte Liebeserfahrungen gesammelt hatte. Immerhin, das wirkte vertrauenswürdig. Selbstverständlich hatte ich ihn bereits mehrfach gegoogelt und seine Ausbildung für solide anerkannt. Sonst wäre ich nicht vor dieser Tür gestanden, das wussten wir alle. Vor allem ich.

»Bist du sicher, dass der Eingang nicht um die Ecke ist? Da stand doch Liechtensteinstraße auf der Website. Hättest du das nicht genauer nachlesen können?! Jetzt wissen wir wieder einmal nicht, wo wir hinmüssen, und kommen zu spät!«, hörte ich eine aufgebrachte weibliche Stimme hinter mir. »Hier sind wir garantiert falsch ...!«

Ich drehte mich um. »Zum Seminar im Freudmuseum?«, fragte ich nach. Liebesseminar wollte ich es ganz bewusst nicht nennen, obwohl es ja genau das war.

»Ja, richtig!«, rief sie, sichtlich erleichtert und um eine halbe Oktave freundlicher als noch vor Kurzem zu dem Mann an ihrer Seite, der bisher noch kein Sterbenswort gesagt hatte.

Sie streckte mir wie eine stolze Verbündete die Hand entgegen. Wir begrüßten uns mit einem Händedruck, der deutlich fester ausfiel, als man es von zwei Frauen annehmen würde. Die Frau schien sehr entschlossen und voller Tatendrang.

»Ich bin Jana ... und das ist mein Mann Gabriel«, sagte sie, während sie von oben herab in seine Richtung nickte, als wäre er taubstumm und könne sich nicht selbst vorstellen.

»*Freud* uns ... sozusagen!«, fügte sie hinzu und lachte über ihren eigenen Wortwitz.

»Andrea – *freud* mich auch.« Ich lächelte zuerst ihr zu und dann Gabriel. Es handelte sich um ein solidarisches Lächeln, denn er schien in etwa so begeistert davon, hier zu sein, wie ich es war. Danach drückte ich die Klingel. Es meldete sich niemand, aber die riesige Holztür öffnete sich mit einem Klacken. Wir betraten zu dritt das mondäne Treppenhaus eines wunderschönen Altbaus und gelangten über eine Treppe mit schwarzem, schmiedeeisernem Geländer in den ersten Stock. Eine weiße Flügeltür stand zur Hälfte offen, und wir fanden uns in einem kleinen Vorraum wieder, der etwas modrig roch. An der rechten Seite standen zwei große alte Koffer, und an der hölzernen Wandverkleidung zur Linken hing ein Hut, als käme Sigmund noch persönlich vorbei und hätte etwas Großes vor. Eine Reise vielleicht. Ich mochte den roten Teppich, er gab einem das festliche Gefühl einer besonderen Veranstaltung, zu der wir hier eingeladen waren. Dabei waren wir gar nicht eingeladen, da vermutlich jeder, außer mir, viel Geld für das Seminar bezahlt hatte. Zumindest ging ich davon aus. Ich hatte das rote Ticket daher zur Sicherheit dabei, als würde später noch jemand unsere Eintrittskarten kontrollieren. Natürlich tat das keiner. Schließlich kontrolliert auch niemand auf dem roten Teppich, ob man da sein darf. Hat man es mal bis dahin geschafft, ist man einfach da.

Aus der Entfernung waren Stimmen zu hören, deshalb gingen wir weiter durch die nächste Flügeltür und gelangten in einen Raum, bei dem es sich ganz offensichtlich um das Wartezimmer von Freuds Praxis handelte. An der Wand hingen etliche gerahmte Urkunden und Schwarz-Weiß-Bilder, und die roten Samtmöbel mit dem zugehörigen Tisch waren von einem Absperrseil umringt. Hier ging es sichtlich mehr darum, einen Eindruck zu bekommen, wo und wie Freuds Klienten auf ihn gewartet hatten, als es sich selbst auf der Couch gemütlich zu machen. Daher hielten wir uns erst gar nicht auf und gelangten weiter zur Bibliothek, die schon beim Eintreten ein beklemmendes Gefühl in mir auslöste. Ich bin nicht sicher, ob es an den fünfunddreißigtausend Bänden lag, die in Reih und Glied in den Seitenregalen lehnten, oder an dem länglichen Steintisch in der Mitte, der einen schon aufgrund seiner massiven Größe förmlich erschlug. Dieser Raum schien mir viel zu eng für so viele Menschen zu sein, obwohl sich zu dem Zeitpunkt erst sieben darin befanden, und objektiv betrachtet genügend Platz für alle war. Ich hatte trotzdem das Gefühl, irgendetwas würde mich erdrücken. Ob es an dem mangelnden Platz oder den vielen Theorien im Raum lag, konnte ich nicht sagen. Aber am liebsten wäre ich sofort wieder gegangen. Vielleicht auch gerannt.

Ich hörte Lukas' Stimme in mir: »Das kannst du nicht machen! Jetzt bist du schon mal hier. Da kannst du auch bleiben und etwas mitnehmen.« Und er hätte damit kein Buch gemeint, das ich heimlich entwenden sollte, sondern die wertvolle Erfahrung, die hier auf mich wartete. So hätte er es bestimmt formuliert. Na toll, dachte ich, wenn man so lange befreundet ist, schleppt man sogar die Stimme des anderen in sich mit. Hätte das mal jemand Freud gesagt. Das hatte nämlich ganz und gar keinen sexuellen Ursprung, schließlich steht Lukas auf Männer. Genau wie ich. Nur eben nicht auf Lukas. Wie auch immer, ich war verwirrt und blieb. Weil Lukas' Stimme mir dazu riet.

**Du musst die Höhe lieben, bevor du gesprungen bist.**

# REISE NACH JERUSALEM

Jetzt sind wir beinahe komplett!«, sagte Goldbach, den ich von dem Foto auf seiner Website zwar erkannte, der aber in Wirklichkeit sehr viel besser aussah als auf dem winzig kleinen, seriösen Bild im Netz. Er trug Dreitagebart, dunkelblaue Jeans, Sneakers und einen grauen Sweater. Darunter blitzte ein weißes T-Shirt am Kragen hervor. Dazu war er noch riesengroß, hatte leicht gelockte, dunkle Haare, und als er mir die Hand zur Begrüßung reichte, sah ich zu allem Überfluss auch noch in leuchtende, türkisgrüne Augen, die der hellsten Stelle irgendeines absurd paradiesischen Meerwassers auf den Malediven glichen. Sie strahlten klar vom Grund bis zur Oberfläche. Sympathisch und verstörend zugleich. Was war er bitte? Therapeut und Freizeitmodel?

Ich fühlte mich überfordert von diesen Augen, dem Händedruck und der Tatsache, dass es hier doch um die Liebe ging. Aus ebendiesem Grund hätte ich einen soliden, leicht übergewichtigen, mittelhässlichen Durchschnittstypen in Strickweste vorgezogen und auch um einiges angebrachter gefunden. Da hätte ich mich innerlich entspannen können und es wäre ein Leichtes gewesen, mich zu öffnen. Aber so? Wie sollte man sich da bitte konzentrieren? Auf der Website war bereits zu erkennen gewesen, dass der Herr mit den sieben Schritten nicht hässlich war, aber diese Augen und seine gesamte Ausstrahlung fand ich nun wirklich ganz schön übertrieben. Für ein Date, ja, und selbst da hätte es mich vermutlich aus dem Konzept gebracht – aber für ein Liebesseminar?! Großartig, da erlaubte sich das Leben wieder einen richtig guten Scherz mit mir. Vielleicht würde ich die ganzen drei Tage kein einziges Wort herausbringen. Ich war beinahe stolz, dass ich zumindest zwei bereits gesagt hatte. Meinen Vor- und Nachnamen brachte ich – gestammelt, aber immerhin vollständig – gerade noch hervor.

Ich sah zu Jana hinüber, die bereits auf Goldbach zustartete, ihm mir nichts, dir nichts die Hand schüttelte und dabei keine Miene verzog. Sie schien überhaupt nicht irritiert und auch in keinster Weise eingeschüchtert zu sein. Gut so, schließlich war sie offensichtlich da, um ihre Beziehung mit Gabriel ins Lot zu bringen, und nicht, um sich von türkisgrünen Augen ablenken zu lassen. Mit einem Gabriel an seiner Seite war das vermutlich einfacher, auch wenn es ganz generell so wirkte, als würde sich Jana von gar keinem Mann aus dem Konzept bringen lassen. Nachdem auch Gabriel und Paul sich die Hand geschüttelt hatten, ging Jana weiter und stellte sich bei allen im Raum vor. Ich zog es vor, kurz mit den anderen im Raum Blickkontakt aufzunehmen, eine kleine Winkbewegung mit meiner rechten Hand anzudeuten und dabei zu lächeln. Dann kramte ich schüchtern in meiner Tasche und suchte nach meinem Handy. In unangenehmen Situationen, die man ganz alleine zu bestreiten hat, hilft einem sein vielseitig einsetzbares Mobilfunkgerät verlässlich weiter. Da hat man etwas in der Hand, kann sich daran festhalten und scrollt einfach ein wenig auf Instagram, um aus dem eigenen, anstrengenden Leben zu flüchten. Oder aber man schreibt seinem besten Freund.

»Hilfe! Das ist eine Nachricht in Not. Paul Goldbach sieht aus wie der junge Patrick Dempsey, nur besser!«

Selten erhielt ich so schnell eine Antwort. Whatsapp-Nachrichten beantwortet der Herr aus der Schweiz ansonsten in Abständen von drei bis fünf Stunden, gern auch mal erst am nächsten Tag. Wie es aussah, nicht, wenn es sich um Nachrichten über die Attraktivität aus dem anatomischen Notfallraum handelte.

»Uhhh Dr. Shepherd in the house! Neurochirurg, Neurologe, neue Liebe! Alles sehr stimmig. Mach ein Foto!«

»Er ist nicht Neurologe, sondern Therapeut! Und na klar, ich mache gleich ein Foto. Wie möchtest du es denn? Hoch- oder Querformat fürs Familienalbum?! Ich könnte mich auch wie ein Groupie einfach neben ihn stellen, und wir machen ein Selfie für dich … Wahnsinn, wozu habe ich mich hier nur überreden lassen?«

»Ein gut aussehender Mann eröffnet dir das Geheimnis der Liebe. Du Arme! Das hört sich wirklich schrecklich an. Muss weiter!«

Als ich von meinem Handy hochblickte, schnappte sich Gabriel gerade zwei Kekse von einem Silbertablett in der Mitte auf dem schweren Steintisch neben uns. Dass es Kekse gab, fand ich fair. Bei all dem Stress, der hier lauerte, gab es zumindest ein Erste-Hilfe-Angebot. Sie sahen selbst gebacken aus. Sollte Paul Goldbach so aussehen und auch noch gebacken haben, hätte ich es nicht wissen wollen. Ich war ohnehin schon heillos überfordert mit der Gesamtsituation.

Im nächsten Moment betraten noch zwei Männer die Bibliothek. »Oh mein Gott, dieser Typ hat aber viel gelesen!«, rief einer von ihnen etwas zu laut, als sein Blick auf die riesigen Bücherregale fiel. »Entzückend, diese Wiener!«, fügte er noch hinzu und stand auch schon vor mir. »Auch aus Wien, Liebes?«, fragte er mich, und mit nur vier Worten wurden zwei Dinge klar: Die beiden kamen selbst nicht aus Wien und waren offensichtlich ein Paar.

»Ihr anscheinend nicht«, antwortete ich.

»Nein, leider! Aus Hamburg.« Er lächelte. »Viel Regen, dafür die Sonne im Herzen! Ich bin Benno. Ich liebe Wien ... Tiiiiiiim!!«, rief er laut und bemerkte bereits im nächsten Moment, dass Tim nur wenige Zentimeter hinter ihm stand. Wo hätte Tim auch groß sein sollen? Der Raum hatte gefühlte fünf Quadratmeter, wenn es hochkam, vielleicht zehn.

Ich war erleichtert, als uns Goldbach bat, nach nebenan zu wechseln, wo das Seminar dann tatsächlich stattfinden sollte. Der Saal war erheblich größer und die Luft schien weniger dünn zu sein. Da gab es wenigstens Raum für Emotionen und persönliche Freiheit, wenn man sich mal nicht millimeternah sein wollte. Erst jetzt entdeckte ich eine etwas ältere Frau in der Gruppe, die sehr im Reinen mit sich und der Welt zu sein schien. Sie war mir auf Anhieb sympathisch. Mit ihrem gewinnenden Lächeln, das echt und natürlich auf mich wirkte, strahlte sie eine gewisse Zufriedenheit aus, die wir doch alle gut gebrauchen konnten, fand ich. Alle anderen wirkten nämlich ebenso angespannt wie ich. Bis auf Paul Goldbach, der nicht nur gut, sondern auch völlig entspannt aussah.

»Ein ziemliches Prachtstück, dieser Goldbach«, flüsterte mir Benno von der Seite aus zu. »Also wenn ich Single wäre – den würde ich glatt als Trophäe mitnehmen ...«

»Einen Oscar für Paul?«

»Oder einen Paul für Benno – einen Goldbach sozusagen!« Er zwinkerte mir mit einem Auge zu, während Tim mit beiden rollte. Ich lachte laut und wusste, dass ich die beiden bereits mochte. Paradoxerweise lächelte uns Goldbach von der Ferne zu, obwohl er so weit weg stand, dass er den Scherz unmöglich hatte hören können. Vermutlich freute er sich nur, dass wir uns amüsierten. Das schien wohl auf Liebesseminaren nicht so oft vorzukommen.

Der größere Saal wirkte viel freundlicher, was an den riesigen Fenstern zur Straße hin und den weit geöffneten Flügeltüren lag. Ich empfand die Stimmung gleich viel besser – vermutlich auch wegen Tim und Benno und dem vielen Licht, das mit ihnen gemeinsam den Raum erhellte.

Es befanden sich darin zehn Stühle in einem Kreis aufgestellt, was mich augenblicklich an Reise-nach-Jerusalem-Stuhltänze zu Schulskikurszeiten erinnerte, die schon damals nie gut endeten. Sie hätten auch die Möglichkeit für eine Waldorf-Gruppenübung geboten, bei der sich alle die Hände reichen und die Energie fließen lassen. Grundsätzlich beides nichts Schlechtes, aber man musste dafür in der Stimmung sein. Und wer war das schon an einem ganz normalen Freitagnachmittag? Vor allem Jana konnte ich mir schlecht dabei vorstellen, wie sie sich tiefenentspannt auf den Energiefluss in einem Kreis voller feuchter Hände einließ. Aber man weiß ja nie. Am oberen Ende des Raumes befand sich ein Flipchart mit einem aufgerollten, weißen Blatt, auf dem rein gar nichts stand. Eine Blankoseite für die Liebe. Goldbach war wohl nicht der große Maler, denn ich hätte mir eine Sonne als O in »Willkommen« in diesem Szenario durchaus vorstellen können. Ich vermisste außerdem die Punkte eins bis sieben für die Schrittkombination, die uns zielsicher zur Liebe führen sollte. Aber ich wollte nicht vorschnell urteilen und mich für alles öffnen, was hier auf mich zukam. In etwa diese Worte hatte Lukas verwendet, als er mich bat, meine skeptische Art doch bitte an der Garderobe abzulegen. Ich hängte sie also innerlich an die Wandverkleidung neben Freuds Hut und setzte mich auf einen Stuhl im Kreis neben Benno und Tim, in deren Gegenwart mir die Aufgeschlossenheit irgendwie leichter fiel.

Als ich aufgeschlossen auf meinem Stuhl saß und mich in Achtsamkeit und Offenheit übte, bemerkte ich ein weiteres Paar, das mir vorher noch nicht aufgefallen war. Die beiden nahmen neben der sympathischen älteren Dame Platz, die es sich neben Tim gemütlich gemacht hatte, und saßen mir nun im Kreis direkt gegenüber. Er – ungefähr Ende dreißig, dunkelblond, charismatisch, auffallend modisch mit beiger Chinohose, blauem Pullover und einem leichten, hellgrauen Schal leger um den Hals gewickelt – schien unruhig und nicht sonderlich erfreut, hier zu sein. Im Abstand von wenigen Minuten zog er sich den Pullover an seinem tätowierten Unterarm nach oben und blickte dabei immer wieder auf seine Casio, als müsse er gleich weg. Seine hippe Coolness war ihm wichtig, und trotzdem wirkte er angespannt. Ihr zartes, freundlich wirkendes Wesen schien hingegen der pure Gegensatz zu ihm zu sein. Die bezaubernde Wärme, die sie ausstrahlte, fand sich in ihrem korallfarbenen Blumenkleid wieder, das perfekt mit ihren haselnussbraunen Locken harmonierte. Sie wirkte außerdem so, als ließe sie sich in keinster Weise von seiner gestressten Art beirren. Während er also nervös mit dem rechten Fuß wippte und unter seiner aufgekrempelten Hose ein weiteres stylisches Tattoo am Knöchel hervorblitzte, drehte sie nachdenklich an einer lockigen Strähne ihrer glänzenden Haarpracht und lächelte ein wenig verhalten vor sich hin. Ich war fasziniert. Noch mehr von ihr als von ihm. Aber auch zusammen wirkten sie – bis auf seinen nervösen Arm und den hektischen Fuß – wie das perfekte Paar, bei dem sich jeder Single automatisch fragte, wo sie sich wohl gefunden hatten und was ihr Geheimnis war. Als sie aber im nächsten Moment aufschaute und sich unsere Blicke trafen, erkannte ich eine gewisse Traurigkeit in ihren Augen, und damit ergab sich eine weitere Frage, nämlich warum sie wohl hier waren und ob es vielleicht tatsächlich ein Geheimnis gab. Vielleicht gar kein schönes.

Währenddessen hatten nun auch Jana und Gabriel jeweils einen Sitz weiter Platz genommen. Jetzt waren nur noch der eine

Stuhl, der offensichtlich für Goldbach reserviert war, und ein weiterer neben mir frei. Dass Jana sich nicht neben mich, sondern lieber neben Paul setzte, konnte vieles bedeuten. Vielleicht hörte sie schlecht und wollte deshalb direkt neben Goldbach sitzen, um keine seiner sieben Liebesgeheimnisse zu verpassen. Oder sie verabscheute meinen Vornamen und hatte ein aus der Kindheit stammendes Andrea-Trauma, das ihr am Weg zu Freuds Wohnzimmer wieder eingefallen war und es ihr unmöglich machte, sich direkt neben mich zu setzen. Da ich morgens brav geduscht hatte, schloss ich ungünstige Körperausdünstungen aus und hielt es demnach für möglich, dass es gar keinen speziellen Grund dafür gab und es sich eventuell um einen reinen Zufall handelte.

Ich entschied, die Sache nicht weiter zu hinterfragen und auch nicht persönlich zu nehmen. Man reißt sonst nämlich ganz schnell alte Reise-nach-Jerusalem-Wunden auf, bei denen man im Handumdrehen in die Pubertät zurückrutscht und sich alles nur nicht zugehörig fühlt. Da ich mich aber offen und erwachsen auf meinem Stuhl niedergelassen hatte, ließ ich mich auf kein inneres pubertäres Drama ein und fragte mich eher neugierig, wer wohl bald neben mir sitzen würde. Die Frage wurde mir im nächsten Moment bereits beantwortet, als jemand von hinten gelaufen kam und sich völlig außer Atem neben mir auf den Stuhl schmiss.

**Es ist okay, sich nicht neuerlich auf ein altes Drama einzulassen.**

# DIE FRAGE

Oh mein Gott! Ich sag es euch ... Was für ein Tag! Zuerst hatte der Bus Verspätung, dann gab es einen Unfall ... die Straßenbahn kam nicht daher ... dann war ich in der Liechtensteinstraße, da war alles leer ... also auch kein Seminar! Um ehrlich zu sein, ich frage mich, wie ich es überhaupt hierher geschafft habe ... okay, zweiundzwanzig Minuten zu spät, dafür war ich eigentlich gar nicht schlecht ...! Ach ja und Carlotta ... Ich heiße übrigens Carlotta. Meine Freunde nennen mich Charly, also wie es euch lieber ist!« Sie schnappte nach Luft.

»Ganz schön viel Information in einem Satz – und bis auf den Namen ist nichts davon relevant, geschweige denn interessant«, flüsterte mir Benno zu.

Carlotta konnte es nicht hören, da sie zu sehr damit beschäftigt war, sich ihre Jeansjacke vom Körper zu reißen. Recht ungeschickt, wie sich herausstellte, da ihr dabei die Tasche vom Schoß fiel und damit all ihre Sachen am Boden landeten. Nichts, was man sich unbedingt für einen Gruppenkreis wünscht, wenn man den Inhalt von Frauentaschen kennt. Es ging allerdings harmlos aus. Außer ihrem Handy, einem Taschentuchpäckchen und dem Schlüsselbund sammelte sie allenfalls noch ein paar ihrer Nerven wieder ein. Währenddessen ergriff Goldbach das Wort.

»Wie schön, dass Sie alle da sind. Wenn es in Ordnung ist, möchte ich vorschlagen, dass wir uns ab jetzt und für die kommenden

Tage duzen, um einen Kreis des Vertrauens zu schaffen. Sollte das jemandem nicht recht sein, bitte ich, das jetzt zu sagen ...« Er blickte in die Runde.

Na klar – wer würde sich jetzt trauen *Halt, neiiin – ich möchte das auf keinen Fall!* zu rufen, um von vornherein gleich mal der Miesepeter zu sein und das Spiel zu verderben? Sehr clever, Paul.

Alle schauten, keiner sagte etwas. Niemand wollte der Judas sein.

»Sehr schön«, meinte Goldbach weiter. »Eines möchte ich gern vorausschicken: Es gibt in diesem Raum keine Wertung. Ich bitte euch, jegliches Urteil abzulegen. Es gibt kein Richtig oder Falsch, kein Gut oder Schlecht. Alles ist, wie es ist, darf sein oder werden. Lasst hiermit den Druck hinter euch, perfekt sein zu wollen. Die Liebe ist nicht perfekt. Oder sie ist es gerade deshalb, weil sie es nicht ist.«

Er macht eine kurze theatralische Pause. Danach ließ er die Katze aus dem Sack. Sie glich meiner Meinung nach eher einem gefährlichen Raubtier, das sich elegant an die Herde heranpirschte und plötzlich bedrohlich im Raum stand.

»Jeder von euch bekommt jetzt einen Zettel und einen Stift«, fuhr er fort. »Darauf schreibt ihr bitte eine Frage auf, die euch in der Liebe beschäftigt und die ihr im Lauf dieses Seminars oder ganz generell gerne beantwortet haben möchtet. Nehmt euch ausreichend Zeit dafür, aber schreibt nicht mit dem Kopf, sondern fühlt in euch hinein. Hinterfragt nicht, was kommt. Schreibt die Frage auf, die am lautesten wird, ohne sie zu bewerten. Ich werde dann alle Zettel mischen, und jeder von euch liest jeweils eine Frage vor. Keiner weiß also, von wem sie stammt.«

Er reichte fünf Zettel und Stifte in die eine Richtung des Kreises und vier in die andere. Einen behielt er jeweils selbst.

»Ihr könnt jetzt damit beginnen und den Zettel dann mit der Frage nach unten in die Mitte des Kreises legen.« Ich sah in die Runde. Ratlose Gesichter, wohin ich auch blickte. Leichte Panik machte sich breit. Als hätte Goldbach das geahnt, wiederholte er noch mal: »Vergesst nicht, ihr könnt nichts falsch machen. Es gibt kein Falsch. Alles ist, wie es ist.«

Carlotta übergab mir von links den letzten Zettel. Ich starrte auf das weiße Blatt. Das kam der Liebe doch recht nah, fand ich. Viel Platz für alles. Und nichts. Vielleicht auch das, was man daraus macht. Eine Frage fiel mir allerdings noch nicht ein. Dem Rest schien es ähnlich zu gehen. Nur Jana schrieb schon, alle anderen starrten. Ein paar in die Luft, Benno wie ein Schulkind auf Tims Blatt, als wollte er abschreiben oder zumindest sehen, was da stand – und Paul auf mich. Ich wusste nicht, was mich mehr irritierte – diese aufmerksamen türkisgrünen Augen, die innere Suche nach der Frage oder das Seminar im Allgemeinen. Ich versuchte, mich zu konzentrieren, was mir nur schwer gelang, da Tim, der kleine Streber, bereits in die Mitte des Kreises vorstartete und seinen Zettel auf den Boden legte. Entweder brannte ihm die Frage so auf dem Herzen, dass er sie deshalb so rasch aufschreiben konnte, oder er hatte die Aufgabe nicht richtig ernst genommen. Anders konnte ich es mir nicht erklären. Gleichzeitig erinnerte ich mich aber auch daran, dass mich nichts davon wirklich näher an meine eigene Frage bringen würde.

*Konzentrier dich!*, dachte ich. *Oder weißt du schon alles?* Ich erinnerte mich an die Frage, die Lukas mir bereits gestellt hatte. In meinem Inneren lief mittlerweile laut die *Jeopardy*-Titelmelodie und das, obwohl man hier noch nicht mal etwas gewinnen konnte. Oder etwa doch? Die Antwort vielleicht. Aber was, verdammt noch mal, war die Frage?! Ein paar Synapsen hatten sich bereits lustig in meinem Hirn verknotet, was nicht unbedingt zu meiner Entspannung beitrug. Druck brachte mich nicht weiter. Ich atmete tief durch. Und plötzlich meldete sich etwas in mir, das unerwartet als Frage aus mir herausbrach: »Braucht man Glück für die Liebe?« Da war sie: meine Frage! Simpel und kompliziert zugleich.

*Es gibt kein Falsch,* erinnerte ich mich an Paul, der mich vermutlich immer noch anstarrte, weil anscheinend irgendwo auf meiner Stirn geschrieben stand, dass ich nicht wusste, was ich hier überhaupt wollte, geschweige denn welche Frage die richtige war. Dü dü dü düüüüü dü dü dü dü dü ertönte die *Jeopardy*-Melodie erneut in mir. Grund genug, dem Ganzen ein Ende zu setzen und bei meiner Frage zu bleiben. *Na, dann erklär mir das mal, Paul,* dachte ich und schrieb. In der Zwischenzeit hatten schon einige ihren Zettel in die Mitte gelegt – und ich hatte verpasst, wer das war. Ärgerlich. Gemeinsam mit der älteren Dame stand ich auf, ließ ihr den Vortritt und legte meinen Zettel auf ihren. Als sich unsere Wege und wenig später auch unsere Blicke kurz kreuzten, lächelten wir uns an. Es erinnerte mich an das Warten vor der Wahlkabine, wo man sich öfter mal die Frage stellt, was der Vordermann, in diesem Fall die Vorderfrau, wohl angekreuzt hatte und ob man die Person danach noch mögen würde. Ich konnte mir beim besten Willen nicht vorstellen, wie ihre Frage lauten konnte. Mit Anfang siebzig – in etwa so alt schätzte ich sie – und so zufrieden, wie sie aussah, traute ich ihr zu, bereits alle Antworten zu kennen. Womit sich dann allerdings auch die Frage erübrigt hätte. In meiner Vorstellung ergab das Sinn, da sich doch alle Liebesfragen irgendwann im Lauf des Lebens erschöpft haben mussten und ich davon ausging, dass gegen Ende wohl die Klarheit in den Vordergrund rücken würde. Genau so klar und im Reinen mit sich wirkte sie jedenfalls auf mich. Ich war gespannt, warum sie hier war, und hoffte, dass meine Vorstellung und die unendliche Weisheit, die ich in ihr erkannte, nicht von der Realität zerstört werden würde.

**Es gibt kein Richtig oder Falsch, kein Gut oder Schlecht. Alles ist, wie es ist, darf sein oder werden.**

Nachdem alle ihre Zettel am Boden abgelegt hatten, ging Goldbach vor zur Mitte und hob sie auf. Danach fing er an, sie sorgfältig durchzumischen. Selbst wenn man ihn so aufmerksam beobachtete, wie einen Zauberer, dessen Geheimnis man entschlüsseln wollte, verlor man irgendwann den Überblick. Der Trick funktionierte. Meiner Meinung nach war es unmöglich noch nachzuvollziehen, welcher Zettel von wem stammte, wenn man selbst keine magischen Kräfte besaß. Aber dann hätte man es ja ohnehin gewusst. Goldbach setzte sich zurück auf seinen Stuhl, behielt einen Zettel und reichte den Rest weiter. Danach kam er mit einer klitzekleinen Ergänzung an. Als hätten wir uns nicht gerade schon genug den Kopf zermartert, meinte er weiter: »Bevor wir alle eine Frage vorlesen, wäre es schön, uns auch etwas besser kennenzulernen. Dazu schlage ich vor, dass wir uns alle mit unserem Vornamen vorstellen ...« *Na gut, das ist schaffbar,* dachte ich noch übermütig, als er weiter fortfuhr. »Wählt also bitte mit dem Anfangsbuchstaben eures Namens ein Wort aus, das euch charakterisiert, ausmacht oder beschreibt. Vielleicht ist es eine Eigenschaft oder ein Begriff, der euch gefällt und in den Sinn kommt. Wie immer gilt auch hier: Macht euch keinen Druck! Alles ist gut und richtig. Und bevor ihr euch ärgert, weil das natürlich irgendwie anstrengend klingt – mache ich gleich den Anfang.«

Es war offiziell. Goldbach war Gedankenleser. Da ich bereits genervt und ziemlich sicher war, damit nicht allein zu sein, hoffte ich inständig, dass wir damit zumindest zwei von sieben Schritten hinter uns hatten, denn diese Liebeswanderung stellte sich als recht beschwerlich und überaus anstrengend heraus.

Goldbach legte jedoch ohne weitere Erklärung los.

»Mein Name ist Paul.«

*Paul wie pädagogisch, packend, perfekt ...*, dachte ich und hoffte, dass er nicht mit *Psychotherapeut* um die Ecke kam. Goldbach hatte in jedem Fall einen klaren Startvorteil. Ich meine, wie oft hatte er dieses Spiel schon gespielt oder das Seminar bereits damit eröffnet? Er hatte ja genügend Zeit, sich das richtige P auszudenken! Er konnte sein P sogar *pausenlos* wechseln, wenn er das wollte. *Phänomenal.*

»Paul wie *provokant*«, meinte er stattdessen und stellte seine Gedankenleserqualitäten erneut und eindrucksvoll unter Beweis. Ich hingegen stellte mein gesamtes Dasein, oder zumindest die Tatsache, dass Schreiben mein Beruf war, kurz mal allumfassend infrage, da mir kein einziges Eigenschaftswort mit A einfiel. Nicht mal eines! Als hätte ich bei allen Wörtern mit A irgendwann klammheimlich die Löschtaste in meinem Kopf gedrückt. Als ich an Benno dachte, der neben mir saß, und überlegte, ob er es mit seinem Namen besser hatte als ich, fiel mir allerdings auch kein Wort mit B ein, was mich zu einer sehr einfallslosen Person und gänzlich ungeeigneten Autorin machte, die sich ab sofort nur noch U-torin nennen durfte. Nicht schön.

Die Runde lachte einstimmig. Allerdings mehr über den provokanten Paul als über mich, da noch niemand von meiner A- und B-Störung wusste.

Goldbach hob den obersten Zettel des Stapels auf, der auf seinem Schoß lag, und las laut vor: *»Wollte ich diese Beziehung jemals? Wie kann ich sie wollen?«*

# LIEBE UND GARTENBAU

Rums! Mitten hinein. In irgend jemandes Herz, der noch nicht wusste, dass es ihn betraf. Oder sie. Oder wen es am Ende verletzen würde. Und irgendwie traf es uns alle. Man konnte es sehen und plötzlich auch spüren. Es lag Aufregung in der Luft. Nur Paul blieb ganz ruhig.

»Ihr denkt daran, dass es in diesem Raum keine Wertung gibt?« Ganz offensichtlich wollte Goldbach ein wenig Drama rausnehmen, das sich in einigen schreckensgeweiteten Augen deutlich widerspiegelte. Etwas daran erinnerte mich an diese Jochen Schweizer Dinner & Crime Events, bei denen man gemütlich mit wildfremden Menschen beisammensitzt, Linguine mit Steinpilzen in sich hineinschiebt und dabei herausfindet, wer der Mörder ist. Später liegt einem eventuell alles schwer im Magen. In etwa so verhielt es sich mit dieser Frage und den weiteren, die dadurch aufgeworfen wurden. Irgendjemand musste den Satz schließlich aufgeschrieben haben. Schon schaltete sich mein innerer CIA-Profiler-Modus an. Ich vermisste das köstliche Essen und den Wein, die doch etwas dabei geholfen hätten, sich ganz nebenbei auch ein wenig zu amüsieren, während man sein Urteil fällte. Allerdings war das – wie wir von Goldbach bereits verdächtig oft erfahren hatten – in diesem Szenario strengstens untersagt. Das Urteil, nicht das Amüsement.

Aber auch Letzteres schien sich eher schleppend zu entwickeln, weil man sich ja auch nicht amüsieren möchte, während der halbe Raum bangt, nie geliebt worden zu sein.

Statt dass jemand aufsprang und in Tränen ausbrach oder *ich hab es gewusst, du hast mich nie geliebt!* rief, entwickelte sich ein peinliches Schweigen im Raum.

Der provokante Paul blickte in die Runde. Selbstverständlich wertete er nicht. Das hatte er so oft betont, diesbezüglich konnte er sich keine Blöße geben. Stattdessen unterbrach er das Schweigen.

»Im 17. Jahrhundert schrieb der englische Dichter John Donne: *Niemand ist eine Insel, ganz für sich allein. Jeder Mensch ist ein Stück des Kontinents, ein Teil des Ganzen.*« Er sah jeden Einzelnen von uns an. Dann meinte er weiter: »Welche Fragen uns auch umgeben, wir werden einen Teil davon in uns wiedererkennen. Egal ob wir Single, in einer Beziehung, zusammen oder allein sind, wir sind nie getrennt von dem, was um uns oder mit anderen geschieht. Das trifft auch auf die Liebe zu. Was immer der Satz, den ihr vorlest, also in euch hervorruft – versucht bitte, eure Gefühle und Gedanken mit uns zu teilen. Es wird nicht nur dem Menschen helfen, der den Satz geschrieben hat, oder dem, für den er bestimmt war – diese Zeilen lösen in jedem von uns etwas aus und damit auch etwas auf.«

Ich lag also gar nicht so falsch mit meiner Theorie. Es betraf uns alle. Ich fragte mich, bei welchem der sieben Schritte wir bereits waren und ob das auch auf Paul zutraf.

»Vor Jahren war ich mit einer Frau zusammen«, sprach er weiter. »Wir haben uns viel gestritten. Immer und immer wieder – wegen Kleinigkeiten, einigen Unsicherheiten und dem ewigen Zweifel:

Ist das die richtige Beziehung? Ist sie *die Richtige* oder bin *ich* es – für sie? Es gab kein Uns. Wir haben uns getrennt betrachtet und ständig im Kreis gedreht. Immer und immer wieder standen wir vor derselben Frage: Ist es richtig? Aber das war falsch – oder genau richtig – ganz wie man es betrachten möchte. Es war Teil der Erkenntnis. Die Sicherheit liegt nur in uns selbst. Dann, wenn wir uns sicher werden. Solange wir an anderen oder dem Leben zweifeln, zweifeln wir immer auch an uns selbst.

Meine Freundin und ich haben uns verlassen, lange bevor wir uns verlassen haben. Jeder auch ein Stück weit sich selbst. Zu lieben, was ist und was werden kann, lässt etwas entstehen. Immer dann, wenn wir etwas in uns verändern und uns dadurch anders verhalten. Wenn wir uns darauf konzentrieren, was gut ist, und nicht auf das, was fehlt. Dann verändert sich etwas. Jede Beziehung verändert sich, wenn wir unsere Sicht darauf ändern.« Er sah noch einmal in die Runde. Dann sprach er weiter.

»Die zweite Frage lautet: *Wie kann ich die Beziehung wollen?* Vermutlich: indem du dich dafür *entscheidest*. Im *Wollen* steckt ein Wunsch, und darin der Mangel. Aber wer sagt, dass wir nicht schon längst dort sein könnten, wo wir sein wollen, wenn wir das zu sehen beginnen, was wir haben wollen, und uns dafür entscheiden?«

»Aber was, wenn man es sieht, nur der andere nicht?! Wenn sich nichts ändert! Wie sehr man es auch dreht und wendet … Wann ist es Zeit zu gehen?!«, platzte es aus mir heraus. Die Frage machte etwas mit mir. Sie hatte plötzlich so viel mit mir zu tun. Und ich schien damit nicht allein zu sein. Ich konnte es in den Gesichtern der anderen erkennen. Als wären alle im Raum schon einmal an diesem Punkt in ihrem Leben gestanden. Diesem Punkt, an dem man nicht weiß, ob man bleiben oder gehen soll.

»Dann, wenn du dich im Sinne der Liebe gegen dich entscheiden müsstest, um zu bleiben, ist es Zeit zu gehen«, antwortete Paul.

Ich sah ihn an und sagte nichts. Eine kluge Antwort, die ich erst mal sich setzen lassen wollte. Irgendjemanden hier im wertfreien Raum musste das alles allerdings noch mehr beschäftigen als mich – nämlich den Menschen, der die Frage ursprünglich aufgeschrieben hatte. Ob er oder sie die Antwort nun wusste? Einfach so, aus Pauls Perspektive, die uns zu unserer eigenen führte? Mussten wir für den Neuanfang etwa alle nur bei uns selbst anfangen? Egal ob in Beziehung oder als Single?

Zum ersten Mal hatte ich nun das Gefühl, dass wir hier alle etwas mitnehmen würden. Egal, was wir mitbrachten oder welche Frage wir gestellt hatten. Goldbach hatte recht: Es traf und betraf uns alle.

»Versteht mich nicht falsch. Das ist keine Aufforderung zu gehen, wenn es schwierig wird«, meinte Goldbach weiter. »Denn Beziehung ist beides: wunderschön und auch ganz *schön* schwierig. Es scheint nicht immer die Sonne. Es schüttet schon mal kräftig, und manchmal hagelt es auch. Wir sind alle hier, um zu wachsen. Und dafür sind Beziehungen der beste Boden. Da, wo wir auf unaufgearbeitete Themen in der Erde stoßen, bilden wir neue Wurzeln und Knospen, mit denen wir nur noch stärker wachsen und prächtiger erblühen.« Er machte eine Pause, bevor er weitersprach.

»Sollte man allerdings das Gefühl haben, ausschließlich auf Widerstand zu stoßen und einfach nicht wachsen und gedeihen zu können, obwohl man bereits wie wild ackert und gräbt, dann kann man sich fragen, warum man seine Blume denn ausgerechnet auf Beton pflanzen will. Auch dort kann natürlich etwas wachsen – der Löwenzahn bahnt sich schließlich auch seinen Weg durch den Zement und streckt seine Blüten in die Sonne.

Allerdings ist die Frage, wie anstrengend das auf Dauer ist, weil man von Natur aus vielleicht eher ein zartes Gänseblümchen oder ein fröhlicher Krokus ist und irgendwann die ganze Freude dabei verliert. Im Hinblick auf die Selbstliebe wäre dann also die Frage, ob es nicht günstiger wäre, seine Wurzeln in fruchtbarem Boden auszustrecken. Dabei ist es in erster Linie wichtig, sich gut um seine eigene Erde zu kümmern, sie zu düngen, zu lockern und die eigenen Wurzeln zu kräftigen. Wir sollten uns daher nicht wie Ungeziefer an ein anderes Pflänzchen klammern, um uns zu nähren. Wichtig ist, dass jeder gut für sich selbst sorgt. Es benötigt ein wenig Abstand, um nicht im Schatten des anderen zu stehen, und den nötigen Raum zu haben, sich Richtung Sonne zu strecken. Wenn allerdings nur einer düngt und der andere ständig Beton dazwischenschiebt, kann man schon mal hinterfragen, ob die Qualität der gemeinsamen Gartenarbeit auch wirklich stimmt. Wichtig wäre, dass beide düngen, pflanzen – manchmal auch umgraben – und säen, also dass nicht nur einer gärtnert und der andere blockiert. Wenn das der Fall ist, sollte sich der Betonklotz fragen, warum er immer mauert, und die Pflanze, warum sie genau hier wachsen will.«

Damn, Goldbach! Fachmann für Liebe und Gartenbau. Anerkennend zog ich meinen inneren Sonnenhut vor dieser Erkenntnis. Mit dieser ersten Frage hatte er gleich das Tor zu einem ganzen Areal voller blühender Möglichkeiten geöffnet, und ich bemerkte, dass ich allmählich Gefallen daran fand. Wer hätte das gedacht? Also ich nicht!

Dabei stellte ich mir allerdings die Frage, ob es eventuell einen direkten Zusammenhang zwischen meinem nicht vorhandenen grünen Daumen und meinem Singledasein geben könnte und welche Pflanze ich in dem Bild sein wollte. Ich beschloss, noch keine endgültige Entscheidung darüber zu treffen, da mir noch ein paar innere Schritte fehlten. In Zukunft auf keinem Betonboden, sondern auf gehaltvoller Erde zu pflanzen, hielt ich allerdings schon mal für eine befruchtende Idee.

**Die Liebe ist nicht größer, weil es härter ist.**

# DER C-HIPSTER

Paul blickte zu seiner Linken: »Möchtest du weitermachen?«
Er sah den Hipster an und schenkte ihm ein Lächeln, das –
wie man es von einem Hipster erwartete – nur schwach erwidert
wurde. Stattdessen zog dieser seine linke Augenbraue hoch
und gab ein kurzes, sehr knappes, dafür umso cooleres »Klar«
von sich. Nur anhand dieses einen Wortes tippte ich auf Berlin-
Kreuzberg. Ich hätte alles darauf verwettet, dass der Hipster ein
kreativer Hipster aus der Werbebranche war. Irgendwas mit hip-
pen Konzepten und Entwürfen. Alles an ihm von den Chinos bis
zur Casio verriet es.

»Carl mit C«, sagte er weiter.

»Ha!«, wollte ich schon rufen. Sein Name wurde ihm anscheinend schon in die Hipster-Wiege gelegt. Carls mit C ergriffen später nämlich meist keine soliden Berufe wie Busfahrer oder Versi-
cherungsvertreter. Das waren Karls mit K. Carls mit C hielten sich
für etwas Besonderes. Besonders kreativ. Besonders einfallsreich.
Besonders hip eben.

Als ich das alles später Lukas, kurz vor dem Schlafengehen, in einer Nachricht schrieb, antwortete er knapp: »Ganz schön viel Interpretation in so ein kleines C.«

»Es ist ein großes. Carl schreibt man groß. Und er hält sich für
groß. Glaub mir.«

»Wenn dich schon das C an ihm stört, könntest du dir ansehen, was es mit dir zu tun hat.«

»Das kann ich dir sagen. Es erinnert mich an sämtliche meiner beruflichen und privaten Hipster-Begegnungen. Den Hipster-Boss, die Hipster-Dates, die Hipster-Beziehung. Gar nicht mal so cool, kann ich dir sagen.«

»Coole Erfahrung vielleicht?«

»Ich glaube, Carl ist ein Narzisst.«

»Und was hat das mit dir zu tun?«

»Ich mag keine Narzissten.«

»Und warum magst du keine Narzissten?«

»Weil sie egozentrisch sind und sich ihre ganze Welt ausschließlich um sie dreht.«

»Dann solltest du dir eine hauchdünne Scheibe davon abschneiden, und schon dreht sich deine Welt wieder um dich.«

Carl fuhr fort:

»Ein Wort mit C also ... *chaotisch* vielleicht. Aber das ist auch Teil meines Berufs.«

»Ohne Wertung«, erinnerte Paul.

War klar, dass der C-Hipster indirekt anmerken musste, dass sein C besonders grandios war, genau wie er und sein Job. Gern hätte ich etwas gesagt wie: »Ach wirklich, Carl ... du arbeitest also in der Werbebranche und hältst deine chaotische Ader für einzigartig ...« Dabei hätte ich meine linke Augenbraue noch sehr viel höher hinaufgezogen, als er es zuvor getan hatte. Zu dem Zeitpunkt wusste ich ja noch nicht, dass ich von Carl noch etwas lernen konnte. Ich fragte mich außerdem, wie hoch die Wahrscheinlichkeit war, dass einem von zehn anwesenden Personen, von denen man eine selbst war, dann tatsächlich neun sympathisch sind. An miesen Tagen hatte man ja nicht mal die notwendige Sympathie für die zehnte Person, also einen selbst. Ich fand es demnach durchaus logisch, dass man nicht jeden Menschen, der einem vom Leben vorgestellt wird, auch automatisch mögen muss. Dass es sich dabei allerdings um lehrreiche Begegnungen handeln kann, bei denen man oft mehr mitnimmt als von jenen, bei denen alles ganz harmonisch läuft, leuchtete mir ein. Ich hörte Carl also aufmerksam zu, um ihn nicht zu verurteilen, sondern von ihm zu lernen. So betrachtete ich es im Nachhinein. Zu dem Zeitpunkt war er mir nämlich noch vorwiegend unsympathisch – ohne dass ich wirklich sagen konnte, warum.

Carl las die Frage auf seinem Zettel laut vor: *»Wo und wie haben wir uns verloren?«* Er stockte.

»Wie passend«, hörte man die weibliche Stimme neben ihm leise.

»Die Frage ist nicht von mir!«, stieß er hervor, als wollte er sich rechtfertigen.

»Aber sie passt offensichtlich auch zu uns!« Sie blickte zur Mitte des Kreises. »Emilia – E wie *emotional*«, fügte sie hinzu.

»Gut erkannt – beides!«, erwiderte Carl höhnisch. Der kleine verbale Schlagabtausch schien zielsicher zu eskalieren.

Ich wunderte mich, dass Goldbach nicht einschritt. Stattdessen gab er sich als der stille Beobachter und sagte nichts.

»Das heißt, es ist *deine* Frage?«, schien sich Carl sicher zu sein.

»Nein. Aber sie könnte von mir sein.«

»Von mir doch auch!«

»Aha, was hast *du* denn bitte verloren?!«

»So einiges! Das Gefühl, auch nur irgendetwas richtig machen zu können! Meinen Freiraum. Die Luft zum Atmen ...«

»Damit du mich in deinem Freiraum dann mit anderen Frauen betrügen kannst, oder wie?!«

»Eine. Es war eine!«

»Ja genau. Und die Frau davor hast du wegen mir verlassen. Also sind es schon mindestens zwei. Ich möchte gar nicht wissen, ob du jemals in deinem Leben treu warst oder es überhaupt sein kannst! Deine Welt dreht sich nämlich ausschließlich um dich! Was Carl möchte, wann er es möchte, wie oft er es möchte, mit wem er es möchte!«

»Ach bitte ...!«

Goldbach sagte immer noch nichts. Das fand ich bemerkenswert für jemanden, der uns den Weg in sieben Schritten zur Liebe versprach. Wäre es da nicht passend gewesen, die nächsten Schritte einzuleiten?

»Ach!! Ist es dem guten Carl jetzt wieder zu viel?!«, platzte es aus Emilia heraus. »Möchtest du gehen?! Brauchst du deinen Freiraum? Musst du den Kopf freibekommen und dich eine Runde mit Shanaia-Cheyenne freivögeln?!«

Bevor ich mich noch fragen konnte, ob es tatsächlich jemanden geben konnte, der so hieß, und wie viel schwerer man es mit einem solchen Doppelnamen im Leben haben musste, klärte Carl die Lage auf.

»Wie oft noch?! Sie heißt Aurora!«

»Weil das so viel besser ist, oder wie?! Scheißegal! Für mich bleibt sie Shanaia-Cheyenne – aber schön, dass du sie auch noch verteidigst! Wie möchtest du das später mal unserer Tochter erklären? Oder soll ich es ihr erklären? Weißt du, Mara, der Papa musste damals den Kopf freikriegen. Das ging nur zwischen den Silikonbrüsten von Shanaia-Cheyenne. Dort hat sich der Papa richtig frei gefühlt!«

»Emilia, bitte!!«

Ich war froh, dass der coole Carl nicht anfing, jetzt auch noch die Brüste seiner Affäre zu verteidigen und im schlimmsten Fall vielleicht noch zu erklären, dass sie echt waren. Ich schätze mal, dann hätten wir Emilia hier verloren.

»Oder was sagst du deiner ersten Tochter? Schatz, deine Mama hat mich eingeengt, da hab ich sie für Emilia verlassen, und jetzt engt sie mich ein, deshalb betrüge ich sie mit Shanaia-Cheyenne. Ein tolles Vorbild bist du! Was glaubst du, wen sich deine Töchter später mal als Partner aussuchen werden ...? Einen freien Mann, der sie betrügt? Einen, der sie für mehr Freiheit verlässt – oder gar keinen, weil sie lieber frei sind, als verletzt zu werden?«

In der Zwischenzeit schien Paul nun doch die Notwendigkeit zu sehen, als Kapitän des Liebesschiffs das Ruder zu übernehmen und den Kurs zu ändern.

# STROHHALM, SCHULD UND FREIHEIT

Was bedeutet Freiheit für dich, Carl?«, fragte Goldbach – selbstverständlich ohne Wertung.

»Dass ich immer noch ich selbst sein kann und nicht ständig irgendwelche Erwartungen erfüllen muss! Ich tue schon alles, und nichts ist genug. Es schnürt mir die Kehle zu. Ich kann so nicht atmen! Ständig diese Fragen!! ›Was machst du? Wann kommst du? Warum bist du nicht hier? Warum bist du dort? Kannst du das machen? Ich möchte mehr Zeit mit dir! Nimm dir mehr Zeit für deine Tochter! Du nimmst dir nicht genügend Zeit für uns ...!‹«

»Aber du nimmst dir nicht genügend Zeit für uns!«, rief Emilia.

»Weil es nie genug ist! Nie ist irgendetwas genug! Nichts, was ich tue! Nichts, was ich sage! *Ich* nicht! Nichts!«

»Und wie fühlt sich dieses Nichts an?«, fragte Goldbach nach.

»Als würde mir jemand die Luft zum Atmen abschnüren. Ich bekomme keine Luft mehr! Ich ersticke!«

»Das sagst du immer! Ich höre immer nur: ›Du engst mich ein! Ich kann nicht atmen!‹ Es ist ja nicht so, dass ich dir ein Kissen auf dein Gesicht lege und zudrücke.«

»Aber genau so fühlt es sich an. Du erdrückst mich! Mit jeder deiner Erwartungen. Dem ganzen Gewicht! Deinem ständigen

Wunsch nach mehr Nähe. Noch mehr Nähe. Noch mehr und noch mehr von mehr. Ich sag dir was – ich kann nicht mehr!«

»Kann es sein, dass dir niemand anderer die Luft zum Atmen nehmen kann, außer du dir selbst?«, warf Goldbach dazwischen. »Möglicherweise ist es ja so, dass du die allerhöchsten Erwartungen an dich stellst und sie auf andere projizierst? Vielleicht denkst du, du könntest es niemandem recht machen, weil du das von früher kennst. Gab es vielleicht jemanden, dessen Erwartung du schon sehr früh erfüllen musstest oder dachtest erfüllen zu müssen.«

»Ja sicher. Im Grunde war es immer schon so.«

»Aha. Und wie? Welche Erwartung war das genau?«

»Die meiner Mutter. Sie ist ganz allein. Alles, was sie hat, bin ich. Mein Vater verließ uns, als ich zwei war. Niemand außer mir konnte das wiedergutmachen. Meine Mutter hat es nie gesagt, aber sie hat es erwartet. Ich war alles für sie und bin es immer noch. Ihr ganzer Stolz. Der Grund, für den sie aufstand ... wenn sie aufstand. An manchen Tagen blieb sie auch einfach liegen. Bis ich kam und ihr Capri-Sonne ans Bett brachte. Dann lachte sie. Ich war der einzige Mensch, der sie zum Lachen bringen konnte, wenn sie traurig war. Ich war der einzige Mensch, für den sie weitergelebt hat und heute noch lebt.«

»Ganz schön viel Verantwortung für einen kleinen Jungen«, meinte Goldbach.

Na toll, jetzt hätte ich Carl mit C gern in den Arm genommen. Ehrlich und nicht sarkastisch. Das hörte sich nicht nach c wie *chaotisch,* sondern nach c wie *chancenlos* an. Gar nicht schön und auch sehr traurig. So, als hätte Carl als Kind gar nie die Chance gehabt, glücklich zu sein oder echte Liebe zu erfahren. Es hörte sich eher nach einer an, die an jede Menge Bedingungen geknüpft war und ihm sehr viel abverlangte.

»Kinder nehmen oft die Hilflosigkeit ihrer Eltern zu sich«, sprach Goldbach weiter. »Sobald Mama und Papa wieder traurig sind oder sich schlecht fühlen, entsteht das Gefühl von Unzulänglichkeit, und sie entwickeln Schuldgefühle. Tief drinnen wächst dadurch der Glaubenssatz, es nie jemandem recht machen zu können. Das löst einen ungeheuren Druck aus. Dann kommt die Partnerin oder der Partner, und jede Bitte fühlt sich wie eine Erinnerung daran an, die Erwartung nicht erfüllen zu können. Nicht gut genug zu sein. Je stärker das Gefühl der eigenen Unzulänglichkeit ist, desto größer wird der Wunsch auszubrechen: nicht selten in eine Affäre.« Paul machte eine kurze Gedankenpause – dann fuhr er fort: »Darf ich Carl fragen, wie er sich mit dieser anderen Frau gefühlt hat?« Er sah hinüber zu Emilia, die aufgewühlt wirkte, aber dann trotzdem nickte.

Carl zögerte kurz, dann brach es förmlich aus ihm heraus: »Es fühlte sich zum ersten Mal so an, als würde ich alles richtig machen! Kein ewiges Nörgeln, kein Zerren oder Ziehen! Ich war einfach nur ich. Diese Frau hat mich begehrt. Sie wollte mich! Genau so, wie ich bin!«

»Könnte das nicht eine Illusion sein, Carl?«

»Nein, warum?! Es fühlt sich gut an, so angenommen zu werden, wie man ist!«

»Leidenschaftlich? Aufregend?«

»Genau.«

»Wie oft hast du diese Frau getroffen?«

»Ein paar Mal.«

»Ein paar Wochen? Monate? Jahre?«

»Vier Monate.«

»Würdest du sagen, dass ihr einen Alltag hattet?«

»Natürlich nicht.«

»Denkst du, es gäbe mit dieser Frau kein Nörgeln, Zerren oder Ziehen, wenn es einen Alltag gäbe?«

»Das weiß ich nicht.«

»Ich sage es dir: Vermutlich gäbe es das ebenfalls. Denn das Gefühl ist in *dir*. Mit der nötigen Distanz ist es leicht, sich frei zu fühlen. Diese andere Frau kann dir nicht zu nah kommen. Sie kann dich nicht da treffen, wo es wehtut. In deiner Unzulänglichkeit und dem Schuldgefühl. Der Hilflosigkeit, wieder jemanden zu enttäuschen. Weil du sie gar nicht dahin lässt. Bei Emilia ist das anders. Sie ist die Frau an deiner Seite. Bei ihr bist du verletzlich, und das macht dir Angst. Das fühlt sich an, als wärst du wieder der kleine Junge und müsstest ihr ständig die Capri-Sonne reichen. Hinter jeder Bitte bricht das Gefühl hervor, nicht gut genug zu sein. Dabei sagt das niemand. Und es fühlt auch niemand, außer du.

Wobei ... so ganz stimmt es auch nicht. Emilia, kommt dir das Gefühl bekannt vor?«

»Welches?«

»Was fühlst *du*, seitdem du von der Affäre weißt, vielleicht auch schon davor?«

»Wut ... Trauer ... Angst.«

»Und was steckt hinter diesen Gefühlen? Wie würdest du es ausdrücken, wenn du es in einer Ich-Botschaft formulieren müsstest? Ich fühle mich ...?«

»Ich fühle mich abgelehnt! Er hat sie mir vorgezogen. Immer wieder!«

»Hat er das? Oder hat er das Gefühl vorgezogen, ebenfalls nicht abgelehnt zu werden? Ich möchte damit nichts rechtfertigen, ich möchte nur dem Ursprungsgefühl auf den Grund gehen. Kann es sein, dass du dasselbe Gefühl in dir trägst?«

»Dass ich nicht gut genug bin?« Sie brach in Tränen aus. Das war wohl Antwort genug.

»Möchtest du, dass Carl dich in den Arm nimmt, ohne den Schmerz zu seinem zu machen? Einfach nur, um für dich da zu sein?«

»Ich kann nicht«, schluchzte Emilia. »Noch nicht. Ich spüre sie in jeder Berührung.«

»Sie?«

»Die andere Frau. Und die Ablehnung.«

Goldbach schlug vor, es für diesen Tag erst mal gut sein zu lassen. Wobei ich nicht wusste, ob man von hier von »gut« sprechen konnte. Aber es war mit Sicherheit gut, dass sich die beiden all dem stellten, was bestimmt nicht erst seit diesem Tag, sondern vermutlich schon lange in ihnen arbeitete.

Paul unterhielt sich noch ein wenig allein mit Emilia, während alle anderen langsam aufbrachen. Das Seminar war an diesem Freitag schon im Vorhinein nur bis zum frühen Abend angesetzt. Vermutlich, damit nicht gleich alle am ersten Tag das Handtuch warfen und am nächsten gar niemand mehr aufkreuzte.

Carl blieb wie angewurzelt auf seinem Stuhl sitzen und starrte auf den Fischgrät-Parkettboden, als zählte er die Holzstäbe durch. Am liebsten hätte ich ihm eine Capri-Sonne gereicht und ihm versichert, dass alles gut werden würde. Dann erinnerte ich mich an mein mittelschweres Helfersyndrom und dass es nicht meine Aufgabe wäre, Carl aus dem Gefängnis seines alten Kinderzimmers zu retten, in dem er sich momentan offenbar noch befand. Es war auch nicht Emilias Aufgabe. Noch ohne alle Weisheiten des Liebesseminars erfahren zu haben, war klar, dass sich jeder nur selbst retten konnte. Jemand wie ich beispielsweise, der bei der kleinsten emotionalen Wendung jeder durchschnittlichen Netflix-Serie völlig die Fassung verliert, würde künftig aufpassen müssen, nicht auch bei jeder berührenden Geschichte gleich in Tränen auszubrechen. Ich setzte Taschentücher auf die innere Checkliste für den kommenden Tag. Nichts für schwache Nerven, dieses Liebesseminar.

**Kann es sein, dass uns niemand anderer die Luft zum Atmen nehmen kann, außer wir uns selbst?**

Zu Hause angekommen, schwirrten unzählige Bilder und Gedanken durch meinen Kopf. Als hätte ich den Kreis mitgenommen, und nun säßen alle in mir. Carl mit C, Emilia, Jana, Gabriel, die ältere Frau, deren Weisheit ich bereits erahnen konnte und gern schon mehr über sie erfahren hätte. Benno und Tim, die so sarkastisch und gleichzeitig so liebevoll miteinander waren und ich mich fragte, warum sie überhaupt an dem Seminar teilnahmen. Carlotta – oder Charly –, das Mädchen, bei dem ich spürte, dass wir womöglich etwas gemeinsam hatten und ich noch nicht wusste, was es war. Und Paul, der mich nicht nur optisch, sondern auch fachlich durchaus überraschte. Alle in dem Raum, jede Frage und Geschichte, selbst die, die noch nicht gestellt oder erzählt worden waren, breiteten sich in mir aus. Wenn wir zehn Menschen waren, erzählten wir dann zehn unterschiedliche Geschichten – aber führten sie uns womöglich alle zu einem Punkt? Gab es auf alle zehn Fragen eine einzige Antwort, oder fiel sie für jeden anders aus?

# RISSE IM HERZ

Am nächsten Tag trafen wir uns um 8:30 Uhr in Freuds Bibliothek wieder. Obwohl der Regen laut gegen die hohen Altbaufensterscheiben prasselte, wirkte alles gemütlich und ein ganzes Stück freundlicher als am Tag davor. Ich führte es auf meine innere Einstellung zurück, die nicht mehr voller Ablehnung, sondern eine Mischung aus gespannter Erwartung und Neugierde war.

In der Früh hatte ich mich beim Anziehen außerdem dabei erwischt, dass es mir nicht völlig gleichgültig war, was ich anhaben würde. Ich entschied mich für ein dunkelblaues, bequemes Kleid, das darüber hinaus zu einem meiner Lieblingsstücke zählte. Ich fragte mich, ob es irgendetwas an meiner Wahl geändert hätte, wenn ein verschrobener älterer Mann mit dicker Hornbrille, Cordhose und Strickweste das Seminar geführt hätte, und erinnerte mich daran, dass es überhaupt keinen Sinn machte, sich Gedanken über Dinge zu machen, die man ohnehin nicht ändern konnte.

In der Mitte des Marmortisches standen zwei riesige, silberne Tabletts mit Plundergebäck – dem scheinbar internationalen Markenzeichen für Seminare jeglicher Art. Ich habe in meiner gesamten beruflichen Laufbahn noch kein einziges Seminar besucht, bei dem man nicht, völlig länderunabhängig, von frühmorgens bis spätabends mit rauen Mengen Plundergebäck versorgt wurde. Als wollte man den Insulinspiegel bewusst hochhalten, damit es zu keinen inneren, emotionalen Abstürzen kam. Und obwohl ich wusste, dass mich das Zuckerzeug vielleicht kurz glücklich, aber langfristig vor allem müde machen würde, biss ich selbstverständlich trotzdem bereits im nächsten Moment in eine Zimtschnecke und bröselte gleich mein gesamtes Kleid und den Boden voll. Disziplin und Etikett: eindeutig zwei meiner heimlichen Stärken. Gleichzeitig griff ich nach einer der großen Kannen Kaffee am Tisch, um mich mit dem entsprechenden Koffeinkick auf die Liebe vorzubereiten. Dabei hörte ich plötzlich ein lautes »Guten Morgen ...« von Goldbach, der völlig unerwartet plötzlich neben mir stand, als ich mir gerade reichlich Kaffee in meine Tasse einschenkte. Schreckhaft, wie ich nun mal bin, war ich froh, dass ich nicht gleich mein ganzes Kleid kaffeebraun einfärbte und mich dabei reif für die Intensivstation verbrühte. Aufgrund meines langjährigen Ungeschicklichkeitstrainings hielt ich es für eine passable Leistung, nur etwa ein Viertel meines Kaffees zu verschütten, der dennoch von meiner Untertasse direkt auf den Tisch tropfte und dort eine kleine Sauerei hinterließ. Nun weiß man, dass Marmor recht empfindlich ist, was dunkle Flecken anbelangt. Ich wischte also mit einer Serviette über den Tisch und murmelte gleichzeitig mit vollem Mund das eleganteste »Guten Morgen«, das mir unter den genannten Umständen möglich war. Es lief also ganz hervorragend.

»Gut geschlafen?«, fragte er weiter, obwohl er doch sehen musste, dass mich die Situation bereits überforderte. Ich schluckte den ganzen Bissen Zimtschnecke nahezu unzerkaut hinunter und stammelte ein unbeholfenes »Äh, mhm, na ja ... es geht.«

*Ein Flirtseminar wäre wohl das sinnvollere Geschenk gewesen, wenn man es überhaupt in Richtung Liebe schaffen wollte,* dachte ich.

»Und selbst?«, spielte ich den Konversationsball ebenso flach zurück.

Dabei fragte ich mich, warum sich Menschen, die sich nicht gut kennen, in der Regel so passiv ansprechen, als wäre dabei gar keine Person involviert. Vermutlich, um eine Übertretung der unsichtbaren Intimitätsgrenze zu vermeiden. Goldbach hatte mich schließlich auch nicht gefragt: »*Hast du* gut geschlafen?« Das hätte dann womöglich so geklungen, als wären wir nebeneinander aufgewacht. Ich hielt es daher für angebracht, ebenso höflich wie distanziert zu bleiben.

»Ja, danke«, erwiderte er eindrucksvoll geübt in höflicher Unterhaltung.

Einmal mehr wurde mir dabei klar, dass man sich Small-Talk-Seminargespräche einfach sparen konnte, weil sie ohnehin zu nichts führen. Weder zu ehrlichem Informationsaustausch noch zu lebensverändernden Erkenntnissen. Im Grunde schlägt man einfach nur Zeit damit tot, die doch sehr begrenzt ist im Leben, weswegen es letztendlich sehr schade darum ist. Selbst mit jemandem, der aussah, wie Goldbach eben aussah.

Ich war froh, dass wir endlich in den anderen Raum gingen und wieder alle im vertrauten Kreis Platz nahmen, um da weiterzumachen, wo wir aufgehört hatten: im Capri-Sonnen-Drama und bei der Suche nach dem Strohhalm der Bestätigung.

Es war gar nicht leicht, aus Carls und Emilias Gesichtern zu entnehmen, wie es für sie wohl nach dem Seminar weitergegangen war. Während ich Resignation in Carls Haltung und Müdigkeit in Emilias Augen bemerkte, nahm Gedankenleser Paul die Frage bereits vorweg.

»Wie ist es euch gestern noch ergangen?«, fragte er und richtete den Blick auf die beiden.

»Seitdem ich weiß, dass Carl mich betrogen hat, hat es sich angefühlt, als hätte mir jemand das Herz herausgerissen«, antwortete Emilia. »So ein unendlicher Schmerz, und trotzdem konnte ich es nicht mehr fühlen. Ich habe den Kontakt verloren. Zu ihm. Zu mir ... und meinem Herz. Gestern lag es dann vor uns. Offen am Tisch. Nicht dass es dadurch weniger wehgetan hätte. Aber irgendetwas war anders. Irgendwie ruhiger. Als wäre da ein kleiner Spalt, eine winzige Öffnung, durch die wir begannen, miteinander zu reden. Wir haben zum ersten Mal seit Langem geredet, ohne uns nur gegenseitig Dinge an den Kopf zu werfen. Es war der erste Versuch seit Monaten – vielleicht auch seit Jahren –, uns zu verstehen. Diese Geschichte. Alles, was passiert ist. Unsere Geschichte. Vielleicht auch den Beginn der Geschichte, bevor es uns gab. Das klingt jetzt vielleicht, als wäre es gut. Das ist es nicht! Es ist nicht gut. Aber zumindest ist es anders«, erklärte Emilia sichtlich berührt, aber dennoch sehr klar.

»Da ist einiges aufgebrochen«, meinte Goldbach. »So schmerzhaft sich das auch anfühlt: Das ist gut. Wenn es sich verhärtet, ist alles angespannt, aber völlig starr. Erst durch die Risse fängt sich etwas zu bewegen an.« Carl schwieg immer noch.

»Ich möchte dazu eine Übung mit euch machen. Aber ich schlage vor, sie auf später zu vertagen, um euch die Möglichkeit zu geben, das Ganze erst mal in Ruhe sacken zu lassen. Wenn ihr einverstanden seid, greifen wir das Thema später noch einmal auf und vertiefen es. In der Zwischenzeit machen wir mit einer anderen Frage weiter, wenn das für euch okay ist. Einverstanden?«

Beide nickten. Man konnte ihre Erleichterung spüren. Die Risse waren da, die Anspannung hatte sich noch nicht gelöst. Wie auch? Es stand immer noch etwas zwischen ihnen. Was so ein Strohhalm alles anrichten konnte, wenn er mitten ins Herz traf.

**Erst durch die Risse fängt sich etwas
zu bewegen an.**

# LEIDENSCHATSKODEX

Paul blickte zu seiner Rechten. »Wie sieht es aus ... möchtest du vielleicht weitermachen?«

»Jana ... ich heiße Jana«, sagte sie fast schon vorwurfsvoll und auch ein wenig schroff, während sie ihre Brille den Nasenrücken entlang nach oben schob und sich kerzengerade auf ihrem Stuhl aufrichtete. Man fühlte sich augenblicklich verpflichtet, Jana zuzuhören. Sie verkörperte etwas Strenges, obwohl sie weiche Züge hatte und dazu noch ausgenommen hübsch war. Die starre Körperhaltung und der strenge Ton hinterließen aber den Eindruck, dass man es sich auf gar keinen Fall mit Jana verscherzen wollte. Sie hatte etwas Rechthaberisches in ihrer Stimme, und das, obwohl sie noch gar nichts behauptet hatte. Ganz abgesehen davon, dass sie mit ihrem Namen vermutlich recht hatte, würde man ihr wohl alles glauben und auch sonst nichts infrage stellen wollen, weil diese Frau ohnehin gewinnen würde. Das ahnte ich.

»J ... wie ...«, sie überlegte. Es war klar, dass Jana sich nicht die Blöße geben würde, wie schwierig es war, ein Wort mit J zu finden, das sie beschreiben könnte. Jana war nicht der Typ Frau, die Schwäche zeigen oder aufgeben wollte. Jana jammerte nicht. Das würde sie wohl für J wie *jämmerlich* halten.

»... Juristin!«, meinte sie knapp und beinahe so, als würde sie noch einen Stempel draufsetzen. Ich hätte mir keinen passenderen Beruf für Jana vorstellen können und tippte auf Straf- oder

Scheidungsanwältin. Irgendetwas, bei dem man hart kämpfen musste und in Janas Fall auf jeden Fall auch gewinnen wollte. Gewissenhaft und ohne Zeit zu verlieren las sie auch schon die Frage vor, die sie ausgeteilt bekommen hatte: *»Wo ist die Leidenschaft hin?«* Sie machte eine Pause. Eine Frage, die sich offensichtlich schwer anhand juristischer Paragraphen erklären ließ. Ich war gespannt, was Jana aus ihrem persönlichen Leidenschaftskodex zu berichten hatte.

»Leidenschaft … Das ist jetzt natürlich die Frage, wie man das definieren möchte. Reden wir von der Leidenschaft, wie man sie aus schlechten Liebesfilmen oder billigen Supermarktromanen kennt, die Millionen Frauen heimlich lesen, weil sie ihnen zu Hause fehlt?« Mit einem leicht ironischen Grinsen distanzierte sie sich geschickt von der Frage.

»Ist das so?«, meinte Gabriel zynisch und sah Jana dabei gar nicht an. Dennoch war klar, auf wen die Spitze des Zynismuspfeils abzielte.

»Möchtest du etwas damit sagen, mein Lieber?! Wenn du dich erklären möchtest, dann bitte schön – sehr gerne! Mangelt es dir denn an Leidenschaft in unserer Beziehung? Fehlt sie dir etwa? Dann verrate ich dir etwas: mir auch! Es soll nämlich Menschen geben, deren Welt sich nicht nur um abstrakte Träumereien dreht und die sich dabei nicht wie ein Kind verhalten, das nicht erwachsen werden will! Sie tauchen nicht ständig in ihre Illusion ab, sondern schaffen es auch mal, in der echten Welt anwesend zu sein! Wenn der andere aber nie wirklich da ist, wird es schwierig mit der Leidenschaft! Da fehlt es nämlich an Substanz! Dann liegt man jede Nacht neben einer Hülle, die träumt, jemand zu sein, der sie nie sein wird!«

»Und wer soll das sein?«

»Das frage ich mich auch! Du lebst doch in deiner Vorstellung! Aber in Wirklichkeit bist du weder dort noch hier. Du hältst daran fest, aber wahrscheinlich wird es nie passieren! Still und heimlich haben wir das doch beide längst erkannt. Nur reden wir nicht darüber. Du führst dich auf wie ein Teenager mit großen Träumen, dem niemand verraten hat, dass die Welt sich nicht nur um ihn und seine Wunschvorstellung dreht! Irgendwo zwischen deinen bekifften Ideen und den großen Sehnsüchten hast du den Absprung verpasst. Oder denkst du, der große Durchbruch kommt noch? Wann? Mit vierzig? fünfzig? Im nächsten Leben?! Es ist schwer, nicht den Respekt zu verlieren, und leicht, weiterzuträumen, wenn ich das Geld nach Hause bringe und dafür sorge, dass dein Traum nicht zerplatzt! Mit wie vielen bahnbrechenden Ideen willst du dich noch über Wasser halten, bis du begreifst, dass wohl doch nicht der große Künstler aus dir wird? Wäre es nicht mal Zeit für einen soliden Plan? Einen, mit dem man echtes Geld verdient und richtig Miete bezahlt? Solltest du es nicht mittlerweile aus der Pubertät rausgeschafft haben und wissen, dass es ein echtes Leben da draußen gibt? Eines, in dem man nicht ständig mit den ›Jungs‹ abhängt, sich einen Drink oder Joint nach dem anderen reinzieht, um aus der Realität zu flüchten, weil man Höllenangst hat, erwachsen zu werden?«

»Ich bin also nicht erwachsen?« Gabriel verdrehte die Augen – was einem trotzigen Kind recht nahekam, obwohl ich sonst nichts Kindliches an ihm erkennen konnte.

»Nein, bist du nicht! Ich habe das Gefühl, ich lebe mit einem Teenager zusammen und schlafe nachts neben einem Kind, das in den Arm genommen werden möchte. Aber ich bin nicht deine Mutter. Ich bin verdammt noch mal deine Frau!«

»Ist das so? Bist du dir sicher? Weil manchmal habe ich das Gefühl, da liegt gar keine Frau. Du bist doch längst der Mann in unserer Beziehung! Du hast mir die Eier abgeschnitten und trägst sie in deiner Handtasche spazieren. Es ist eben schwer mit der Leidenschaft, wenn man selbst nicht mehr Mann sein darf, sondern mit einem im Bett liegt!« Er sah zu Tim und Benno. »Nichts gegen euch, ihr wisst, was ich meine.« Die beiden winkten ab, was wohl bedeutete, dass es in Ordnung für sie war. Dabei lächelten sie ein wenig peinlich berührt, da wir uns plötzlich alle im Schlafzimmer von Jana und Gabriel befanden, und es sah so aus, als würden wir auch noch eine ganze Weile dableiben.

»Ich glaube, ich höre nicht richtig! Du wärst also lieber mehr Mann?! Dann fang doch bitte damit an, einer zu sein! Solange du allerdings auf der Flucht vor dir und deinem Leben bist, wird das schwierig! Pass auf, dass du nicht fällst! Ich stolpere nämlich täglich über deine dreckigen Socken, die du in der ganzen Wohnung verteilst, und dazu noch über die unrealistischen Ideen eines Kindes, das nicht erwachsen werden will und keine Verantwortung übernimmt! Irgendwo unter dem Haufen schmutziger Wäsche, die am Boden herumkugelt, liegt unsere Leidenschaft tief begraben!«

»Oder sie versteckt sich in einem Schrank voller starrer Sichtweisen und wird von der ganzen Ordnung erdrückt! Da ist kein Platz für Risse. Da kann sich nichts bewegen! Rein gar nichts ... schon gar keine Leidenschaft!«

Schön langsam fragte ich mich, ob es so erstrebenswert war, eine Beziehung zu führen, und ob es dazu Chaos, Ordnung oder ein geordnetes Chaos brauchte, damit die Leidenschaft nicht irgendwann in ihr erstickte. Mittlerweile war es beinahe egal, welche Frage gestellt wurde oder von wem sie kam – es eskalierte ohnehin.

**Irgendwo unter dem Haufen schmutziger Wäsche liegt die Leidenschaft tief begraben.**

# DIE WUNDERMAUER

Ich gehe mal davon aus, dass am Anfang eine Anziehung zwischen euch vorhanden war, sonst wäre diese Beziehung erst gar nicht entstanden«, meinte Paul überzeugt. »Ich behaupte jetzt sogar, sie ist immer noch da – nur eben vergraben. Irgendwo zwischen den Socken am Boden und der Ordnung im Schrank versteckt sie sich. Warum hast du dich damals in ihn verliebt?«

»In Gabriel?«, fragte Jana. Als stünde noch jemand anderer zur Auswahl.

Paul nickte.

Jana überlegte so lange, dass man die Befürchtung haben musste, es würde ihr nichts einfallen.

»Es war eine andere Zeit und wir waren so herrlich unbeschwert! Ich habe damals noch studiert, und es war viel einfacher. Natürlich hatte ich auch Stress, aber anderen. Da gab es nicht dieses Gefühl, die ganze Verantwortung würde auf mir lasten. Zumindest war es nur meine eigene.

Es war gegen Ende des Sommers, und ich war auf einer Wohnungseinweihungsfeier von Freunden eingeladen. Ich stand kurz vor einer großen Semesterarbeit, und eigentlich hätte ich schreiben sollen, aber dann ging ich doch hin. Von der Küche gab es eine Tür in den Hof, und weil es einer dieser lauen Spätsommerabende war, standen alle im Freien, redeten, tranken, und jemand spielte

Musik. Nicht aus der Anlage oder gestreamt. Echte Musik! Ich bemerkte es erst, nachdem mir meine Freundin Maja auch einen Drink reichte. Da sah ich Gabriel auf diesem alten Gartenstuhl, der so aussah, als würde er jeden Moment auseinanderbrechen – und er spielte Gitarre. Er fiel mir sofort auf, mit seinen blonden Wuschellocken, in diesem völlig versifften, grün-weiß gestreiften T-Shirt und den zerrissenen Jeans. Er sah damals schon aus wie ein Künstler und spielte irgendetwas von Oasis …«

»Mumford & Sons«, korrigierte Gabriel.

»Oder von denen. Egal. Ich hab ihm lange zugehört. Ich fand es beeindruckend und einfach schön. Anscheinend hat Maja das bemerkt. Denn wenig später zog sie an meinem Ärmel und führte mich zu Gabriel. Sie stellte uns vor und … na ja … was soll ich sagen … wir haben die ganze Nacht geredet. Über alles Mögliche … das Leben, Beziehungen, die Vergangenheit … was schiefgegangen war, unsere Wünsche …« Jana wurde nachdenklich. »Und schau, was passiert ist … heute sitzen wir hier und reden darüber, was bei *uns* schiefgegangen ist, in unserer Beziehung. In unserer Vergangenheit, die zur Gegenwart wurde – und nichts ist mehr übrig von unseren Wünschen.«

»Was hast du dir an diesem Abend gewünscht?«, fragte Paul.

»Ich wollte mich weiterhin so frei fühlen. Ich wünschte mir, dass sie nie aufhört. Diese Unbeschwertheit. Die Leichtigkeit. Die ganze Nacht. Wir sind erst frühmorgens nach Hause spaziert, als es schon hell wurde. Gabriel hat mich wie ein Gentleman begleitet und mich am Ende vor der Wohnungstür geküsst. Es war wie dieser Song, den er zuvor gespielt hatte. Die Musik, die immer noch spielte, selbst dann, als sie nicht mehr spielte.« Sie lächelte. Dann fror ihr Lächeln ein. »Und heute … heute ist es still. Wir reden nicht mehr. Wir küssen uns nicht. Wir sehen uns nicht mal. Es ist, als lebten wir in einer WG nebeneinanderher.

Wie zwei Fremde, die sich eine Wohnung teilen, aber sonst nichts gemeinsam haben.«

Ich weiß nicht, ob ich es mir nur einbildete, aber Jana wirkte plötzlich viel weicher und verletzlicher auf mich, als sie ihre Geschichte erzählte. Selbst jetzt, wo sie traurig aussah, klang sie nicht so hart wie noch kurz zuvor. Man konnte spüren, dass es die Verliebtheit von damals noch irgendwo gab. Vielleicht wartete sie auf dem alten Gartenstuhl darauf, dass die beiden sie wieder abholten, oder vor der Wohnungstür, als sie sich zum ersten Mal geküsst hatten. Vielleicht mussten sie nur wieder die Tür aufmachen.

»›I will wait for you‹ heißt der Song«, sagte Gabriel.

»Welcher Song?«

»Den ich damals gespielt habe. Du hast ›Wonderwall‹ gesagt. Den magst du so. Dazwischen liegen allerdings Welten.«

»Warum überrascht mich das jetzt nicht?«, erwiderte Jana, nun wieder etwas kühler. »Uns trennen ja auch Welten.«

### Die Musik, die immer noch spielt, selbst dann, wenn sie nicht mehr spielt.

»In *einer* Welt habt ihr aber offensichtlich zueinandergefunden«, sprach Goldbach weiter. »Schließlich seid ihr ein Paar geworden. Dieses Paar gibt es noch, auch wenn ihr womöglich etwas Leichtigkeit am Weg verloren habt. Vielleicht habt ihr diese ›Wonderwall‹ zwischen euch aufgebaut, hinter der sich jeder versteckt und sicher fühlt, die euch aber voneinander trennt und die Leidenschaft blockiert.«

»Gabriel blockiert ... ich nicht! *Er* ist es doch, der ständig eine Mauer hochfährt, sich zurückzieht und in seine Parallelwelt flüchtet. Stundenlang hockt er in seiner Werkstatt und macht weiß Gott was! Heraus kommt nichts. Außer dass wir uns immer weiter voneinander entfernen.«

»Und warum genau möchtest du, dass ich öfter zu Hause bin?«, fragte Gabriel. »Damit du dich noch mehr beklagen kannst? Über dein Leben und dass ich an allem schuld bin?«

»Ach ja, *du* bist ja perfekt! Das habe ich ganz vergessen! Was wäre denn deine Idee? In der Ruhe liegt die Kraft?! Verschließ nur die Augen, und tu so, als wäre alles gut.«

»Und was genau hilft es, mir einzureden, dass es *nicht* gut ist?«

»Es gäbe dir die Möglichkeit, etwas zu verändern, Gabriel! In die Gänge zu kommen! Dein Leben in die Hand zu nehmen!«

»Das Leben, das *du* willst. Wer sagt denn bitte, dass ich nicht genau so sein will, wie ich bin, und auch exakt dieses Leben führen möchte?! Das Einzige, was ich nicht möchte, ist, mir täglich anzuhören, dass das falsch ist. Und dass du weißt, wie es richtig ist.«

»Siehst du, da machst du es schon wieder! Du verleugnest alles und tust so, als wärst du perfekt!«

»Niemand sagt, dass ich perfekt bin! Aber ich habe auch nicht den Anspruch, perfekt sein zu wollen. Vielleicht bin ja nicht ich es, der flüchtet, sondern *du*! Du bist doch ständig auf der Suche nach dem perfekten Mann, der perfekten Beziehung und dem perfekten Leben! Hast du schon einmal darüber nachgedacht, dass es *perfekt* vielleicht gar nicht gibt? Und dass niemand diesen hohen Anspruch, den du an dich und andere stellst, tatsächlich erfüllen kann? Nicht mal du selbst?!«

»Ja klar! Man kann es natürlich auch wie du machen und einfach gar keine Ansprüche haben! An nichts und niemanden. Dann ist man aber auch einfach nur ignorant und entwickelt sich kein bisschen weiter! Du hattest einmal Pläne, erinnerst du dich? Damals in diesem Hof, da hattest du noch welche! Aber bist du jemals in die Gänge gekommen?! Hast du auch nur irgendetwas dafür getan und je einen Plan umgesetzt?«

»Ja, einen. Dich zu heiraten. Aber das war vorwiegend *dein* Plan.«

»Hätte ich gewusst, wo wir heute stehen, hätte ich ...« Jana stockte.

»Was denn? Hättest du mich dann nicht geheiratet?! Weil das war doch das größte Ziel, wenn ich mich erinnere. Du hast mir jede Woche mit deinem perfekten Plan in den Ohren gelegen. Wie es wäre, wenn wir in dieser perfekten Kirche und dem perfekten Kleid zum perfekten Altar schreiten und Ja zu diesem perfekten Leben sagen würden. Und jetzt? Jetzt ist es dir nicht perfekt genug! Vielleicht ist deine Mauer der Perfektion an allem schuld. Vielleicht trennt sie uns davor, einfach glücklich zu sein und die Leidenschaft wiederzufinden, die in diesem perfekten Leben wohl keinen Platz hat. Und wenn alles so schrecklich ist, dann frage ich dich: Warum bist du dann überhaupt noch hier? Hast du denn nichts Besseres verdient?«

# EIERTANZ UND STEINE

Die Reibung wäre schon mal da«, schaltete sich Paul ein. »Das ist doch ein Anfang für Leidenschaft. Weil: wo keine Reibung, da kein Feuer. In einer erfüllenden Partnerschaft braucht es neben der Aufregung allerdings auch die Sicherheit, sich fallen lassen zu können. Derzeit scheint das aber nicht möglich zu sein. Niemand von euch kann sich momentan richtig fallen lassen. Keiner fühlt sich verstanden. Wenn ich die Eier noch mal als Metapher aufgreifen darf, dann würde ich sie gern in ein anderes Bild packen.« Er blickte zu Jana. »Für Gabriel ist die Beziehung derzeit so etwas wie ein Tanz auf rohen Eiern. Bevor er anfängt, darauf zu hip-hoppen oder überhaupt etwas zu unternehmen, weicht er lieber aus, damit nicht noch mehr zerbricht. Das scheint ihm sicherer. Er hat das Gefühl, ohnehin alles nur falsch machen zu können. Statt sich in dich hineinzuversetzen, zieht er sich lieber zurück. Je mehr du ihn also anklagst, desto mehr versteinert er. Was uns wieder zur Mauer führt.«

Er schwenkte seinen Blick zu Gabriel.

»Jana hingegen läuft ständig mit Anlauf gegen diese Mauer. Das ist schmerzhaft. Selbst wenn es da eine Tür gäbe, macht derzeit keiner auf. Es wäre nämlich einfacher, durch eine offene Tür zu laufen. Um aufzumachen, könntest du dir ansehen, warum Jana so viel Anlauf nimmt und sich dabei immer wieder den Kopf stößt. Diese Rennerei ist auf Dauer nämlich ganz schön anstrengend. Vielleicht ist der Anspruch auf Perfektion ihre Art, sich sicher zu fühlen. Eine Sicherheit, die sie derzeit nicht finden kann. Weder in der Beziehung noch in sich. Würdet ihr miteinander reden, in Ruhe, ohne euch dabei gegenseitig zu verurteilen, könntet ihr anfangen, euch zu verstehen. Dann müsstet ihr euch nicht mehr über die Mauer wundern, die euch trennt, und könntet aufhören, sie täglich neu aufzuziehen. Der eine im Rückzug, die andere im Angriff. Denn es ist doch so: je stärker der Angriff, desto stärker der Rückzug. Und je stärker der Rückzug, desto stärker der Angriff. Wie wäre es, diesen Kreislauf mal gemeinsam zu durchbrechen? Statt immer wieder neue Steine vor oder auf die Mauer zu legen, durch die sie immer dicker und höher wird, könntet ihr aufhören, euch über sie zu wundern, und anfangen, sie als Teil eures Wunders zu betrachten. Seht euch die Steine genauer an. Wofür stehen sie? Sind es Steine der Ohnmacht und des Rückzugs, die auf Steine der Vorwürfe und Kritik folgen? Wie könnt ihr die Steine wieder abtragen und beginnen, euch dahinter wirklich zu sehen? Euch richtig zu erkennen und zu lernen, einander zu verstehen. Das wäre der Punkt, an dem echte Verbindung entsteht. Dann stehen sich zwei Menschen ohne Mauer auf Augenhöhe gegenüber. Wenn ihr es schafft, wieder die Neugierde füreinander zu entdekken, dann entsteht nicht nur Verständnis für die Welt des anderen, dann trefft ihr euch in einer gemeinsamen. Und mit dieser Neugierde wird auch die Leidenschaft wieder entfacht.«

»Na, da bin ich aber neugierig«, ertönte es aus Gabriels Richtung.

»Sarkasmus ist auch eine Art, eine Mauer aufzuziehen, um sich zu schützen und den Schmerz nicht fühlen zu müssen, der entstehen könnte, wenn man ins Gefühl geht«, erwiderte Paul.

»Welcher Schmerz soll das sein?«

»Welcher *könnte* es denn sein?«

»Weiß ich nicht, sonst hätte ich nicht gefragt.«

»Vielleicht ist es die Angst, Jana könnte recht haben.«

»Dass ich nicht in die Gänge komme?«

»Wenn es das ist, was dir in den Sinn kommt, dann ja.«

»Und? Dann ist es eben so.«

»Wenn es wirklich völlig in Ordnung für dich wäre, würde es dich nicht ärgern. Das trifft übrigens auch auf Jana zu.

Was wäre also, wenn ich dir sage, dass sie dir mit ihrem Sicherheitsdenken die ganze Zeit den Spiegel vorhält und dir damit zeigt, dass du etwas in dir ablehnst? Dass du womöglich selbst gern mehr tun oder erreichen würdest, aber nicht weißt, wie. Und dann steht Jana ständig vor dir und hält den Finger auf die Wunde. Das ist schmerzhaft! Statt dir allerdings die Wunde anzusehen und zu spüren, woher dieser Schmerz wirklich kommt, stößt du Jana weg, um den Schmerz nicht fühlen zu müssen.«

»Und woher soll der kommen? Wieder aus der Kindheit, oder wie? Ich hatte eine tolle Kindheit!«

»Die meisten Menschen behaupten über sich, dass sie eine tolle Kindheit hatten. Das heißt nicht, dass nicht auch Dinge passiert sind, die sie verletzt und geprägt haben.«

»Mich hat aber nichts verletzt.«

»Okay.«

Es klang nach einem ehrlich gemeinten Okay. Paul ließ es für einen Moment so stehen, dann sprach er weiter und stellte Fragen. »Hast du dich schon mal gefühlt, als wäre alles in dir gelähmt? Als würdest du einen Schritt machen wollen, aber du kannst nicht, weil es nicht geht? Als würde dich jemand zurückhalten und daran hindern, dass du endlich losstarten kannst?«

»Vielleicht.«

»Vielleicht?«

»Hat das nicht jeder mal?«

»Aber hier geht es gerade nicht um jeden, sondern um *dich*.«


**Seht euch die Steine genauer an.**

# LAUF!

Der Unfall ...«, flüsterte Jana.

»Ich weiß zwar nicht, was der damit zu tun haben sollte, aber bitte ... ja, es gab einen Unfall.« Gabriel zögerte kurz, als überlegte er, ob er überhaupt davon erzählen sollte, sprach dann aber doch weiter:

»Ich war sehr sportlich in meiner Jugend und trainierte im Leichtathletikverein. Wir hatten jedes Wochenende intensives Aufbautraining für die Meisterschaften. Ich war ziemlich gut, und irgendwie glaubten mein Vater und mein Trainer, dass ich ein besonderes Talent besaß und es noch weit bringen würde. Rückblickend weiß ich auch nicht, was das alles sollte. Wo wäre ich denn dann heute? Bei den Olympischen Spielen? Also, als Kind glaubt man ja so was und nimmt die ganzen Strapazen auf sich. Jedes Wochenende dieses verdammte Training! Meinen Bruder Moritz hat das genervt. Er musste immer mit, obwohl er gar nicht zusehen wollte. An einem Wochenende waren wir wieder mal auf dem Weg zum Sportplatz. Das Training fand etwas außerhalb von Wien statt, und wir nahmen die Landstraße, um dorthin zu gelangen. Ich erinnere mich noch, wie Moritz und ich auf der Rückbank stritten. Er beschwerte sich, warum er nicht einfach zu Hause bleiben könnte, und ich schrie ihn an, dass er endlich Ruhe geben sollte. Plötzlich raste dieser Lkw direkt auf uns zu. Er hatte ein Motorrad überholt, und ich begriff nicht, wie er uns nicht sehen konnte und warum er nicht auswich. Obwohl ich Moritz gerade anbrüllte, hatte ich es aus dem Augenwinkel genau gesehen. Danach ging alles furchtbar schnell. Mein Vater riss das Lenkrad herum, und plötzlich schrie ich nicht mehr Moritz an, sondern ich schrie um mein Leben … Moritz' Leben … unser Leben! Das Nächste, woran ich mich erinnerte, war, dass ich mit dem Kopf nach unten im Auto lag. Als ich nach links zu Moritz blickte, sah ich nur Blut. Unglaublich viel Blut. Es rann von seinen Schläfen über die Stirn hinunter und tropfte unaufhörlich auf den Boden. Moritz hatte die Augen geschlossen und bewegte sich nicht. Im nächsten Moment hörte ich meinen Vater draußen schreien und wild mit den Fäusten gegen die Autotür trommeln. Ich vermute, er wollte sie öffnen und schaffte es nicht. Dann hörte ich noch Sirenen. Danach weiß ich nichts mehr. Irgendwann im Krankenhaus wachte ich wieder auf, weil meine Mutter sehr laut neben mir weinte. Ich dachte, Moritz wäre tot. Die Angst lief mir wie ein eiskalter Schauer über den Rücken, als ich meinen Vater ansah. Er hatte keine einzige Schramme am Körper und sah trotzdem so fürchterlich gebrochen aus, als er mir mitteilte, dass Moritz im Koma lag. Danach wurde alles schwarz in mir. Ich kann dieses Gefühl nicht beschreiben … als hätte ich meinen Bruder umgebracht.«

»Aber das hast du nicht«, meinte Jana mit einem Mitgefühl in der Stimme, das ich ihr gar nicht zugetraut hätte.

»Nein. Aber es fühlte sich genau so an. Er wäre nicht in dem Auto gewesen, wenn wir nicht zu meinem beschissenen Training gefahren wären! Der ganze Unfall wäre nie passiert. Nichts von all dem … auch nicht die Wochen, die auf uns zukamen … diese unfassbare Angst. Nach drei Tagen wachte Moritz aus dem Koma auf. Die Ärzte hielten es für möglich, dass er gelähmt blieb, und niemand wusste, ob Moritz je wieder gesund werden würde. Bei dem Aufprall hatten zwei Lendenwirbel einige Nerven seiner

Wirbelsäule verletzt. Dass die Taubheit in seinen Beinen nach einigen Tagen wie durch ein Wunder wieder nachlassen würde, ahnte da noch niemand. Es dauerte, aber er wurde wieder völlig gesund. Das Gefühl, als mir mein Vater erzählte, dass Moritz im Koma lag oder als ich später von der Lähmung erfuhr, werde ich allerdings niemals vergessen. Wenn ich die Augen schließe, höre ich meine Mutter immer noch weinen. Sie konnte einfach nicht aufhören und ich fühlte mich genauso hilflos wie sie. Niemand machte mir je einen Vorwurf. Nicht ein einziges Mal. Wir redeten überhaupt nicht. Wir reden nicht mal heute darüber. Aber es war meine Schuld.«

»Wie alt warst du damals?«, fragte Goldbach.

»Zwölf. Moritz war acht. Mein kleiner Bruder ... ich hätte ihn fast getötet.«

»Und der Lkw-Fahrer?«

»... beging Fahrerflucht.«

»Trägt nicht er die Verantwortung?«

»Er konnte sie wohl nicht ertragen, darum hat er Fahrerflucht begangen. Aber *ich* war es, der dieses verdammte Training wollte. Ich musste unbedingt etwas erreichen! Und um jeden Preis gewinnen.«

»Nachdem dein Bruder wieder ganz gesund war, hast du dann weitergemacht?«

»Womit?«

»Mit dem Training.«

»Nein. Ich habe aufgehört. Ich wollte nicht mehr. Ich konnte einfach nicht.«

»Kann es sein, dass du daraufhin selbst wie gelähmt warst?«

Jana setzte an, um etwas zu sagen, schwieg dann aber doch. Es sah so aus, als wollte die Anwältin den Fall erstmalig nicht gewinnen, und sie entschied sich gegen die Anklage. Mitgefühl stand ihr, sie wirkte dadurch viel milder und warmherziger. Gabriel hingegen starrte Goldbach an, als wäre er der Lkw-Lenker höchstpersönlich und hätte den Unfall gerade noch einmal verursacht. Eine Mischung aus Entsetzen und Betroffenheit machte sich in seinem Antlitz breit. Irgendwo dazwischen zeigte sich der Ausdruck einer tiefen Erkenntnis, hier gerade etwas Großes für sich erkannt zu haben. Sein Körper, der vorher noch völlig teilnahmslos und träge auf dem Stuhl gehangen hatte, war plötzlich ganz stramm und voller Spannung. Hätte man ihn in diesem Moment an den Start zum Hundert-Meter-Hürdenlauf gestellt, er hätte das Ding gewonnen.

Goldbach ließ sich nicht aus der Ruhe bringen. »Wäre es möglich, dass du dich nach dem Unfall so schuldig gefühlt hast, dass du deinen Leistungsdruck von damals ins Gegenteil umgekehrt hast, damit nicht wieder jemand zu Schaden kommt?«

Jana nickte. Gabriel starrte Goldbach weiter an, ohne auch nur einen Ton von sich zu geben. Goldbach ließ ihn, blickte in die Runde und erklärte weiter: »Ich halte es für keinen Zufall, dass Gabriel genau auf Jana traf, die Leistung mit Liebe verbindet, was vermutlich auch seinen Ursprung in der Vergangenheit hat. So haben sich beide mit demselben Thema getroffen, um voneinander zu lernen. Gabriel, der Leistung seit damals als lebensbedrohlich empfindet, große Schuldgefühle und unbewusst Angst vor weiteren Katastrophen hat, fühlt sich seit dem Unfall selbst wie gelähmt, weil er das Paket seines Bruders, vielleicht auch das seines Vaters, übernommen hat. Und Jana, die ständig Leistung fordert, weil sie wahrscheinlich irgendwann in der Vergangenheit gelernt hat, dass man vor allem – vielleicht auch ausschließlich – dann geliebt wird, wenn man etwas leistet. Sie verwechselt Leistung mit Liebe und denkt, sie wäre es nur dann wert, geliebt zu werden, wenn sie genügend leistet. Genau das projiziert sie auf Gabriel. So haltet ihr euch gegenseitig ständig den Spiegel vor. Es ist kein angenehmer, eher ein schmerzhafter Spiegel, der euch ständig daran erinnert, nicht gut oder nicht liebenswert genug zu sein. Jana fühlt sich nicht geliebt, weil sie in ihrer Leistung nicht gesehen oder anerkannt wird, und Gabriel, weil man ihn ständig dazu drängt, zurück zum Unfallort zu gehen. Mit jeder Aufforderung, doch endlich in die Gänge zu kommen und wieder loszulaufen, fühlt er sich, als säße er wieder auf dieser Rückbank und würde sich und die Menschen, die er liebt, in Lebensgefahr bringen.

Aber was bringt es, jemanden aufzufordern, endlich loszulaufen, wenn er sich wie gelähmt fühlt?«

»Das Paket meines Vaters? Was hast du damit gemeint?«, fragte Gabriel, als hätte er bei all dem, was Goldbach von sich gegeben hatte, nur das gehört.

»Welchen Beruf hat dein Vater damals ausgeübt?«

»Er hatte eine eigene Spedition.«

»War das sein Traum?«

»Nein.«

»Was war sein Traum?«

»Er wollte mein Manager sein. Er schwärmte immer davon, wie es wäre, wenn wir gemeinsam zu Wettkämpfen um die Welt reisen würden. Und er malte ... er wäre auch gern Künstler geworden.«

»Nun. Ein Traum hat sich mit dem Unfall verabschiedet. Er ist also nie dein Manager geworden. Wie sah das mit dem zweiten aus? War er jemals erfolgreich mit seiner Kunst?«

»Nein.«

»Könnte es sein, dass irgendein Anteil in dir sich nicht gestattet, erfolgreich zu sein, weil du ihm das nicht auch noch antun möchtest? Ist es möglich, dass du denkst, du hättest ihm bereits einen Traum genommen, und möchtest ihm nicht auch noch den zweiten nehmen?«

»Wie sollte ich das tun?«

»Wärst du erfolgreicher Künstler, würde es ihn daran erinnern, dass er es selbst nie geschafft hat. Es kann sein, dass du deinen Vater damit nicht enttäuschen möchtest und unbewusst alles daransetzt, deinen eigenen Traum zu sabotieren, um seinen Schmerz zu verhindern.«

Dann passierte etwas, womit wohl niemand gerechnet hatte. Gabriel gab Goldbach recht.

»Das kann sein«, sagte er sichtlich erschüttert.

Und seine Mauer brach ein.

## So haltet ihr euch gegenseitig den Spiegel vor.

# AM LEBEN

Das war viel. Nicht nur für Gabriel und Jana, sondern für alle. Als Goldbach uns eine Mittagspause vorschlug, fühlte es sich an, als hätten wir die Hälfte eines Theaterstücks durchgespielt, in dem wir alle eine Rolle übernommen hatten. Das war anstrengend, aber auch viel spannender, als ich es je für möglich gehalten hätte. Obwohl ich selbst noch keine Frage vorgelesen hatte und mir meiner Rolle noch nicht bewusst war, befand ich mich bereits mitten in dem Stück und wollte unbedingt erfahren, wie es weiterging. Ob Carl und Emilia einen Weg zueinanderfinden würden und Shanaia-Cheyenne noch eine Rolle spielte oder wie sie das Leben der beiden sonst beeinflusste? Ich wollte wissen, was die Mauer, der Unfall und all die Erkenntnisse in Gabriel und Jana bewirkten und welche neue Dynamik sich für die beiden daraus ergab. Ich fragte mich außerdem, was die ältere Dame zu all dem sagen würde, wie sich Tim und Benno mit ihrer Geschichte in den Kreis einfügten und welches Drama Charly auf Lager hatte. Zumindest ging ich mal davon aus, dass es hier noch eines geben würde. Vor allem aber konnte ich es nicht erwarten herauszufinden, was das alles in *mir* verändern würde, und ich hatte das Gefühl, dass es längst etwas in mir bewirkte.

Als wir kurz darauf gemeinsam im Garten der Pizzeria *Scala* ums Eck saßen und leichte Konversation zu spritzigen Getränken führten, war ich mit meinen Gedanken noch immer in jeder dieser

Geschichten, die auf mich wirkten, als wären sie die Puzzleteile zu einem größeren Bild.

Als bekennende Letzte-Seite-Leserin zu Beginn jedes Buches und ungeduldig, wie ich nun mal bin, ließen die vielen Fragen in meinem Kopf kaum Platz in meinem Bauch, was bei Pizza doch recht ungewöhnlich für mich war. Carlotta und Benno unterhielten sich in der Zwischenzeit über ihre geteilte Leidenschaft und das offensichtliche Must-have-Hobby des Jahres: das Ausmalen von Mandalas. Tim und ich taten so, als hörten wir ihnen begeistert zu, während er mir zusah, wie ich den Rucola auf meiner Pizza ebenfalls künstlerisch zu einem Mandala arrangierte.

Ich fand es bemerkenswert, dass wir – bewusst oder unbewusst – exakt dieselbe Sitzordnung wie in Freuds Wohnzimmer eingenommen hatten, und fragte mich, ob das mehr mit ihm oder mit uns zu tun hatte oder ob wir Menschen einfach eine gewisse Ordnung brauchen, um uns halbwegs sicher zu fühlen, was beim Thema Liebe durchaus Sinn ergab. Goldbach saß mir dabei wieder exakt gegenüber. Wann immer ich also geradeaus sah, trafen sich unsere Blicke, was ich aufgrund seiner Attraktivität immer noch recht einschüchternd fand. Ich versuchte daher weiterhin, Blickkontakt mit dem Rucola zu halten und immer wieder mal ein verhaltenes Lächeln nach links und rechts zu werfen, um meinem tiefen Verständnis für die stressreduzierende Wirkung von Mandalas gebührend Ausdruck zu verleihen.

Es wunderte mich nicht, dass Carl vor, während und nach dem Essen gefühlt eine Packung Marlboro verqualmte, was mich an den inneren Strohhalm der Capri-Sonne erinnerte, an dem er sich anscheinend auch dabei festzuhalten schien. Irgendetwas in ihm war auf der Flucht. Selbst als er von neun anderen Menschen umzingelt an diesem Tisch saß und im Grunde gar nicht wegkonnte, war es deutlich spürbar. Mit seinem Qualm sorgte er für die nötige Distanz und wäre wahrscheinlich am liebsten in Schall und Rauch verschwunden. Meine Lieblingstischdame, deren Namen ich immer noch nicht kannte, weil sie wieder zu weit weg saß, als dass ich sie hätte fragen können, drehte währenddessen unbeirrt ihre Pasta mit der Gabel auf dem Löffel auf und lächelte dabei. Diese Frau schien ein einziges Lächeln zu sein.

Gabriel hingegen lächelte nicht. Er stocherte in seiner Lasagne, als würde er darin nach weiteren Erkenntnissen suchen. Ich konnte es ihm nicht verdenken. Immerhin nahmen die Dinge plötzlich einen anderen Lauf, als sie es noch zuvor getan hatten, als er sich wie gelähmt fühlte. Er musste doch eigentlich hungrig sein, jetzt, wo er wieder am Leben war.

Auf dem Rückweg zog ich mein Handy aus der Tasche und sah, dass Lukas mir bereits vor einiger Zeit geschrieben hatte. Da ich es auf lautlos gestellt hatte, war mir seine Nachricht entgangen, die er in etwa zum Zeitpunkt der Unfallschilderung geschrieben haben musste. Ob er den Crash und den Wiederbelebungsversuch gespürt hatte?

»Und, noch am Leben?«, hatte er geschrieben, als ob er geahnt hätte, dass es ein paar Verletzte gab. Ich überlegte, ob ich zu ihnen zählte. »Ich denke, schon«, antwortete ich, »dieser Goldbach operiert am offenen Herzen.«

»Deinem?«

»Vermutlich auch.«

»Klingt vielversprechend.«

Ich merkte, wie etwas in mir nickte. Mein Herz vielleicht.

Wieder zurück im Seminarraum, ging es auch schon weiter.

»Kommen wir zur nächsten Frage«, sagte Paul gut strukturiert für ein so chaotisches Thema wie die Liebe. Dabei blickte er zu

Carlotta, die fast schon erschrocken, aber auch irgendwie erfreut darüber zu sein schien, nun auch endlich etwas sagen zu können. Sie wetzte ein wenig auf ihrem Stuhl hin und her, dann richtete sie sich ganz stramm wie eine pflichtbewusste Schülerin auf.

»Ich glaube, ich habe es schon erwähnt ... Ich heiße Carlotta ... oder Charly – wie ihr wollt!«

»Was magst du denn lieber?«, fragte Goldbach, und Carlotta sah ihn so entgeistert an, als hätte sie noch nie jemand gefragt, was sie wollte.

»Ach ... ich weiß nicht ...«

»Du weißt nicht, was du möchtest?«

»Äh ... doch. Also ... ja, na ja ... Ich heiße Carlotta. Mein Vater nennt mich Charly, wenn alles gut läuft. Wenn er Carlotta sagt, dann gibt es etwas auszusetzen.«

»Und was ist dir lieber?«

Sie überlegte. »Wahrscheinlich Charly.«

»Weil du dann das Gefühl hast, alles richtig gemacht zu haben?«

Sie sah Goldbach erstaunt an. Er schaffte es immer wieder, den Nagel auf den Kopf zu treffen.

»Zum Glück beginnen ja beide mit C«, scherzte er noch. Aber er hatte Charly bereits aus dem Konzept gebracht.

»Ja ...«, sagte sie trotzdem und überlegte angestrengt. Auch sie war offensichtlich niemand, die so leicht aufgab. Sie wollte schließlich keine Carlotta sein.

»Charmant?«, sagte sie fragend, neigte ihren Kopf zur Seite, führte scherzhaft posend ihre flache Hand zu ihrem Kinn und hielt sie im rechten Winkel zu ihrem hübschen Gesicht. Alle lachten, womit sie ihren Charme auf sehr gewinnende Art bestätigte. Charly lächelte zufrieden. Danach griff sie nach dem Zettel, den sie vor sich auf den Boden gelegt hatte. Diesmal, ohne den Inhalt ihrer gesamten Tasche auszustreuen, las sie vor: *»Wie wird er sich entscheiden?«*

Es war nicht zu übersehen, wie sich ganz plötzlich alles in ihr verkrampfte.

»Das gibt es doch nicht!«, rief sie aufgewühlt und blickte entsetzt in die Runde.

»Das ... ähh ... das bin ich! Also, nicht die Frage ... die habe ich nicht gestellt ... aber das kann doch nicht sein!! Warum kommt die ausgerechnet zu mir?!« Sie schluckte und kämpfte bereits mit den Tränen, während sich gleichzeitig eine tapfere Entschlossenheit in ihren Augen ausbreitete. Dabei wirkte sie verstört und bestimmt zugleich. Charly starrte zu Emilia hinüber, dann brach es förmlich aus ihr heraus: »Ich bin Shania-Cheyenne ...!«

Sie atmete so schwer, als hätte sie gerade einen Fünfhundert-Meter-Sprint hingelegt. Emilias Augen weiteten sich: »Waaaaas?!! Was zum Teufel soll das bitte heißen?!« Aufgebracht und Hilfe suchend blickte sie in Carls Richtung. Der schüttelte nur den Kopf. »So ein Schwachsinn ... ich habe keine Ahnung«, sagte er ganz ruhig und warf den Ball mit nur einem Blick zu Charly zurück, der gerade erst bewusst wurde, was sie damit ausgelöst hatte.

»Ach so, nein«, stammelte sie. »Ich bin natürlich nicht *wirklich* Shania-Cheyenne ... aber ich bin sie irgendwie doch ... diese Frau, für die er sich nie ganz entscheidet. Nur dass er in keiner Beziehung ist. Aber er entscheidet sich auch nicht für mich.«

## Klare Kommunikation kann Leben retten.

# EINS, ZWEI, DREI IM ECK

Emilias Augen verrieten, dass sich ihre Aufregung ein wenig gelegt hatte, sich nun aber Wut hinzugesellte. Sie war wohl die Letzte, die gerade Verständnis für »die andere Frau« aufbringen konnte. Und auch wenn Carlotta das gar nicht war, konnte sie ihr wenigstens für einen Moment die Schuld an allem geben. Jemand hatte ihr schließlich das Glück genommen, ja schlichtweg gestohlen. Aber war das tatsächlich so? Wer trug nun die Schuld? Sie, er oder beide? Und wo befand sie selbst sich in diesem Kreis? Gab es so etwas wie Schuld überhaupt in einem Raum ohne Wertung, so, wie uns Goldbach aufgetragen hatte, die Dinge zu betrachten? Charly fing endlich an zu erklären, warum sie sich selbst als Shanaia-Cheyenne betrachtete.

»Im Grunde bin ich genau wie sie. Jemand, für den man sich nicht entscheidet. Auch wenn er in meinem Fall in keiner Beziehung ist – er tut es trotzdem nicht. Er entscheidet sich nicht für mich! Sie und ich haben also etwas gemeinsam.« Sie sah Emilia an, bevor sie weitersprach.

»Und du und ich wahrscheinlich auch. Wie oft habe ich mir den Kopf und das Herz mit der Frage zermartert, warum er sich nicht entscheidet! Immer und immer wieder habe ich mich gefragt: Wenn es wirklich Liebe ist, dann entscheidet man sich doch für einen Menschen – dann gibt es nichts und niemanden, der das verhindert. Weil die Verbindung so stark ist! Wenn er sich aber nicht entscheidet – kann es dann überhaupt Liebe sein?! Ist man dann wirklich miteinander verbunden?« Charlys Wunsch, sich mit Emilia zu verbünden, ging allerdings treffsicher nach hinten los.

»Was soll denn diese Frage?! Das kann man doch überhaupt nicht vergleichen!«, rief Emilia so laut, dass sich ihre Stimme dabei überschlug. Wutentbrannt fuhr sie von ihrem Stuhl auf und stürzte einen großen Schritt auf Charly zu. Kurz machte ich mir Sorgen, ob sie damit die erste Runde zum Frauen-Wrestling einläuten würde. Gott sei Dank blieben Handgreiflichkeiten aus. Es war schon interessant, wie sehr sie nun die Liebe verteidigte, von der sie eben noch so enttäuscht war.

»Wie kannst du so etwas behaupten!! Das sind doch völlig unterschiedliche Dinge! Natürlich waren wir verbunden und sind es immer noch! Wenn da keine Liebe gewesen wäre, wäre er nämlich bei ihr und nicht bei mir! Woher nimmst du dir das Recht heraus, so etwas zu sagen?! Oder sie, sich in eine fremde Beziehung einzumischen?! Wie kommt sie dazu, sich zwischen zwei Menschen zu drängen und ihnen all das zu nehmen, was sie hatten!! « Sie holte nochmals tief Luft und setzte zum weiteren Wurf an. »Also wenn du so viel zu verstehen glaubst, verrate es mir doch! Bitte, erklär es mir: Warum?!!! Warum macht man so etwas?!« Ihr Gesicht verzerrte sich förmlich vor Wut, vielleicht auch vor Schmerz, während Tränen über ihre erröteten Wangen strömten.

Carlotta hielt kurz inne.

»Ich weiß es doch auch nicht. Aber aus ... Liebe, vielleicht?«, stammelte sie zaghaft.

Emilia ließ sich zurück auf ihren Stuhl fallen. »Aus Liebe?!«, wiederholte sie in verachtendem Ton. »Was soll das für eine Liebe sein?! Wie kann es überhaupt Liebe sein, wenn sie eine andere zerstört?«

Ich fragte mich, warum Charly sich die Mühe machte, eine wildfremde Frau zu verteidigen, die sie noch nicht einmal kannte, aber von der sie aus irgendeinem Grund annahm, etwas mit ihr gemein zu haben.

»Vielleicht hilft es dir, wenn ich dir sage: Ich bin mir sicher, sie ist auch nicht glücklich«, fügte sie noch hinzu.

»Nein, das hilft mir nicht!! Und ich glaube auch nicht, dass das stimmt! Wie sollte man das vergleichen können?! Ich weiß ja nicht, was bei *dir* passiert ist, aber zum Unterschied von mir hat sie sich für ihr Unglück entschieden! Sie hat Ja dazu gesagt Es lag also in *ihrer* Hand! Sie hätte jeden Tag damit aufhören oder erst gar nicht damit anfangen können! Aber es gab diesen einen Moment, vielleicht sogar tausende Momente, immer und immer wieder – aber vor allem diesen ersten, in dem sie sich entschieden hat. Ich hatte keinen davon! Ich hatte weder die Entscheidung noch die Wahl! Er und sie ... die beiden haben für mich entschieden. Keiner hat mich je gefragt, ob ich das möchte! Oder wie ich entscheiden würde und was es mit mir macht! Mit meinem Leben! Niemand!«

»Und wenn es diese Affäre nie gegeben hätte, wäre dann jetzt alles gut?«, fragte Goldbach ganz ruhig.

Der provokante Paul schaffte es immer wieder, die richtigen Fragen zum richtigen Zeitpunkt zu stellen, ohne dass man ihm den Hals dafür umdrehen wollte – und das, obwohl er gerade mit dem Tortenmesser in der Wunde bohrte und eiskalt ein Stück Schmerz servierte.

»Ich würde zumindest nicht vor den Trümmern meiner Beziehung stehen«, antworte Emilia.

»Ach bitte ...«, schaltete sich Carl ein – was ich ebenfalls für mutig hielt, da Emilia nicht gerade mit der Friedensfahne wedelte, sondern vielmehr die Piratenflagge gehisst hatte. Er musste also damit rechnen, dass er sein Beziehungsschiff dadurch endgültig zum Kentern brachte, wenn es nicht schon längst am Meeresboden lag.

»Aber hattest du nicht erzählt, dass dein Mann seine erste Frau auch für dich verlassen hat?« Janas Neugierde schien größer als ihre Ehrfurcht vor Emilias Wut zu sein. Dieses kleine Detail hatte ich schon wieder vergessen, aber jetzt, wo Jana es erwähnte, war die Frage doch irgendwie berechtigt.

»Er ist mein Freund ... wir sind nicht verheiratet. Das wollte er nach dem Scheidungskrieg mit seiner ersten Frau nicht mehr«, stellte sie klar. »Und verlassen, ja ... aber er hat sie nicht mit mir betrogen! Das ist ein Unterschied! Als wir beide gemerkt haben, dass etwas zwischen uns entstehen könnte, habe ich ihm klipp und klar mitgeteilt, dass er eine Entscheidung treffen muss, wenn er es ernst meint. Ich hätte mich niemals darauf eingelassen, nur seine Affäre zu sein!«, erklärte Emilia von sich überzeugt.

»Aber dann habt ihr auch für sie entschieden. Denn eine Wahl hatte sie vermutlich nicht«, meinte Jana sachlich. Da kam wohl die Anwältin in ihr durch, die sich für Aufklärung und Gerechtigkeit einsetzte und die Gegebenheiten noch mal fürs Protokoll zusammenfasste.

Emilia schwieg.


»Erzähl uns doch jetzt bitte deine Geschichte, Charly«, mischte sich Goldbach ein, der wie immer einen Plan zu haben schien. Offensichtlich wollte er mit der Lösung von Carl und Emilias angeknackster Beziehungsflotte noch warten. Es war erst mal Zeit für Charly Geschichte, die immerhin sehr viel mit den beiden gemein hatte. Und darum ging es ihm wohl.

Es gab diesen einen Moment, vielleicht
sogar tausende Momente, immer und immer
wieder – aber vor allem diesen ersten,
in dem du dich entschieden hast.

Charlys Blick wirkte abwesend, als wäre sie in eine andere Welt abgetaucht. Sie schien nicht hier, sondern weit weg oder zumindest ganz woanders zu sein. Die Frage hatte sie dennoch gehört, da sie zu erzählen begann.

»Also, wo soll ich beginnen ... na ja ... wahrscheinlich am besten von Anfang an. Ich bin Schauspielerin. Zwischen meinen Engagements halte ich mich mit diversen Jobs über Wasser. Sprecherjobs fürs Radio und TV, Kellnern ... Man wird kreativ mit der Zeit, wenn man sich seinen Traum erfüllen will. An jenem Tag arbeitete ich in diesem kleinen Café am Franziskanerplatz. Es war nicht viel los und ich hatte ihn erst gar nicht gesehen, da ich gerade einen Account am Handy anlegte, um ein paar Dinge übers Internet zu verkaufen, was natürlich während der Arbeitszeit verboten war. Aber die Besitzerin war an diesem Tag nicht da, deshalb hatte ich meine Ruhe. Er dürfte schon eine Zeit lang an seinem Tisch gesessen und mich beobachtet haben. Als ich Stimmen vor dem Lokal hörte und hinter der Theke aufblickte, sah ich ihn am Fenstertisch sitzen. Er sah aber gar nicht aus dem Fenster, sondern beobachtete mich bei jedem Handgriff, den ich tat, und machte auch kein Geheimnis daraus. Keine Sekunde ließ er von mir ab und sah mich unentwegt an. Er blickte mir direkt in die Augen und von da aus ... ins Herz. Am liebsten hätte ich mich weggedreht oder woanders hingesehen, so sehr verunsicherte er mich und das, obwohl ich eigentlich gar nicht so leicht zu verunsichern bin. Im nächsten Moment winkte er mich zu sich. Mit jedem Schritt, den ich näher auf ihn zukam, wurden meine Knie weicher und meine Hände feuchter. Sie zitterten. Ich spürte sofort, dass da etwas Besonderes zwischen uns war. Eine so unglaublich starke Anziehung, wie ich sie bis dahin noch nie zuvor erlebt hatte. Man liest das doch manchmal. Aber glauben tut man es nicht ... bis man es erlebt. Irgendetwas an ihm hatte mich in den Bann gezogen, noch bevor er auch nur ein Wort gesagt hatte. Bis er dann eben doch etwas sagte. Er bestellte einen doppelten Espresso, und erst da bemerkte ich seinen Hund, einen silbergrauen Weimaraner, der wedelnd auf mich zustartete. Er streckte mir die feuchte Schnauze vertrauensselig entgegen und freute sich offensichtlich über unsere Begegnung. ›Eigentlich sind keine Hunde hier erlaubt‹, wollte ich noch sagen, als er mich unterbrach. ›Ich kenne dich‹, sagte er bestimmt und fordernd zugleich. Andere Menschen sehen sich vermutlich beim Geschlechtsakt weniger intensiv in die Augen, als er es in diesem Moment in dem kleinen Café tat. Die Tatsache, dass Hunde nicht erlaubt waren, ignorierte er. Es schien ihm völlig egal zu sein.

›Wie ... Woher?‹, stammelte ich, weil mich die ganze Situation von Grund auf überforderte. Ich hätte nie gedacht, dass mir so etwas je passiert, aber wenn ich ganz ehrlich zu mir bin, dann müsste ich mir wohl eingestehen, dass es da bereits um mich geschehen war.

›Deine Stimme, ich kenne deine Stimme ... und hoffentlich auch bald dich.‹ Rückblickend gab es zwar eine Erklärung dafür, denn wahrscheinlich hatte er meine Stimme aus einem meiner Werbespots als Sprecherin erkannt. Allerdings war das noch nie zuvor passiert. Ich frage mich immer noch, wie er das anhand von nur fünf Worten heraushören konnte. Aber was soll ich sagen – das war nur eine von vielen Überraschungen, die dieser Mann bereithielt. Dieser Charme, dieses Charisma ... ich weiß nicht, wie ich es beschreiben soll ... Er war so vereinnahmend, aber auf eine faszinierende Art. Gleich darauf forderte er mich auf, mich zu ihm zu setzen, und erklärte mir, dass sein Hund sonst auf niemanden so zuginge und dass er es für etwas Besonderes hielt. Natürlich sprach er von seinem Hund, aber die Art, wie er mich dabei ansah, wirkte, als würde er über uns sprechen. Obwohl ich mich nicht zu ihm an den Tisch setzte, passierte etwas in mir. Mir war klar, dass dieser Mann ganz genau wusste, was und wie er es sagen musste, um Frauen den Kopf zu verdrehen, und trotzdem schaffte er es, mich völlig in seinen Bann zu ziehen. Als er mich beim Zahlen bat, ihm meine Telefonnummer zu geben, tat ich, was ich sonst nie tue. Ich gebe normalerweise niemandem meine Nummer, den ich nicht bereits über jemand anderen kenne oder mit dem ich mich zumindest schon länger unterhalten habe. Aber dieses eine Mal warf ich all meine Grundsätze über Bord. Hätte ich damals gewusst, dass es wirklich alle sein würden, wäre ich vielleicht nicht darauf eingestiegen. Oder doch. Bei diesem Mann ist nichts sicher. Irgendetwas in mir spürte ganz genau, dass es gefährlich und nicht gut für mich war, aber vielleicht war es gerade das, was mich reizte. Ich weiß es nicht. Jedenfalls ließ ich mich darauf ein und kritzelte meine Nummer auf die Rückseite seiner Rechnung. Nur etwa zwei Minuten nachdem er das Café verlassen hatte, schrieb er mir bereits die erste Nachricht. ›Ich weiß, du kannst es nicht erwarten, mich wiederzusehen‹, waren seine Worte. Ich musste lachen, während gleichzeitig ein kurzer warmer Stich durch mein Herz fuhr. Es fühlte sich an, als hätte er meine Seele berührt, noch bevor er mich berührt hatte. *Wer glaubt denn an Liebe auf den ersten Blick?*, dachte ich. Also ich bestimmt nicht! Irgendetwas wehrte sich, ich wollte nicht die Kontrolle verlieren. Vielleicht war es nicht der erste Blick, aber die Art, wie er um mich warb, diese Begeisterung und seine tiefe Überzeugung nahmen mich so ein, dass sie ein Teil von mir wurden.« Charly hob ihren Kopf ein wenig, jedoch ohne zu sehen, was sie im Kreis erwartete. Sie sah in die Ferne – irgendwo in ihre Welt, die sie anscheinend voller Spannung fesselte, aber auch gefangen hielt.

»Sein Name ist übrigens Konstantin«, fügte sie noch hinzu.

»Er könnte auch Carl heißen«, antwortete Emilia. »Das Selbstbewusstsein und die Überzeugungskraft kommen mir bekannt vor. Es scheint, als hätten die beiden dieselben Eroberungskünste!«

»Kann sein. Er schrieb mir jedenfalls unzählige Nachrichten. Er war präsent. Unentwegt. Ich fragte mich manchmal, ob dieser Mann noch irgendetwas anderes im Leben tat, außer sich mit mir zu beschäftigen. Es schien jedenfalls so, als wäre es ihm ernst!«

»Und du hast ihm geglaubt und ihm vertraut?« Emilia hörte nicht auf, Fragen zu stellen. Aber vielleicht war es ja, wie Goldbach schon erwähnt hatte, und jede Frage betraf auf gewisse Weise auch alle anderen im Raum. Es schien zumindest so, als würde Emilia die Frage nicht nur Charly, sondern auch sich selbst stellen.

»Ja, genau das habe ich«, antwortete Charly. Und so öffneten wir gemeinsam ein neues Kapitel im Kreis des Vertrauens: das des Vertrauens. Ich fragte mich, wie viel Vertrauen *zu viel* Vertrauen war und ob es zu viel überhaupt geben kann, wenn Vertrauen doch die Basis sein sollte. Gibt es Warnsignale, die wir aus Angst, es könnte uns verletzen, gar nicht sehen wollen, oder kommt am Ende alles ohnehin so, wie es kommen muss, und können wir dann nur lernen, uns zu entscheiden? Aber für wen und wogegen?

**Gibt es einen Punkt, an dem wir uns entscheiden? Vielleicht schon lange bevor es geschieht?**

# GEFÄHRLICHE LEITUNG

Von diesem Tag an ließ er jedenfalls nicht mehr locker«, erzählte Charly weiter. »Er war wie besessen von mir, und ich weiß auch nicht … es gefiel mir irgendwie. Normalerweise nervt es mich, wenn sich Männer so um mich bemühen. Das lässt mich völlig kalt, es langweilt mich sogar. Zu viel ist nie gut. Es braucht doch ein wenig Aufregung und Spannung am Anfang. Aber obwohl er unentwegt schrieb und kein Geheimnis aus seinem Interesse machte, war es genau das: unglaublich spannend. Wie er schrieb … so selbstbewusst, witzig und charmant, aber doch reizvoll – genau die richtige Mischung. In einer Sache war er allerdings unglaublich fordernd. Er wusste genau, was er wollte – und das war, mich so schnell wie möglich wiederzusehen.

Ich dagegen wollte nichts überstürzen. Das alles war mir irgendwie unheimlich, aber trotzdem auch unheimlich faszinierend – ich wusste einfach nicht, was das sollte. Es kam mir wie eine riesige Illusion vor, die ich aber auch nicht zerplatzen lassen wollte. Ich hatte sogar die Befürchtung, dass sich die ganze Anziehung, die Aufregung und einfach alles in Luft auflösen würden, wenn wir uns wiedersähen. Aber er wollte es unbedingt und ließ nicht locker. Schließlich überredete er mich doch, was nicht sonderlich schwierig war, weil ich es im Grunde ja selbst wollte, auch wenn es mir Angst machte. Wie auch immer: Der Tag kam. Er sagte nicht, was er vorhatte, und holte mich mit seinem alles andere als klimaneutralen, riesigen, schwarzen Range Rover von zu Hause ab, der genauso gefährlich war, wie dieser Mann es später für mich sein würde. Als ich zu ihm in den Wagen stieg, wusste ich, dass bereits passiert war, was kurz darauf passierte. Es war geschehen. Um uns. Alles. Als ich die Treppen hinunterging und noch bevor ich ihn gesehen hatte, war klar, was an diesem Abend geschehen würde. ›Ich will dich jetzt küssen‹, hatte er noch am Vorabend geschrieben, obwohl wir uns doch nur diesen einen kurzen Moment in dem kleinen Café gesehen hatten. Und das Verrückteste daran war: Ich wollte es auch. Ohne ihn je gerochen oder berührt zu haben. Es war einfach verrückt. Nichts daran war normal! Ich hatte das Gefühl, den Verstand zu verlieren, und liebte es auch noch. Als er mit einer Flasche Schampus im Gepäck an der Höhenstraße hielt und er auf den Felsstufen, auf die wir uns setzten, sogar zwei Gläser aus einer Tasche zog, tranken wir keinen Schluck. Wir küssten uns. Endlich. Schon unzählige Male hatten wir es beide im Kopf durchgespielt und von da an wurde es Realität. Ein Gedanke, den wir wie einen Funken entzündet hatten. In diesem Moment war das Feuer gelegt. Plötzlich wurde es real. Es war echt, und alles brannte. Davor hatte ich mich immer und immer wieder gefragt, ob es auch nur annähernd so sein würde, wie es in unserer Vorstellung bereits war. Ich hatte so unendlichen Schiss davor, dass nichts davon echt war. Es niemals so sein konnte … und das war es auch nicht. Es war noch besser.

Von da an gab es kein Halten mehr. Wir waren wie im Rausch, ohne auch nur einmal von dem Champagner gekostet zu haben. Wann immer er mich küsste, kippte ich innerlich. So, als legte jemand einen Schalter um, und ich fiel. Aber auf eine gute Art und Weise. Ich ließ mich fallen. Ich fiel nicht in die Tiefe – ich fiel hoch hinaus. Höher. Immer höher. So muss es sich anfühlen, wenn man Drogen nimmt. Damit hatte ich noch nie was am Hut, aber Konstantin wurde zu meiner Droge. Mein unendliches High, mit dem ich jedes Mal fast ohnmächtig wurde. Eine Ohnmacht, die ich zu lieben begann. Aber wie bei einer Droge wollte ich mehr und immer mehr davon. Wir rasten gemeinsam durch einen Traum, der mich überholte. Irgendwann. Aber da noch nicht. Bis dahin genoss ich ihn. Ich kann kaum in Worte fassen, wie sich das alles anfühlte … und immer noch anfühlt, wenn ich daran denke.«

»Was schaust du so?!«, schnauzte Emilia plötzlich Carl an. »Macht es was mit dir? Erinnert es dich etwa an sie? Oder an das, was ihr hattet? Das alles kommt dir doch bekannt vor, oder nicht?!«

»Was hat das jetzt mit mir zu tun, bitte?«, schnauzte Carl zurück. »Ich kenne weder sie noch ihn und nein, so aufregend war es nicht, aber doch ein ganzes Stück aufregender, als neben einer Person zu schlafen, die wochenlang keine Aufregung möchte, und immer nur ›Jetzt nicht‹ sagt. Das ›Jetzt nicht‹ hat gar nie aufgehört. Es ist anscheinend ein ›Jetzt nicht‹ für immer.«

»Was erwartest du bitte? Dass ich über dich herfalle, wenn du einmal zu Hause bist?! Dass ich auf Knopfdruck die Leidenschaft in Person und deine Verführerin bin, während ich mich den ganzen Tag um unser Kind kümmere und dabei ständig jemand an meiner Brust, am Arm, an der Hand oder sonst wo am Körper hängt? Entschuldige bitte, dass ich am Abend dann ab und zu meine Ruhe brauche und meinen Körper ganz für mich haben möchte! Shanaia-Cheyenne kennt diese Problematik vermutlich mit ihren 22 Jahren noch nicht. Die ist ja selbst noch ein Kind! Ganz offensichtlich mit einem stark ausgeprägten Vaterkomplex. Aber schön, dass sich der Herr beschwert … einfach großartig! Jetzt, wo ich weiß, dass du die letzten Monate wahrscheinlich mehr in ihr als in unserem Schlafzimmer warst, hat sich meine Lust noch mal verdreifacht!«

Und schon waren wir wieder in der anderen problematischen Liebesangelegenheit. Hier herrschte ein leidenschaftlicher Dramenschlagabtausch, bei dem man schon mal den roten Faden von einer Geschichte zur nächsten spannen konnte, weil sie vielleicht das eine oder andere gemeinsam hatten. Mit Sicherheit auch die Frage, wie man all diese Bilder, die man in den meisten Fällen automatisch plötzlich in den Kopf gespielt bekommt, wieder zurückgibt oder noch besser: für immer loswird. Carlottas Geschichte half Emilia offensichtlich nicht dabei, sondern verstärkte sie eher noch.

»Bleiben wir bitte bei Charly und ihrer Geschichte und versuchen nicht zu projizieren«, sagte Paul mit seiner beruhigenden Stimme. Mit »wir« meinte er offensichtlich vor allem Emilia. Vielleicht auch Carl, der jede Spitze erfolgreich umkehrte. Mit seinen Rechtfertigungsmanövern rammte er sie Emilia nur noch tiefer ins Herz. Ob ihm das bewusst war? Eines war jedenfalls klar: Das Gespräch am Vorabend mag ein guter Anfang gewesen sein, aber gelöst war hier noch nichts. Wie auch? Wie soll man eine Shanaia-Cheyenne in drei Stunden wegdiskutieren?

»Ich möchte nicht, dass sich jemand schlecht fühlt«, sagte Charly nachdenklich. »Das wollte ich nicht! Es reicht doch, wenn ich mich schlecht fühle.« Man sah ihr den ganzen Schmerz an, den die Droge mit sich brachte.

»Seht ihr euch denn nicht mehr?«, fragte Emilia überraschend einfühlsam und interessiert.

»Es ist so kompliziert ... ich weiß doch auch nicht, wie es zu all dem kommen konnte ...«

»Wie ist es denn weitergegangen?«, fragte Paul.

»Wir haben uns ständig getroffen. Er führte mich an die schönsten Orte, abends auf wunderschöne Wiesen, die verstecktesten Plätze, in romantische, abgelegene Restaurants, von denen ich noch nie zuvor gehört habe. Er sprach von Geheimtipps. Da wusste ich noch nicht, dass es genau das war: geheim – denn ein offizielles Wir gab es nicht. Aber das erfuhr ich erst später.

Ich weiß im Grunde auch nicht, was die ganze Geheimnistuerei sollte, wir schliefen damals noch nicht einmal miteinander. Ich hielt ihn ziemlich lange hin, was es im Endeffekt nur noch reizvoller machte. Jeder Kuss, jede Berührung war so intensiv, so vereinnahmend, so unglaublich aufregend, dass ich noch warten wollte. Es ist verrückt, denn zum ersten Mal wollte ich alles richtig machen, es nicht überstürzen. Ich war bereit, mich ganz einzulassen. Mit allem. Ich wollte mich nicht nur körperlich auf ihn einlassen, sondern auch mein Herz öffnen. Immer wieder fragte er, ob wir nicht noch zu mir fahren wollten. Und ja, ich wollte. Aber ich sagte immer Nein. Eines Abends standen wir auf einer abgelegenen Wiese mit Blick über Wien. Die Tatsache, dass sich ein Schloss hinter uns befand, ließ alles so märchenhaft erscheinen, dass ich es selbst für unrealistisch hielt. Wir küssten uns, und meine Beine wurden ganz weich. Er hielt mich noch fester, damit ich nicht umfiel. Es passierte schon wieder. Ich wurde jedes Mal fast ohnmächtig, wenn wir uns küssten! Irgendetwas in meinem Körper gab sich ihm völlig hin, er warf mich förmlich um, und genau das hielt er für umwerfend. Plötzlich sah er mich an und fragte, ob ich Wasser zu Hause hätte. Ich verstand die Frage nicht und erklärte ihm, dass ich kein Mineralwasser daheim hätte. ›Aus der Leitung‹, meinte er. ›Hast du Leitungswasser zu Hause?‹, Ich musste lachen. Genau das war er. Sein Humor. Seine Art, mir den Kopf zu verdrehen. Ich meine, wie konnte ich ihm da widerstehen? Ich konnte es nicht! In dieser privilegierten Welt, in der wir hier nun mal leben, war das

doch in etwa so, als würde er sagen: *Wenn du Luft bei dir zu Hause hast, dann fahren wir zu dir.* Ich fragte mich später, ob wir uns in einer Welt ohne Probleme unsere eigenen machten, um das Glück nicht überzubeanspruchen. Und trotzdem hielt ich es in diesem Moment für das größte Glück, ihn endlich ganz bei mir zu haben. Als wir bei mir zu Hause angekommen waren, küssten wir uns schon im Treppenhaus und schafften es kaum in die Wohnung. Als ich dann doch endlich den Schlüssel ins Schloss steckte und er mich von hinten festhielt, riss ich mich kurz los von ihm, ging in die Küche und holte ein Glas Wasser. Er meinte, dass er nicht durstig sei und sich nur vergewissern wollte, ob ich Leitungswasser zu Hause hätte, was er für eine wichtige Sache hielt. Dann ...«
Charly stockte.

Es schien, als würde ihr erst in diesem Moment bewusst werden, dass sie uns alle in ihre Welt mitgenommen hatte und sie kurz davor stand, völlig nackt zu sein. Und vielleicht war sie es schon längst. Vorsichtig fuhr sie fort: »Letztendlich gab es dann noch Leitungswasser. Er folgte mir ins Badezimmer, wir duschten gemeinsam und ...«, sie machte noch einmal eine Pause und überlegte, wie sie in Worte fassen sollte, was uns ohnehin allen klar war.
»Wir verbrachten die Nacht miteinander.«

**Ob wir den Leitungshahn auf - oder abdrehen, liegt immer in unserer Hand.**

# ENTSCHIEDEN UNENTSCHIEDEN

Benno lehnte sich zu mir hinüber und flüsterte leise: »Ich dachte schon, wir müssten alle mitduschen. Und hinterher wieder alle Gedanken aus dem Kopf duschen!« Ich musste mich zusammenreißen, um nicht laut loszulachen. Bennos spitzer Humor war zwar wie immer auf den Punkt und traf auch meine Lachmuskeln, ich musste aber gestehen, dass mich Charlys Geschichte gefesselt hatte und ich vor Bennos bösem Kommentar in meine eigene kleine Welt versunken war, in der ich darüber nachdachte, wie aufregend, aber auch gefährlich diese Art der Anziehung sein konnte.

»Es war alles so unwirklich, fast schon surreal. Wir küssten uns unter der Dusche, als stünden wir im strömenden Regen. Plötzlich stellte er das Wasser ab, fuhr mir dramatisch durch die nassen Haare und meinte, dass er mir etwas sagen müsse. Mein Herz pochte so laut, dass er es bestimmt sehen konnte. Bevor er noch ein Wort von sich gab, wusste ich, dass ich es nicht hören wollte.

›Ich bin momentan nicht sicher, ob ich bereit für eine Beziehung bin‹, ließ er die Bombe platzen. Er machte eine Pause, bis er weitersprach. ›Ich kann dir also nicht sagen, wohin das mit uns führt. Ich wusste doch nicht, dass das mit uns passieren würde. Ich hätte nie gedacht, dass ...‹

›Ja?‹, fragte ich noch im selben Moment nach, obwohl es das Gesagte doch nicht änderte. Aber irgendetwas in mir hoffte auf eine Wendung, die alles verändern würde. Und er gab sie mir: ›Ich konnte doch nicht wissen, dass ich mich in dich verlieben würde‹, sagte er und sah mir dabei so tief in die Augen, dass mir schwindlig wurde. Seine Worte hallten wie ein Echo in mir nach. Die ganze Dramatik, der Augenblick, sein Eingeständnis – eigentlich zwei … alles. Es überwältigte mich. Ich konnte nicht klar denken und hielt es für etwas Besonderes. So eigenartig das auch klingen mag, es fühlte sich so an. Seine Zurückweisung wurde von der Blindheit meiner Verliebtheit verdeckt. Er hatte mich in die Irre geführt und meine Schwäche für ihn und den Augenblick schamlos ausgenutzt. Aber in Wahrheit kann ich ihm keinen Vorwurf machen, denn ich ließ mich darauf ein. Auf ihn und jedes Wort, mit dem er mich innerlich wegstieß und gleichzeitig wieder zu sich zog, indem er mir seine Gefühle offenbarte. Das ganze Spiel. Es zog mich nur noch mehr in den Bann.

Danach zitterte ich am ganzen Körper. Ich weiß nicht, ob es daran lag, dass kein Wasser mehr lief oder mein Verstand sich wehrte. ›Du frierst, komm!‹, sagte er und umarmte mich so fest, dass mir wieder heiß wurde. Er hüllte mich in ein Handtuch, nahm mich an der Hand und ging mit mir ins Schlafzimmer. Dort zog er es weg und mit einem Mal war ich genauso nackt, wie ich mich fühlte … gefangen in dieser Anziehung, dem Spiel und dem Reiz der Verführung, ließ ich jeglichen Verstand fallen. Ich wollte mich nicht wehren. Nicht sprechen. Ich konnte nicht! Diese Ohnmacht, sie ging immer weiter. Die Droge. Er und ich. Die ganze Nacht lang. Als wir morgens aufwachten und alles wieder von vorn begann, sah ich ihn irgendwann an und meinte: ›Du weißt, dass es so nicht weitergehen kann.‹

›Ja‹, sagte er.

Und machte genauso weiter.«

Es blieb im Grunde immer gleich. Ein ständiges Wechselbad der Gefühle. Warm, kalt. Hier, da. Abtauchen, wieder auftauchen. Bei mir und wieder weg! Es ist ein ständiges Auf und Ab zwischen großen Gefühlen und großem Nichts, wenn er wieder mal von der Bildfläche verschwindet. Das Spiel geht jetzt schon über Monate. Er entscheidet sich einfach nicht für mich. Aber er lässt auch nicht los.

»Und genau das ist es, was dich hält«, meinte Paul knapp.

Carlotta sah ihn verstört an.

»Dass er sich nicht entscheidet?«

»Genau. Es hält dich fest. Da bist du nun. Völlig erstarrt und wartest auf ihn.«

»Aber das stimmt nicht, ich habe ihm gesagt, dass ich das nicht mehr möchte und dass er sich zum Teufel scheren soll!«

»Ja, vielleicht hast du das. Aber du sitzt da und wartest. Du wartest auf jemanden, der sich nicht dazu entschieden hat, an deiner Seite zu sein. Du bist gelaufen. Immer und immer wieder. Ihm hinterher. Dir hinterher. Irgendwann hast du dich hingesetzt. Völlig erschöpft. Und jetzt sitzt du da und wartest. Es ist, als wäre der Stuhl neben dir leer und du würdest die ganze Zeit darauf warten, dass er sich neben dich setzt. Aber er kommt nicht! Er ist nicht an deiner Seite ... er ist nie sesshaft geworden. Wahrscheinlich ist er auf der Flucht. Vor sich. Ein Suchender – und genau das könnte es sein, das euch verbindet. Ständig zu warten ist auch eine Flucht. Vor etwas Echtem. Verbindlichem. Lass mich raten – jeden anderen, der vorbeikommt und sich setzen möchte, schickst du weiter. Sich nicht zu öffnen heißt, nicht frei zu sein. Du tust so, als wäre dieser Stuhl besetzt. Aber das ist er nicht. Nicht der Stuhl. Nur *er* ist es – er ist nicht verfügbar. Du kannst jetzt ein Leben lang darauf warten, dass er irgendwann bereit ist, oder du kannst anfangen, selbst bereit zu sein, und eine Entscheidung treffen. Dann wartest du nicht mehr darauf, dass er sich für dich entscheidet, sondern du fängst an, dich für dich selbst zu entscheiden. Denn jedes Mal, wenn du auf ihn wartest, entscheidest du dich gegen dich.«

Wie es schien, waren wir wieder mitten in der Reise nach Jerusalem. Diesem Spiel mit dem miesen Gefühl, wenn man übrig bleibt.

Goldbachs Worte hatten Charly offensichtlich zugesetzt. Tränen liefen ihre Wangen herunter, ohne dass sie dabei das Gesicht verzog. Sie hielt es stattdessen fest in beiden Handflächen, während sie ihre Ellenbogen auf ihren Knien abstützte. Von da aus tropften ihre Tränen vor dem Stuhl auf den Boden, als läge die Klarheit direkt vor ihren Füßen.

»Hör auf, darauf zu warten, wie *er* sich entscheidet, und entscheide *du* dich. Für dich«, sagte Paul, als wäre es das Einfachste der Welt.

Damit war die Frage auf Charlys Zettel wohl beantwortet. Vermutlich war es egal, wie *er* sich entscheiden würde, er – der nicht einmal Konstantin war, weil die Frage gar nicht von Carlotta stammte, und trotzdem zielsicher zu ihr führte: der Entscheidung, sich für sich selbst zu entscheiden.

Emilia sah Carlotta an, und irgendetwas sagte mir, dass sie sich plötzlich tief mit ihr verbunden fühlte.

**Warte nicht darauf, dass sich der andere auf den Stuhl neben dich setzt. Entscheide dich, auf deinem eigenen anzukommen.**

# TEE-RAPIE UND TEIGSCHLACHT

Ach Liebes«, meldete sich die ältere Dame zum ersten Mal zu Wort. Endlich. Ich konnte es kaum erwarten, mehr von ihr zu erfahren. »Ich wurde gern etwas dazu sagen«, sprach sie weiter. »Aber bevor ich das tue, möchte ich mich kurz vorstellen.«

Sie blickte in die Runde. »Ich bin Margarete. Um es wie in diesem herrlichen Spiel von Herrn Dr. Goldbach zu formulieren: Mein Name ist Margarete mit M. M wie *Melissentee*. Der ist mild und beruhigt die Nerven. Gibt es den zufällig hier? Wie auch immer. Jedenfalls denke ich, es ist Zeit für eine Pause. Das meine ich im übertragenen wie auch im eigentlichen Sinn. Lasst uns doch gemeinsam eine Tasse Tee trinken. Das wird dir guttun, Liebes.« Sie lächelte Charly aus vollem Herzen an. »Glaub mir«, sprach sie weiter, »auch ich war aufgeregt, als ich in deinem Alter war. Viel aufgeregter als Jahre später oder jetzt. Was habe ich mir damals den Kopf und das Herz zerbrochen. Aber irgendwann kommst du drauf, dass die Liebe gar nicht aufgeregt ist. Sie ist nicht kompliziert, wenn wir sie nicht verkomplizieren! Als ich damals im zarten Alter von neunzehn Jahren meinen Mann kennenlernte, trafen wir uns zum Fünfuhrtee in diesem schönen, kleinen Lokal beim Volksgarten. Da gab es Musik und Tanz unter freiem Himmel, und die Männer forderten ihre Herzensdamen auf. Also die, auf die sie ein

Auge geworfen hatten. Genau wie dieser Konstantin in deinem Café, nur dass ihr nur geredet und nicht gleich getanzt habt.« Sie lachte. »Ich glaube, dass der Druck damals nicht so groß war wie heute, sich richtig zu entscheiden. Bei der Auswahl, die ihr jungen Leuten in dieser schnelllebigen Zeit habt, ist es schwer geworden, weil die Möglichkeiten nahezu unendlich scheinen. Natürlich ist das toll, aber ich denke, es ist mehr Fluch als Segen. Ich möchte nicht sagen, dass es damals besser war, denn wie jede Zeit hatte auch sie ihre Tücken. Wir hatten mit anderen Dingen zu kämpfen, und es war auch nicht immer einfach. Aber ich sehe, wie schwer es euch heute fällt, euch zu entscheiden. Und ich verstehe es! Diese vielen Möglichkeiten – sie machen es euch nicht leicht. Vielleicht solltet ihr aber aufhören, auf der Suche zu sein, und anfangen, mit dem zufrieden zu sein, was ihr habt. Aber das schaffen die wenigsten. So wie dein Konstantin. Warum hat er denn überhaupt diese Jagd begonnen und was hat es ihm gebracht? Wollte er sich stark und männlich fühlen? Aber könnte er das nicht auch, ohne ständig Bestätigung zu suchen? Müsste er nicht beginnen, sie sich im Inneren zu geben? Es wäre an ihm, seine eigene Stärke zu entdecken und da anzukommen, wo er gerade steht. Denn wo läuft er denn nur immerzu hin? Weg von sich. Weg von dir! Er steht für viele Menschen dieser Welt. Wann haben sie aufgehört, sich ganz einzulassen?«

Margarete machte eine kurze Pause und sah aus dem Fenster, als spräche sie mit der Welt. Ich bewunderte ihre Klarheit, die ohne Vorwurf auskam und so viele Antworten bereithielt.

»Sitzt ihr noch abends beim Essen an einem Tisch und redet über euren Tag? Erzählt ihr euch noch, wie es euch wirklich geht? Oder sitzt ihr vor dem Fernseher, dem Handy oder einem anderen Bildschirm und träumt euch in eine Welt, die es gar nicht gibt, weil euch eure nicht genügt? Wann ist es denn je genug? Je mehr ihr wollt, desto weniger werdet ihr erreichen. Dabei leben wir doch längst im Überfluss! Aber es scheint trotzdem nie genug zu sein. Keine Reise, kein Ziel, kein Job, keine Beziehung, keine Liebe. Diese Suche lässt euch nicht ankommen.« Mittlerweile war nicht mehr klar, ob sie ganz offen in den Raum, mit der Welt oder zu uns im Kreis des Vertrauens sprach.

»Aber ich möchte doch ankommen! Ich wollte mit *ihm* ankommen«, warf Charly aufgelöst ein.

»Warum denn mit jemandem, der gar nicht ankommen will?«, antwortete Margarete. »Es mag hart klingen – aber vielleicht willst du es im Grunde selbst nicht, weil es dann immer aufregend bleibt? Weil es nie wirklich so ernst wird, dass es dir gefährlich werden kann. Aber die Liebe ist gefährlich, Kind! Genau wie das Leben oder der Tod. Nichts ist sicher. Du kannst immer und jederzeit verletzt werden. Aber du kannst auch nie wirklich lieben, wenn du dich nicht darauf einlässt! Und so richtig lässt du dich erst dann ein, wenn du jemanden wählst, der den Weg mit dir geht und nicht ständig irgendwo abbiegt. Wenn er nicht bei dir ist, ist er nicht bei dir. Das ist alles, was du wissen musst. Du musst lernen, bei *dir* zu bleiben.«

Margarete enttäuschte mich nicht mit ihrer Weisheit, und ich fragte mich, ob Paul hier eventuell therapeutische Konkurrenz bekam.

»Als ich meinen Mann damals beim Fünfuhrtee kennenlernte, wusste ich auch nicht, worauf ich mich einließ. Nur, dass wir es beide wollten. Und es war bei Gott nicht alles Friede, Freude, Eierkuchen. So funktioniert das Leben nun mal nicht, und die Liebe schon gar nicht. Da wirft man schon mal mit rohem Teig um sich, und ja, auch wir haben uns echte Teigschlachten geliefert. Ach, was haben wir uns gestritten, bis wir irgendwann erkannt haben, dass es gar nicht ums Gewinnen geht. Dann haben wir bemerkt, dass wir zusammen den besten Kuchen backen, und es die Prise Salz am Ende braucht. Einer mengt das Mehl hinzu, die andere reibt die Zitrone, und vielleicht erscheint ihr das Mehl zu trocken und ihm die Zitrone zu sauer. Vielleicht haben beide recht, und doch erschaffen sie gemeinsam den köstlichsten Kuchen. Wenn man das erst mal für sich erkannt hat, wird es so viel leichter, und man hört auf, nach der smaragdgrünen Vanilleschote zu suchen, die es vielleicht gar nicht gibt. Dann lieben beide den Kuchen – und keiner muss sich fragen, warum der Zitronenkuchen keine Schokoladentorte ist. Weil er nun mal ist, was er ist. So kann man ihn einfach genießen.

Und ja – um ehrlich zu sein –, das heißt nicht, dass es am Ende nicht traurig sein kann und man weint. Irgendwann, wenn der andere kein Mehl mehr bringt, weil er gar nicht mehr kann.«

Margarete wirkte nachdenklich. »Mein Mann ist vor fünf Jahren gestorben. Heute backe ich meine eigene Schokotorte und erinnere mich gern an unseren Zitronenkuchen zurück. Es war schön mit ihm. Ich möchte keine einzige Teigschlacht, keinen Zuckerguss und keinen Teetanz mit ihm missen. Aber es heißt auch nicht, dass ich nicht trotzdem glücklich bin.« In ihren Worten schwang so viel Liebe, dass mir ganz warm ums Herz wurde. Ich konnte den Zitronenkuchen förmlich riechen, so süß war ihre Geschichte. Und berührend zugleich.

»Ach, und heute tanzt niemand mehr beim Fünfuhrtee, sondern alle auf Tick-Tack … das hat mir meine Enkelin Mia gezeigt, die mir im Übrigen mit meiner Tochter gemeinsam dieses Seminar geschenkt hat.«

»Tik-Tok?«, fragte Charly und musste grinsen.

»Ja genau!«, antwortete sie. »Wie auch immer, es klingt

jedenfalls schon so, als würde die Zeit laufen. Keiner tanzt mehr im Paartakt im Pavillon oder unbeobachtet im Wohnzimmer, sondern alle so wild und immerzu vor diesen Bildschirmen, damit die ganze Welt sie sehen kann. Versteht mich nicht falsch: Ich finde das wirklich entzückend und ganz großartig, was ihr jungen Menschen da auf die Beine stellt! Aber ich sehe es auch an Mia. Manchmal verknotet ihr euch in euren eigenen Beinen. Dann stolpert ihr über den Wunsch, von anderen bewundert, vielleicht sogar geliebt zu werden, und vergesst, dass ihr euch diese Liebe selbst geben müsst. Ihr macht euch zu viele Gedanken, ob euch die Welt da draußen liebt, und vergesst dabei, euch selbst zu lieben. Für *euch* zu tanzen. Und miteinander. Ohne darauf zu achten, wie ihr dabei ausseht und ob es anderen gefällt. Solange ihr euren ganz eigenen Rhythmus findet und ihr Freude dabei habt, ist alles gut. Jeder Tanz, jeder Sturz und jede Hebefigur!

Aber jetzt lasst uns doch gemeinsam Tee trinken, was meint ihr?«

»Gute Idee«, meinte Paul. »Vielen Dank, Margarete – auch für deine schönen Worte. Da liegt viel Wahres darin. Und jetzt auf zum Tee! Ich wollte ohnehin eine Pause vorschlagen.«

Ich fragte mich, was wohltuender sein würde: Tee-rapie mit Melisse oder Margaretes weise Worte. Lust auf Zitronenkuchen hatte ich jedenfalls schon mal. Zu schade, dass es keinen gab.

**Wenn er nicht bei dir ist, ist er nicht bei dir. Das ist alles, was du wissen musst. Du musst lernen, bei *dir* zu bleiben.**

Es war schon interessant, welchen Einfluss Margarete auf uns ausübte. Bis auf Carl, der sich einen Espresso aus der Maschine ließ und damit vor die Tür ging, um zu rauchen, und Gabriel, dem ein Glas Wasser zu genügen schien, versammelten sich alle vor den zwei Thermoskannen mit heißem Wasser. Es bildete sich sogar eine kleine Warteschlange vor der eichefarbenen Holzbox mit den vielen bunt verpackten Teebeuteln. Ich ließ den anderen den Vortritt und beobachtete Margarete, die ihren Tee nun gemeinsam mit Carlotta trank und ihr vermutlich noch einige Weisheiten auf den Weg mitgab. Ich hoffte insgeheim, dass sie sich noch ein paar aufhob, die sie später mit uns allen teilen würde, war aber zuversichtlich. Was diese Frau in nur wenigen Sätzen bereits an Klugheit und Lebenserfahrung aus dem Ärmel ihres schicken gelben Kostüms und dem dazu passenden sonnigen Gemüt geschüttelt hatte, war beeindruckend. Mein Gefühl hatte mich also nicht getäuscht. Auf Margarete war Verlass, und das würde auch so bleiben, da war ich sicher.

Charly wirkte noch ein wenig aufgelöst, aber mit jedem Schluck, den sie von ihrem Tee nahm, sah es aus, als saugte sie Margaretes beruhigende Worte direkt in sich auf. Ich konnte sie gut verstehen, schließlich waren sie eine einzige Wohltat. Als ich mir später selbst eine Tasse Rooibostee genehmigte und mich fragte, ob in der leeren Reihe der Holzbox Melissentee gelegen hatte, sah ich mich um und fand, dass alle irgendwie ruhiger und entspannter wirkten. Selbst Carl machte einen gelasseneren Eindruck auf mich, und als er von seiner Zigarettenpause zurückkam, redete ich mir ein, dass es bestimmt mehr an Margaretes Worten als am Rauchen lag. Bei Gabriel konnte ich es allerdings nicht sagen. Da er von Anfang an wie die reinkarnierte Version von Buddha höchstpersönlich rüberkam, war nicht klar, ob es auf sein inneres Koma oder pure Gelassenheit zurückzuführen war.

Ich hoffte aber für ihn, dass er dank Goldbach vor allem gesunde, lebendige Energie verspürte.

Zu meinem Bedauern gab es weder Zitronen- noch Schokoladenkuchen, dafür aber noch jede Menge Plundergebäck, wofür sich allerdings niemand mehr so recht begeistern konnte. Ich unterhielt mich stattdessen lieber mit Tim und Benno über Margaretes Genialität, und es schien ganz so, als gründeten wir im kleinsten Kreis des Vertrauens einen noch kleineren, aber äußerst engagierten, inneren Fanklub. Am liebsten hätten wir uns symbolisch Margariten ans Knopfloch gesteckt und ihr mit Mandalas zugewunken. So malten wir es uns zumindest aus. Es war uns ein innerer Tanz, sie zum verfrühten Fünfuhrtee zu feiern, auch wenn sie von all dem gar nichts mitbekam.

# ABER-KADAVER

Die Zeit verging so schnell, dass mir unsere Teestunde mehr wie eine Teeminute vorkam, als Paul uns wieder in den Kreis des Vertrauens zurückwinkte. Es dauerte immer eine Weile, bis alle wieder von den Toiletten, Rauchpausen oder wichtigen Telefonaten mit Babysittern oder Affären (wer wusste das zu dem Zeitpunkt schon so genau?) wieder zurück an ihren Platz gefunden hatten.

»Margarete, möchtest du uns noch deine Frage vorlesen?«, hakte Paul nach.

»Aber ja … die habe ich ganz vergessen. Dabei fand ich sie so passend, ich hab ja vorher schon ein wenig darüber gesprochen. Also …«

Sie zog dabei ihre Brille ein wenig vor Richtung Nasenspitze. Mit dem goldenen Rahmen und den blau getönten Gläsern war sie dermaßen retro, aber gleichzeitig so angesagt, dass sie Carl glatt die ganze Hipster-Show damit stahl.

Ich hätte mir Margarete auch sehr gut als ältere und durchaus elegante *Tagesschau*-Sprecherin vorstellen können – und das, obwohl ich gar keinen Fernseher mehr besitze. Margaretes *Tagesschau* würde ich glatt streamen. Zwischendurch könnte sie der Menschheit dann ein paar knackige Weisheiten verraten, und schon wäre die Welt ein ganzes Stück besser.

»Die Frage lautet ...«, las Margarete ganz konzentriert vor: »*Wie können wir wieder lernen, in Ruhe miteinander zu reden, ohne dass es ständig im Streit endet?* Das ist ja eine ganz wunderbare Frage! Da hat sich jemand wirklich Gedanken gemacht! Miteinander zu reden ist doch das A und O jeder Beziehung. Einander zuzuhören, sich zu verstehen und auf die Bedürfnisse des anderen einzugehen – das ist wunderbar und auch so wichtig«, meinte sie. Mittlerweile wussten wir – wenn Margarete es sagte, dann stimmte es auch.

»Tim ... Das ist ein typischer Tim!«, stieß Benno hervor.

»Was soll denn ein typischer Tim sein?«, fragte Tim, den es schließlich betraf.

»Na, ein Spruch. Einer, der nur von dir stammen kann. Ein typischer Tim eben!«

»Oh gut, dann lass ich den patentieren. Falls ein Tom ihn verwendet, dann möchte ich darauf hinweisen, dass es sich um einen typischen Tim handelt und ich dann Timtiemen haben möchte. Aber ja, du hast recht! Auch wenn es hier ja eigentlich darum ging, nicht zu verraten, von wem die Frage stammt, sind wir anscheinend mitten im Kommunikationsdilemma. Also ja, es ist ein typischer Tim! Zufrieden?«

»Nein. Warum sollte ich zufrieden sein? Ich wusste es ja schon vorher. Also war ich da bereits zufrieden. Weniger zufrieden macht mich allerdings die Tatsache, dass du findest, wir könnten nicht miteinander reden ...«, meinte Benno, sichtlich gekränkt.

»Siehst du – du hast schon wieder nicht zugehört. Ich habe nie behauptet, wir könnten nicht miteinander reden. Es ging darum, dass wir nicht *in Ruhe* miteinander reden können, ohne dann wieder zu streiten.«

»Wer streitet?«

»Wir gleich! Weil du nicht zuhörst und keine andere Meinung gelten lässt außer deiner eigenen.«

»Ach so? Das ist ja interessant! Weil ich denke, dass ich von uns beiden sehr viel mehr kommuniziere. Beachtlich viel mehr als du, mein Lieber, der sich die meiste Zeit in Schweigen hüllt und gar nichts sagt. Möchtest du damit behaupten, dass du der große Kommunikator bist, wo du doch mit etwa 20 Worten am Tag auskommst?«

»Ja, weil ich eben oft lieber gar nichts sage, bevor es wieder im Streit endet. Ich rede vielleicht weniger, dafür sage ich mehr, inhaltlich gesehen. Ich muss nicht alles dokumentieren. Würde ich das wollen, wäre ich Reporter geworden. Ich sage etwas, wenn ich das Gefühl habe, damit einen Mehrwert beizutragen. Und ich sage nichts, wenn ich weiß, dass es ohnehin missverstanden wird.«

»Das ist ja interessant! Ich verstehe dich also nicht – das möchtest du doch damit sagen?!«

»Nein, ich möchte damit sagen, dass du mich oft nicht verstehen *willst*, weil du denkst, deine Wahrheit ist die einzig richtige. Also sage ich dann gar nichts mehr. Aber ich denke, das ist auf Dauer auch nicht die richtige Lösung. Daher habe ich diese Frage gestellt. Immerhin sind wir auf einem Seminar über die Liebe. Da darf oder – besser noch – sollte man doch Fragen stellen! Wenn ich jetzt allerdings nur die Fragen stellen darf, die *du* möchtest, dass ich sie stelle – sind wir wieder mitten in unserer Kommunikationsroutine. Du hast eine sehr enge Vorstellung davon, wie Dinge richtig sind und wie sich andere zu verhalten haben.«

Gabriel nickte. Anscheinend fühlte er sich von Tim verstanden. Ganz im Gegensatz zu Benno, der offensichtlich nicht ganz so begeistert über diese Feststellung war. Ich fragte mich, ob er jetzt zum ersten Mal davon gehört oder bisher womöglich nicht genau zugehört hatte. Immerhin hatten mir die beiden verraten, dass sie bereits seit dreizehn Jahren ein Paar waren. Da wäre es doch eigenartig, wenn das Thema nun völlig neu am Tisch wäre, es sei denn, die beiden wären erst ab dem zwölfeinhalbten Jahr aus der Verliebtheitsphase ausgetreten, was ich für eher unwahrscheinlich hielt.

»Schatz, ich liebe dich ... aber manchmal bist du wirklich anstrengend!«, meinte Benno genervt.

»Warum jetzt genau? Weil ich eine Frage gestellt habe?!«, fragte Tim mindestens ebenso genervt.

»Weil du immer so kryptisch bist. Da sagst du etwas, und keiner versteht es.«

»Keiner oder *du* nicht? Hast du es denn versucht?«

»Hast du denn schon mal probiert, das Aber wegzulassen?«, warf Margarete ein und versuchte, sich dabei sichtlich an Bennos Namen zu erinnern, den sie aber gar nicht wissen konnte, da Benno ihn ihr noch nicht verraten hatte.

»... Benno!«, half er ihr weiter. »Mit B ... wie *beständig*! Und momentan mit B wie *befangen*, was nichts mit Ihnen, sondern mehr mit Tim zu tun hat. Also, wie meinen Sie das? Welches Aber?«

»Ach, sag doch bitte Du. Wir haben uns ja bereits darauf geeinigt. Das ist weniger förmlich. Also, lieber Benno ... Was ich sagen wollte: Du hast gemeint: *Schatz ich liebe dich, aber ...*«

Er überlegte kurz. »Na ja, aber das war nicht so gemeint. Ich liebe ihn ja, das weiß er.«

»Mit jedem Aber behauptest du allerdings das Gegenteil. Du lenkst damit den Fokus auf alles, was du *nicht* für liebenswert hältst. Dabei ist es vielleicht genau das, was eure Liebe ausmacht. Heinrich, mein verstorbener Mann, hat auch nicht viel gesprochen. Ich meine, als er noch am Leben war!«, sie lachte. »Er war kein Mann der großen Worte, und ja, er hätte für meinen Geschmack auch mehr reden können. Allerdings hatte das auch seine Vorteile. Er hat zum Beispiel nie an mir herumgenörgelt! Das war einfach nicht sein Stil. Vielleicht sind all jene, die wenig sagen, am Ende die besseren Zuhörer. Und das sage ich, obwohl ich immer die war, die mehr gesprochen hat, und ich mich trotzdem für eine gute Zuhörerin halte ... allerdings denkt das wahrscheinlich jeder über sich. Jedenfalls würde ich nach jedem ›Ich liebe dich‹ ein Weil setzen und nach Gründen suchen, *warum* du Tim liebst, statt zu überlegen, warum nicht.«

»Aber macht er es denn, wenn er unsere Art zu kommunizieren infrage stellt? Ist hier nicht auch ein Aber im Vorwurfspaket mit dabei?«

»Es war kein Vorwurf, sondern eine Frage! Eine, die nach einer Lösung sucht und die nicht behauptet, dass ich dich deshalb weniger liebe. Benno, bitte, lass das Drama draußen!«

»Ich würde sagen, es handelt sich bei dieser Frage gar nicht um einen typischen Tim«, brachte sich Goldbach ein. »Es ist vielmehr eine Frage, die ganz viele Paare beschäftigt. Den Ansatz von Margarete finde ich sehr schön. Macht euch auf die Suche und findet immer wieder eure Beziehungs-Weils ... all das, was ihr am anderen schätzt. Die Gründe, warum ihr gern miteinander zusammen seid! Ich würde es sogar noch erweitern und behaupten, die höchste Kunst ist es, wenn das Komma durch den Punkt ersetzt wird. Wenn es gar keine Bedingung mehr gibt: kein Aber und auch kein Weil. Wenn ihr irgendwann nur noch ›Ich liebe dich.‹ sagt und einen Punkt dahinter setzt. Ohne jede Erwartung oder Ziel. Einfach weil es ist, wie es ist.« Er machte eine kurze Pause. Und wieder war ich beeindruckt. Hut ab, Paul hatte den Liebesdreh raus, das musste man ihm lassen.

»Aber kommen wir doch nun von der hohen Kunst der bedingungslosen Liebe zurück zur Kunst der Kommunikation. Ich möchte dazu gern eine Übung mit euch machen.« Während er das sagte, stand er auf und holte unter dem Tisch am Ende des Raumes zwei Trommeln hervor, brachte sie zum Kreis und überreichte eine Benno und die andere Tim.

```
    Die höchste Kunst in der Liebe
    ist es, das Komma durch einen
    Punkt zu ersetzen. Wenn es gar
   keine Bedingung mehr gibt. Weil der
   Punkt nach »Ich liebe dich.« genügt.
```

Vielleicht war es an der Zeit, das Aber wie einen Kadaver zu entsorgen.

# ALLE OKTAVEN

Nun saßen hier zwei erwachsene Männer mit Holztrommeln, die so aussahen, als hätten sie nicht die leiseste Ahnung, was sie damit anfangen oder wie sie gar damit spielen sollten. Als hätten sie es verlernt. Genau wie die Leichtigkeit im Leben – dem Spiel an und für sich.

»Bedenkt bitte, es geht auch hier um keinen Wettbewerb, also nicht darum, besser zu sein als der andere. Bleibt ganz bei euch. Da sowohl die Frage als auch die Übung wieder mehrere, höchstwahrscheinlich sogar uns alle, betrifft, würde ich euch beide bitten, eure Stühle zu nehmen und euch mit eurer Trommel in die Mitte des Kreises zu setzen. Ihr könnt euch auch einfach auf den Boden setzen, wenn euch das lieber ist. Aber bitte sprecht euch ab, damit nicht einer den Stuhl nimmt und der andere am Boden sitzt. Achtet bitte darauf, dass ihr auf Augenhöhe bleibt. Das ist übrigens auch ganz generell ein guter Ansatz für eine gute Kommunikationsebene, für die ihr euch in jeder Beziehung entscheiden könnt.«

Er sah in die Runde und machte damit klar, dass sich seine Aussage nicht nur auf Tim und Benno, sondern auf uns alle bezog, ganz egal, ob wir nun Single oder in einer Partnerschaft waren. Das erschien mir logisch, da wir schließlich jede Menge Beziehungen im Leben führen: mit Familienmitgliedern, Vorgesetzten, in Freundschaften, mit den Nachbarn – eben ganz generell mit anderen Menschen.

»Erhebt euch nicht über den anderen oder macht euch selbst klein, sondern versucht, sowohl die Verbindung als auch die Kommunikation auf Augenhöhe herzustellen. Viel mehr möchte ich jetzt noch gar nicht sagen.«

Tim und Benno besprachen sich kurz, gingen dann ohne Stühle in die Mitte des Kreises und setzten sich im Schneidersitz mit ihrer Trommel im Schoß gegenüber voneinander auf den Boden. Ich verspürte augenblicklich den Wunsch, Benno ein leises »Welcome to the Jungle« von Guns N' Roses zuzusingen – und wäre er noch neben mir gesessen, hätte ich es bestimmt getan. Ich vermisste meinen neu gewonnenen Zynismus-Verbündeten, der jetzt zu weit weg war, um mit ihm gemeinsam die Sarkasmus-Melodie anzustimmen. Da saß er, mit seiner Trommel, und nahm offensichtlich Kontakt zu ihr auf. Beinahe wäre ich eifersüchtig auf eine Trommel geworden, aber ich entschied mich, ihm den Spaß zu gönnen, den ich an dem Funkeln in seinen Augen erkennen konnte. Dass er beinahe verliebt auf die Trommel starrte, verwunderte mich ein wenig, denn ich ging davon aus, dass er sich nicht jeden Morgen gleich nach dem Sonnengruß in den Tag trommelte oder *Eine kleine Nachtmusik* zum Fünfuhrtee nachklopfte. Eigentlich war ich überzeugt gewesen, er würde sich in seiner gewohnt sarkastischen Art über die Trommel lustig machen, wurde allerdings eines Besseren belehrt.

Gleich nachdem Paul die beiden dazu angewiesen hatte, gemeinsam zu versuchen, eine Melodie zu finden, fing Benno auch schon wild an draufloszutrommeln. Tim dagegen blickte noch etwas hilflos auf seinen neuen Bambusfreund und wusste nicht so recht, wie er einstimmen sollte. Vielleicht wollte er die Trommel ja lieber umarmen, statt auf sie einzuklopfen, um so erst mal ein wenig Nähe aufzubauen, wie man das eben tut, wenn man sich langsam aufeinander einlässt.

Es schien jedenfalls, als sagte das alles schon einiges über das Kommunikationsverhalten der beiden aus. Benno trommelte jedenfalls munter weiter.

Goldbach sah Tim ermutigend an, dessen Kopf daraufhin rot anlief, da es ihn offensichtlich nur noch mehr unter Druck setzte. Das war bestimmt nicht Goldbachs Absicht gewesen, trotzdem hatte er ihm damit anscheinend den nötigen Anstoß gegeben, zumindest fing Tim nun an, ganz behutsam mit den flachen Händen auf die Trommel zu klopfen. Dabei beobachtete er Benno ganz genau und versuchte, ihm zu antworten und in seinen Rhythmus einzustimmen, was ihm allerdings nur recht holprig gelang. Bennos lautes Getrommel brachte ihn offenbar aus der Fassung.

Benno ließ sich dagegen kein bisschen von Tim beeinflussen und gab völlig unbeirrt und wie der Häuptling eines Zwei-Mann-Stamms ohne Rücksicht auf Verluste den Takt vor. Er schien ganz in seinem Element zu sein und bekam gar nichts um sich mit. Nicht mal seinen eigenen Partner, der mittlerweile etwas verzweifelt wirkte und sehr viel weniger Freude an der ganzen Trommelei hatte.

»Okaaaay ...«, meinte Paul nach einer Weile, und hätte er Benno nicht unterbrochen, hätte er vermutlich noch die ganze Nacht durchgetrommelt. Es wirkte jedenfalls so, als trommelte er sich etwas von der Seele und fühlte Erleichterung mit jedem Trommelschlag.

»Sehr gut«, unterbrach Goldbach nun endgültig das instrumentale Duett. »Wie ist es euch nun mit dem Trommeln ergangen?«

»Gut!«, rief Benno euphorisch.

»So wie immer«, raunte Tim frustriert hinterher.

»Ja, du hättest eben auch ein paar Töne von dir geben können!«, warf Benno ein.

»Wie denn, wenn du in einem fort lostrommelst und mich gar keinen Ton hervorbringen lässt!«

»Würde ich darauf warten, dass du lostrommelst, würden wir in einer Woche noch dasitzen!«

»Hast du mich überhaupt gehört, oder hast du dich nur auf dein Trommeln konzentriert? Du lässt doch gar keinen Raum für andere Töne! Du wartest nicht *einmal* ab, sondern ziehst dein Ding einfach durch, das übrigens sehr eintönig war. Von einer Melodie war da wenig zu hören – es war vorwiegend laut und penetrant«, meinte Tim genervt.

»Benötigst du mehr Stille, um etwas von dir zu geben?« Bennos Unterton war wieder zu seinem gewohnten Sarkasmus zurückgekehrt.

»Du wirst lachen: Aber genau so ist es! Und weißt du was? Es nennt sich die hohe Kunst des Zuhörens! Manchmal habe ich das Gefühl, du redest – oder in dem Fall trommelst – einfach nur, um etwas loszuwerden, aber du hörst dir gar keine Antwort oder Meinung dazu an! Hauptsache, du trommelst vor dich hin!«

Diesmal meldete sich Jana zu Wort. Irgendwie hatte sie sich dabei wohl angesprochen gefühlt.

»Aber soll man einfach aufhören zu trommeln, weil vom anderen nichts kommt? Was ist, wenn man immerzu redet und redet, aber nie wirklich gehört wird? Wenn man sich quasi die Seele aus dem Leib trommelt, aber es kommt nichts, rein gar nichts zurück?«

»Bist du sicher, dass du nicht gehört wirst?«, fragte Paul.

»Ich bekomme zumindest keine Antwort.«

»Und denkst du, die Antwort wird kommen, wenn du noch lauter trommelst?«

## Manchmal braucht es die Stille, um andere hören zu können.

Paul war für einen Moment still. Dann fuhr er fort. »Wenn wir gemeinsam trommeln, dann zwar jeder für sich, aber im Idealfall doch so, dass wir uns wie in einem – in dem Fall sehr kleinen – Orchester auf alle Beteiligten einstimmen. Wir hören zu, warten auf unseren Einsatz und spielen erst dann, wenn wir an der Reihe sind. Wir finden gemeinsam einen Rhythmus und zusammen unsere Melodie. Sprache ist wie Musik, sie ist nie eindimensional. Es ist also nicht sinnvoll, immerzu dieselben Töne zu klopfen, die wir gelernt haben, und die Endlosmelodie unserer Vergangenheit zu wiederholen. Dabei überhören wir, was unser Gegenüber gerade trommelt. Selbst dann, wenn es still ist. Denn auch Stille hat ihre Bedeutung. Für den Rhythmus braucht es den Raum zwischen den Tönen. Indigene Gruppen aus dem Amazonas-Regenwald kommunizieren mit ihren Trommeln sogar über zwanzig Kilometer Distanz hinweg. Wenn einer trommelt, hören alle anderen zu. Erst nachdem der andere fertiggetrommelt hat, antworten sie. Sie achten auf die Botschaft, die sich im Rhythmus des Trommelns verbirgt. Nehmen wir uns ein Beispiel und hören wir genau hin. Was will uns der oder die andere wirklich sagen? Hören wir dann auch uns selbst zu? Wie reagieren wir? Spielen wir immerzu die gleiche Leier der Vergangenheit? Mögen wir die Melodie überhaupt, oder ist es an der Zeit, eine neue zu komponieren? Was wollen wir denn eigentlich sagen, wenn wir nörgeln, uns beschweren oder dem anderen Vorwürfe machen? Ist das unsere eigene Geschichte, die wir hier als Symphonie abspielen, und hat sie überhaupt etwas mit dem anderen zu tun? Oder singen wir zwischen den Tönen statt ›Warum hörst du mir nie zu? Warum hast du deine Sachen schon wieder liegen lassen? Warum nimmst du keine Rücksicht und bist nie für mich da? Warum lässt du mich immer allein? Warum nimmst du dir keine Zeit für mich?‹ eigentlich die alte Melodie von ›Keiner liebt mich, nicht mal ich mich selbst‹.

Und umgekehrt, wenn wir gar nicht hinhören, was andere sagen, hören wir uns dann selbst wirklich zu? Wissen wir, was wir wirklich wollen, oder erinnern uns andere nur daran, dass wir es selbst gar nicht wissen? Haben wir vielleicht Angst, genauer hinzuhören, weil wir dann auch uns selbst zuhören müssten? Welche Stimme meldet sich, die wir schon so lange ignoriert haben?

Also machen wir es besser: Nützen wir andere als Spiegel für unsere eigenen Bedürfnisse. Lernen wir uns selbst besser kennen! Beginnen wir, wieder besser hinzuhören und ein Gefühl für die einzelnen Töne zu entwickeln: was wir hören und wie wir darauf antworten. Für welche Melodie wir uns entscheiden. Betrachten wir Sprache als Musik und benutzen wir am besten nicht nur diese drei bekannten Töne, sondern spielen wir doch besser alle Oktaven! Der Wunsch, dass der andere dieselben Töne anschlägt wie wir, bringt uns nämlich gar nicht weiter: Erst aus der Dynamik ergibt sich der Takt und daraus die Melodie.«

In meinem Kopf spielte mittlerweile eine ganze Symphonie an Gedanken darüber, was ich für mich selbst im Leben und in Beziehung zu anderen vor mich hin trommelte, wenn ich das Gefühl hatte, nicht gehört zu werden. Wechseln wir alle zwischen Sender und Empfänger, aber bleibt das Gefühl am Ende doch immer dasselbe? Wie lernt man, wie Beethoven oder Chopin die gesamte Klaviatur zu spielen, wenn sich Survivor mit »Eye of the Tiger« im ganzen Körper meldet und einem den inneren Kampf ansagt? Warum enden so viele unserer Konversationen in Beziehungen im

Streit, gerade so, als wären wir Feinde in der freien Wildbahn und müssten uns mit lautem Brüllen gegenseitig erlegen?

Hatte Goldbach etwa recht und ging es am Ende doch nur immer um uns selbst und den Kampf, den wir nicht gegeneinander, sondern mit uns führen, wenn wir uns nicht gehört oder verstanden, also im Grunde nicht geliebt fühlen, weil wir selbst damit beginnen müssten?

**Für welche Melodie entscheiden wir uns? Die Melodie des Kampfes oder der Liebe?**

# UNERHÖRT UNGEHÖRT

Das heißt also konkret, wir sollen reden, nicht kämpfen.« Es hörte sich mehr nach einer Erkenntnis, als nach einer Frage an. »Was hast du denn bisher getan, Benno?«

»Geredet.«

»Wenn du etwas verändern willst, was könntest du tun?«

»Still sein?«

»Wie wäre es mit zuhören?«

»Und Tim?«, fragte Benno und spielte den Ball weiter. Ich fragte mich, ob wir das immer dann tun, wenn wir uns ertappt fühlen, damit wir nicht dahin gehen müssen, wo es wehtun könnte. Um den Schuss in den Bauch schnell wieder loszuwerden, ist es einfacher, dem anderen den nächsten zu verpassen.

Goldbach hatte es mit Sicherheit durchschaut. Dennoch nahm er Bennos Frage auf und sah zu Tim hinüber. Der hielt seine Trommel immer noch verkrampft fest. Gesagt hatte er noch nichts, vielleicht auch deshalb, weil genau das sein Thema war: nie etwas zu sagen.

»Was soll ich tun?«, fragte er.

»Sag du es uns!«, schlug Paul vor.

»Vielleicht sollte ich damit beginnen zu sagen, was ich will?«

»Ist das eine Frage oder möchtest du es? Weil wenn du es möchtest, dann ist Klarheit der Schlüssel: klar zu sagen, was du willst.«

»Ja, sag doch mal, Tim!«, plapperte Benno schon wieder, obwohl er sich doch im Zuhören üben wollte. Paul übernahm.

»Ihr könntet versuchen, die Rollen zu tauschen. Bisher war Benno der Sender und Tim der Empfänger. Allerdings hat Tim den Empfang abgedreht, weil es ihm zu viel Lärm war. Stellt euch vor, Heavy Metal läuft im Radio, und eigentlich ist euch nach leichter Entspannungsmusik. Kein Mensch zieht sich dann Heavy Metal rein. Da dreht man einfach ab. Der ganze Krach fühlt sich dann wie Heavy Metal im Körper an. Möglicherweise steht der Lärm sogar für einen alten Schmerz, an den ihr euch dadurch immer wieder erinnert. Bei Tim gab es vielleicht jemanden in der Vergangenheit, der sich immerzu beschwert hat, er würde nichts richtig machen, und er kam zu dem Entschluss, es wäre besser für ihn, den Empfang einzustellen. Vielleicht war es ihm aber auch einfach zu laut und er hat irgendwann beschlossen, die Schotten dicht zu machen. Dann ist es jetzt an der Zeit, sie langsam wieder zu öffnen. Erst mal für einen Spalt. Dann ein wenig mehr. Wenn du dich versuchst zurückzuerinnern: Wer war denn immer laut und lästig, Tim?«

»Das ist einfach ... das war mein Stiefvater«, erzählte der sonst so stille Tim ungewohnt gesprächig. Ich war beeindruckt, was Goldbach aus uns allen herauskitzelte, ohne auch nur irgendjemanden körperlich zu berühren. In Tims Seele bewegte sich aber anscheinend etwas.

»Er hat sich ständig beschwert. Wir Kinder konnten ihm gar nichts recht machen. Alles, was wir taten – oder besser gesagt: Egal, was *ich* tat, es war nicht genug. Es hätte besser sein können. Immer! Er hat nicht aufgehört zu jammern und zu schimpfen. Und manchmal hat er gebrüllt. Tagelang. Dann hab ich mir gewünscht, taub zu sein, und mich in meine Welt zurückgezogen. Ich habe zwei Decken über mein Bett gespannt, meine Taschenlampe und ein paar Bücher geholt und mich verkrochen. Irgendwann habe ich ihn dann nicht mehr gehört. Ob er nun gebrüllt hat oder nicht. Es war ohnehin egal, ob ich ihm zugehört habe. Es war nie richtig! Nichts, was ich je tat oder sagte. Gar nichts. Auch ich nicht.«

Benno sah Tim an und griff nach seiner Hand. Er hielt sie fest und damit ihn fest, als hätte er ihn mit einem Mal verstanden. »Aber du weißt doch, dass ich dich liebe. Für mich bist du richtig. Immer.«

»Das weiß ich. Ich weiß es wirklich. Aber trotzdem verschließt sich etwas in mir, wenn du nicht aufhörst zu reden. Selbst wenn ich wollte, ich kann mich dann nicht konzentrieren und merke, wie ich mich innerlich entferne. Immer weiter weg. Bis ich dich irgendwann nicht mehr höre. Ich kann gar nichts dagegen tun. Es passiert einfach.«

»So, wie du es dir damals beigebracht hast, um dich zu schützen«, sagte Paul. »Es hat dir früher geholfen, daher war es auch sinnvoll.« Er machte eine kurze Pause. »Aber die gute Nachricht ist: Heute bist du erwachsen und nicht mehr das hilflose Kind von damals. Du kannst dich anders entscheiden, richtig?«

»Ja, eigentlich schon.«

»Nicht nur eigentlich. Es liegt in deiner Hand. Das Gute am Erwachsensein ist: Niemand entscheidet mehr für dich. Nicht wie damals: der Stiefvater, der entschied, ob es ein guter oder schlechter Tag wird. Ob er dich anbrüllt und du Angst hast. Heute kannst *du* entscheiden. Wir alle können uns entscheiden. Anders als Kinder können wir jetzt Nein sagen, bewusst aus Situationen aussteigen und gut für unsere Bedürfnisse sorgen. Du kannst dich sogar umentscheiden! Vermutlich wird der erste Gedanke bei etwas, das sich für dich als Angriff anfühlt, immer Rückzug sein. Und das ist in Ordnung. Aber wenn du erkennst, dass die Gefahr gar keine Gefahr mehr ist, kannst du aussteigen und von der Opferrolle in die Entscheiderrolle wechseln.

»Wenn ich wüsste, wie ich das mache, würde ich es tun.« Tim hatte Paul zwar gehört, aber ganz angekommen war die Lösung bei ihm noch nicht. Trotzdem war ihm anzusehen, wie Pauls Worte in ihm weiterarbeiteten.

»Wenn du merkst, dass du wieder dicht machst, kannst du Benno zum Beispiel erklären, dass es wieder so weit ist. Er weiß jetzt davon und kann sich ebenfalls anders entscheiden. Vielleicht lässt er dir erst mal die Ruhe, die du in dem Moment brauchst, und gibt dir somit die Möglichkeit, vom passiven Empfänger ohne Empfang zum aktiven Sender zu wechseln. Du kannst dabei gut für dich sorgen, indem du in dich hineinhörst, was du brauchst, und dann den Empfang neu einstellst. Dann nimmst du Bennos Botschaft wahr und kannst darauf antworten, was du möchtest. Damit findest du es im Übrigen auch für dich selbst heraus. Denn manchmal weißt du es wahrscheinlich selbst gar nicht, weil du den Zugang verloren hast. Das ist ja auch verständlich, schließlich musstest du dich damals schützen und dabei auch einiges an Gefühlen abstellen, um nicht noch mehr verletzt zu werden. Es war dein Schutzmechanismus, der als Kind notwendig und auch hilfreich war. Er hat dir gute Dienste geleistet. Aber heute musst du dich nicht mehr schützen. Die Gefahr ist vorüber! Du kannst entscheiden und neu wählen. Hört sich das nach einem Versuch an, der etwas verändern könnte?«

»Ja. Ich denke, schon«, sagte Tim sofort, was bereits eine Veränderung war.

Paul nickte zustimmend, bevor er weitersprach: »Für Benno könnte sich aus der neuen Dynamik dann auch ein Muster auflösen. Nämlich das, nicht gehört zu werden. Kommt dir das von irgendwo bekannt vor, Benno?« Der erstarrte für einen Moment und sah Goldbach völlig verdutzt an.

»Ähm, ja ... das trifft es wohl auf den Punkt! Vielleicht sogar mehr als das.«

Er überlegte kurz, bevor er weitererzählte. »Wenn ich nicht besonders laut oder lustig war, hat mir nie jemand zugehört. Deshalb habe ich mich immer bemüht, alle zum Lachen zu bringen, denn dann hat mir überhaupt erst jemand Beachtung geschenkt. Wenn ich still war, war es so, als gäbe es mich gar nicht. Ich war unsichtbar. Hätte ich mich nicht immerzu in Szene gesetzt – ich glaube, sie hätten mich vergessen, also meine Mutter und meine Oma – einen Vater hatte ich ja nie, und mein Opa war schon tot. Möglicherweise habe ich sie auch an einen von ihnen erinnert. Vielleicht *wollten* sie alle Männer vergessen und haben mich deshalb nicht gesehen – ja fast schon übersehen! Dabei war ich damals schon nicht besonders zart. Meine Großmutter hatte diesen Süßwarenladen, und ich war das dicke Kind, das sich tonnenweise mit Süßigkeiten vollstopfte, um überhaupt ein wenig Liebe zu spüren. Wenn schon nicht von ihnen, dann wenigstens von innen! Die beiden waren zu beschäftigt mit sich, der Welt und damit, mich und meine Schwestern durchzubringen. Sie arbeiteten rund um die Uhr. Rückblickend kann ich sie schon irgendwie verstehen: Es war hart und nie genug da. Nicht genug Geld, nicht genug Zeit, nicht genug Aufmerksamkeit. Ich denke, es war gar nicht ihre Absicht. Es war einfach so! Es hat gefehlt. An allen Ecken und Enden, und ich habe versucht, die Löcher mit Lachen und Süßigkeiten zu füllen. Vielleicht auch mit Worten. Damit mich endlich jemand hört. Übrigens, sollte jemand die acht Zimtschnecken vermissen, ich habe damit ein paar Löcher gestopft! Meine zwei geheimen Leidenschaften sind nämlich essen und reden.« Natürlich hatte er übertrieben. Aber alle lachten, und es war genau, was Benno brauchte.

»Hast du das Gefühl, es wird leichter mit den ganzen Süßigkeiten?«

»Zuerst ja. Dann sehr viel schwerer. Sagt zumindest meine Waage!«

»Wahrscheinlich auch das Gefühl in dir.«

»Was meinst du?«

»Es bleibt schwer.«

»Ja ... stimmt.«

»Wie sieht es mit dem Lachen aus?«

»Sie hören mir zu. Wenn ich andere zum Lachen bringe, dann hören sie zu.«

»Und du? Hörst du dir zu, was du wirklich brauchst?«

Benno sagte nichts. Er lachte auch nicht. Es wirkte mehr so, als steckten ihm die Zimtschnecken irgendwo in seiner Kehle fest.

»Wenn du deine Späße machst, dann hören sie dir zu«, erklärte Goldbach weiter. »Wenn sie über deine Scherze lachen, fühlt es sich kurz wie ein Pflaster auf einer alten Wunde an. Je mehr du isst, desto mehr sehen sie dich. Du wirst dann unübersehbar. Wenn du witzig, klug, lustig, smart oder sonst was bist, dann nehmen sie dich wahr. Das denkst du zumindest. Du suchst nach allen Möglichkeiten und führst die größten Kunststücke auf, bis sie dich endlich sehen. Es fühlt sich kurz erleichternd an. Aber damit deckst du die Wunde nur zu. So bekommt sie keine Luft zum Atmen. Erst wenn du sie dir genauer ansiehst und sie freilegst, ohne ständig daran herumzudoktern, wird sie nach und nach verheilen. Wie wäre es, wenn du ab jetzt aufhörst, jedes Mal, wenn du dir wünschst, gehört oder gesehen zu werden, dich vollzustopfen oder irgendwelche Kunststücke aufzuführen, und anfängst, nach innen zu blicken, um herauszufinden, was du gerade wirklich brauchst?

»Und was wäre das?«

»Das kann ich nicht für dich beantworten. Dazu musst du in dich hineinspüren. Aber es könnte die Aufmerksamkeit sein, die du dir so sehr im Außen erhoffst. Die Lösung könnte sein, dass du endlich anfängst, sie dir selbst zu geben.«

Bennos Augen wurden glasig. Goldbach hatte wieder mitten hinein getroffen. In die verwundete Seele. Eine, die, obwohl sie so viel in sich hineinstopfte, anscheinend völlig ausgehungert war.

»Es ist nicht Tims Aufgabe, dieses Loch zu stopfen. Es ist deine. Genauso wie Benno nichts mit deinem Stiefvater zu tun hat, Tim. Und doch spiegelt ihr euch eure Wunden so perfekt. Ihr zeigt euch gegenseitig, was es braucht, damit ihr anfangt, sie heilen zu lassen.«

Charly brach nun ebenfalls in Tränen aus, und Carl sah ganz verstört in die Runde. Nichts von alldem überraschte mich noch.

**Es wird nicht leichter, wenn wir uns beschweren. Es wird leichter, wenn wir in uns hineinblicken, die Schwere ansehen und herausfinden, was wir wirklich brauchen, um uns leichter zu fühlen.**

# DER, DIE, DAS RICHTIGE

Goldbach blickte in die Runde, und ich fühlte mich mit einem Mal in die Schulzeit zurückversetzt. Wie damals bangte ich, ob ich wohl als Nächste an der Reihe wäre und wie die Antwort auf die Frage lautete, die umgedreht vor mir auf dem Boden lag. Gab es denn eine Antwort? War es nicht die Frage selbst, die jedes Mal etwas in uns bewegte?

Als Goldbachs Augen sich für einen kurzen Augenblick ohne Verabredung mit meinen trafen, schlug mir das Herz so laut bis zum Hals, dass ich Angst hatte, er könnte es hören. Immerhin, da war es. Schon lange war mein Herz nicht mehr so aufgeregt gewesen. Nun wartete ich wie beim Fernsehquiz auf die Millionenfrage und darauf, ob ich ihre Antwort kannte. Ich atmete auf, als Tims Name fiel.

»Glück gehabt«, murmelte ich erleichtert vor mich hin und erschrak selbst dabei, wie laut ich es sagte. Alle anderen konnten es offenbar hören. Als sie loslachten, fragte ich mich, ob ich es Benno gleichtat und unbewusst die Aufmerksamkeit auf mich ziehen wollte, die ich im selben Moment doch wieder verfluchte. Wie so oft fand ich meine innere Logik nicht ganz stimmig.

»Ist es denn ein Glück oder kommt ohnehin jeder dran, wenn es um Lebensfragen geht? Auch ganz generell … einfach, weil man am Leben ist. Das wirft ja bereits jede Menge Fragen auf.« Paul lächelte. »Vielleicht geht es gar nicht darum, eine Antwort zu finden, sondern die Frage zu erfahren. Möglicherweise ist nämlich jede Frage eine Erfahrung, die uns weiterbringt. Und jede Erfahrung die Antwort auf die Frage.« Wie immer hatte er eine plausible Erklärung parat. Obwohl sich alles um die Frage drehte, verbargen sich so viele Antworten darin, dass ich Freuds Hut vor Paul zog. Was den Tiefgang anbelangte, grub Magic Paul wieder mal extratief in der Weisheitskiste, und er kramte ganz besonders edle Erkenntnisbrocken hervor, die sich schön langsam zu einem kleinen Schatz formierten. Gefühlt hatte jeder zweite Satz, den er von sich gab, eine Tiefe, über deren Bedeutsamkeit man locker zwei Wochen philosophieren konnte. Zugegeben, ich war beeindruckt.

Tim schien bei all der Sinnhaftigkeit viel redseliger geworden zu sein und kramte ebenfalls in seiner Kiste – allerdings eher der Witzkiste –, die sonst doch eher Bennos Spezialgebiet war. Der Rollentausch funktionierte offensichtlich.

»Was ein echter Tim ist, wisst ihr ja schon. Mein T hab ich euch allerdings noch vorenthalten. Dann lasst mich euch also mit einem T wie *tatkräftig* die Frage vorlesen: *Braucht es Glück für die Liebe?* Schöne Frage. Und passt ja richtig!«, fügte er noch hinzu.

»Das stimmt! Da ist es wieder, das Glück, das kann kein Zufall sein!«, meinte Paul und lachte.

»Kann es *nicht?!*«, fragte ich. Und somit war klar, dass es sich um meine Frage handelte. An meiner Diskretion, die mich selbst betraf, ließ sich noch feilen.

»Gute Frage! ... Tim, was meinst du? Ist es Zufall? Und wie sieht es mit dem Glück aus?«

»Ob es Glück für die Liebe braucht?«, wiederholte Tim noch einmal und überlegte. »Ich denke, schon! Benno und ich haben uns nämlich an einem ansonsten sehr belanglosen Tag morgens um zehn Uhr beim Bäcker kennengelernt. Und das in einer Gegend, in der wir beide sonst nie sind. Er hatte die Nacht ...« Tim stockte für einen Moment und sah Benno an. »Darf ich das überhaupt erzählen?« Benno nickte amüsiert, was wohl einem Ja gleichkam. »Gut ... also ... Er hatte die Nacht bei einem, wie ich finde, recht unsympathischen Typen verbracht, mit dem er schon lange eine unsympathische Affäre hatte. Unsympathisch deshalb, weil sowohl der Typ als auch die Affäre ihn - genau wie er sich selbst - unglücklich machten. Der Mann war nun mal vergeben und alles andere als bereit für eine Beziehung. Da verhält man sich doch unsympathisch seinem Glück gegenüber, würde ich sagen. Und am Ende sind dann alle unglücklich. Der Partner auch, wenn er je davon erfahren hat, aber das wissen wir nicht. Jedenfalls war Benno anscheinend wieder einmal sehr unglücklich nach dieser Nacht und wollte sein Leid mit etwas Zucker bestäuben – man könnte auch ›betäuben‹ sagen. Damals waren es aber keine Zimtschnekken ... es waren ... irgendetwas mit Beeren ...«

»Ein Erdbeertörtchen und eine Himbeerschnitte mit Eierlikördecke«, erinnerte sich Benno ganz genau.

»Ja, richtig! Jedenfalls stand er da an der Theke und scherzte mit der Verkäuferin. Ich glaube, er machte ihr Komplimente über ihr schickes Konditorhäubchen. Das arme Mädchen, sie dachte wohl, du flirtest mit ihr!«

»Sie hat sich doch gefreut! Und es ist jetzt auch nicht so, als würde ich als der klassische Hetero-Mann rüberkommen. Sie muss schon blind *und* taub gewesen sein, um nicht zu erkennen, dass Konditorinnen nicht meine erklärte Liebeszielgruppe sind!«

»Okay, okay ... Jedenfalls hatte ich an dem Tag ein Vertriebsmeeting, und wie immer war meine Firma dermaßen unorganisiert, dass sich zwar irgendjemand vorbildhaft um die stylische

Location gekümmert hatte, aber sich darüber hinaus anscheinend niemand für die Verpflegung verantwortlich fühlte. Es war also sehr hübsch dort, aber zu essen gab es nichts. In Schönheit verhungern ist aber kein optimales Ziel! Schon gar nicht vom Vertriebsaspekt her. Chronisch unterzuckert wäre wohl niemand motiviert aus diesem Meeting gegangen.

T wie *tatkräftig* bot ich mich also an, ein paar Brötchen vom nächsten Bäcker zu organisieren. Ich googelte nach dem nächstgelegenen Betrieb, rief an und fragte sie, ob sie mir in einer Stunde ein paar Brötchen zur Abholung vorbereiten konnten. Da es sich um einen flexiblen Familienbetrieb handelte, machten sie das Unmögliche tatsächlich möglich und schmierten fleißig ein paar Brötchen für uns. Als mir die andere nette Dame dann die ganze Steige Brötchen überreichte, sah mich Benno ziemlich verdutzt von der Seite an.«

Benno grinste, während Tim weitererzählte. »Du meintest so etwas wie ›Das nenn ich mal ganz schön hungrig‹, und ich musste lachen. Wir unterhielten uns ein wenig, lachten noch mehr, und Benno fragte letztendlich nach meiner Nummer, die ich ihm - wie in einer dieser seichten Liebeskomödien - auf eine Serviette niederschrieb. Dazu lieh ich mir übrigens einen Stift von der netten Konditorin mit dem hübschen Häubchen aus. Spätestens da wusste sie also, dass du nicht mit ihr, sondern mit mir geflirtet hast.«

»Aber sie hat weiterhin gelächelt!«, merkte Benno lachend an.

»Das hat sie. Und wir auch. Der Rest ist Geschichte ... und liegt jetzt ganze dreizehn Jahre zurück. Also was ich eigentlich sagen wollte: Es war schon großes Glück, dass ich an diesem besagten Tag zu exakt demselben Zeitpunkt wie Benno in dieser fragwürdigen Ecke der Stadt war. Im Grunde begegneten wir uns nur deshalb, weil irgendwer in meiner Firma diesen Fehler gemacht hatte, die Verpflegung zu vergessen, und Benno wiederum den Fehler beging, sich selbst zu vergessen, und schon wieder eine Nacht mit diesem Typen verbracht hatte, mit dem er todunglücklich war. Da fragt man sich dann schon, ob das alles *wirklich* Fehler waren oder ob sie uns alle am Ende genau dahin brachten, wo wir heute stehen. Das heißt jetzt natürlich auch nicht, dass ich eine Affäre empfehlen würde, weil, mal ganz ehrlich: Wie hoch ist schon die Wahrscheinlichkeit, genau nach einer solchen Nacht seiner großen Liebe beim Bäcker zu begegnen? Damit rechnet ja keiner und sollte man auch nicht! Ist das Glück? Ich denke, schon! Also ja, ich glaube, wir hatten Glück in der Liebe!«

»Na ja, also ganz so würde ich das nicht unterschreiben. Schließlich hatte ich ganz lange ausschließlich Pech in der Liebe«, warf Benno ein. »Wenn ich so zurückdenke, war Pech in der Liebe wahrscheinlich die einzige Konstante, die sich durch mein Leben zog, bevor ich dich traf.«

Ich sah, wie Charly ganz hellhörig wurde. »Was ist dann passiert?«, fragte sie ganz aufgeregt. Man sah die Hoffnung in ihren Augen, dass die Geschichte der beiden vielleicht auch ihre eigene verändern könnte. »Was hast du plötzlich anders gemacht?!«

»Auf dem Weg zum Bäcker?« Benno lachte. »Aber ja, um ehrlich zu sein, da war tatsächlich etwas ... Ich weiß noch, als ich an dem Morgen meine Kleidung gemeinsam mit dem letzten Rest meiner Würde vom Boden aufsammelte und ich mich so schlecht fühlte, schwor ich mir etwas. Ich dachte: nein! Einfach: nein! Nie wieder. Nicht mit mir! Da bist du dir mehr wert, Benno! Das hast du nicht nötig. Das hier ist das Gegenteil von Liebe, und du hast es verdient, geliebt zu werden. So richtig! Mit allem, was dazugehört. Mit frisch gebrühtem Kaffee, aufgebackenen Croissants und dem Kuss am Morgen, weil jemand zu schätzen weiß, dass du da bist ... und du nicht wieder allein dasitzt, weil er schon längst auf dem

Weg zur Arbeit war, ohne sich verabschiedet zu haben. Ich war hier fehl am Platz! Ich hatte nicht mal einen. Ich hatte keinen Platz in seiner Wohnung und nicht in seinem Leben! Nicht mal in diesem Badezimmer, in dem die Zahnbürste eines anderen im Zahnputzbecher steckte. Jemand, der öfter da war als ich und nicht mal wusste, dass es mich gab. Ich hatte es satt, diese Dreiecksbeziehung zu führen, an deren drei Spitzen sich jeder verletzte. Auch der, der nichts davon wusste, weil es doch nicht gut sein konnte. Nichts von dem war gut! Ich sah es mit einem Mal glasklar. Vielleicht lag es auch an dem Badezimmerspiegel, vor dem ich stand, aber noch nie erkannte ich so klar wie damals, dass ich *das* nicht mehr wollte! Irgendetwas war anders. Ich wollte mir wieder mit Achtung im Spiegel begegnen. Mir voller Freude zuwinken, das Richtige im Leben zu tun. Die guten Entscheidungen zu treffen! Ich stützte mich am Waschbeckenrand ab. Ein Wunder, dass es nicht einbrach ... jedenfalls habe ich damals eine Entscheidung getroffen: Es würde das letzte Mal gewesen sein, dass ich in einen fremden Spiegel sah und mich hasste. Als ich die Tür hinter mir ins Schloss fallen ließ, wusste ich, es war für immer – und es fühlte sich nach Freiheit an. Ich wollte an diesem Morgen beim Bäcker gar nicht mein Leid betäuben, ich wollte meinen Neubeginn feiern. Und das habe ich getan! Wer hätte gedacht, dass das Leben meine Entscheidung so schnell belohnen würde? Vielleicht ist es ja so, dass wir erst das loslassen müssen, was uns zurückhält, um frei zu sein für all das Glück, das auf uns wartet. Ich habe mich an diesem Morgen endlich entschieden, mein Unglück loszulassen, und mich damit für mein Glück entschieden! Wer weiß, ob ich überhaupt mit der Verkäuferin gescherzt und Tim wahrgenommen hätte, wenn ich damals in meinem Leid stecken geblieben wäre. Da hätte ich doch nichts um mich gesehen. Es ist nämlich ziemlich dunkel im Leid.

An diesem Morgen hab ich aber den Weg nach draußen gewählt, und da war sie, die Sonne.« Er deutete auf Tim.

Wenn das nicht herzerwärmend war.

»Wow, das wusste ich gar nicht«, sagte Tim sichtlich überrascht. »Du hast mir nie davon erzählt.«

»Ja, es gibt eben auch kleine Geheimnisse in guten Beziehungen. Solche, mit denen man den anderen auch noch nach dreizehn Jahren überraschen kann!«

»Solange es keine vernichtenden Geheimnisse sind«, schoss Emilia von der Seite.

**Müssen wir zuerst unser Unglück loslassen, damit wir uns freimachen für unser Glück?**

# FREIGEMACHT

Aber war es dann wirklich Glück oder eine Reihe von Entscheidungen, die ihr getroffen habt?«, fragte Paul. »Ist es nicht auch eine Entscheidung, sich auf sein Glück einzulassen? Genau wie auf die Liebe? Benno hat sich an diesem Tag entschieden, endlich seinen Wert zu sehen und sich damit für sich und sein Glück entschieden. Hätte er das Drama der Ablehnung weitergespielt, wäre er nicht in der Leichtigkeit gewesen. Dann hätte er auch nicht diesen Scherz gemacht und mit Sicherheit nicht nach deiner Nummer gefragt. Im Tunnelblick der Ablehnung hätte er nichts als Ablehnung gesehen. Vielleicht hätte er sich sogar eingeredet, dass du mit deiner Großbestellung absichtlich alles aufgehalten hast und ihm den Tag damit vermiesen wolltest, der dann natürlich ganz anders verlaufen wäre. Abends hätte er sich über sein Pech im Leben beschwert, und es wäre einer dieser furchtbaren Tage gewesen, an denen kein Platz für das Glück und die Liebe ist.«

»Aber ich? Ich habe doch nicht entschieden, bei diesem Bäcker zu sein?«, hielt Tim entgegen.

»Hast du nicht? Du hättest dich doch auch nur einfach darüber ärgern können, dass es kein Essen gab und gar nichts tun können. Du hättest auf deinem Stuhl sitzen bleiben und halb verhungert darauf warten können, dass irgendjemand etwas gegen diesen ungeheuerlichen Umstand unternimmt. Aber das hast du nicht! Du hast entschieden, das Glück selbst in die Hand zu nehmen, bist zum Bäcker gefahren und hast über Bennos Scherz gelacht.«

»Aber das erklärt immer noch nicht, warum wir zur selben Zeit am selben Ort waren. Und ob das nicht genau das Glück war, das es gebraucht hat, damit wir heute überhaupt ein Paar sind.«

»Wer sagt denn, dass ihr euch nicht schon einige, vielleicht Hunderte Male über den Weg gelaufen seid? In völlig anderen Ecken der Stadt. An Wegkreuzungen, Gabelungen, an der Ampel, im Supermarkt, im Einkaufszentrum, auf sozialen Medien über Freunde, vielleicht sogar auf einer Reise zur selben Zeit in einem völlig anderen Land? Wer weiß, ob es nicht schon oft die Chance gab, einander zu begegnen, aber es einfach noch nicht der richtige Zeitpunkt war, weil einer von euch oder beide noch nicht frei oder bereit war? An diesem Tag habt ihr euch freigemacht.«

»Nicht ganz!«, meinte Benno und lachte verschmitzt. »Wir haben ja nur Nummern ausgetauscht. Die Nummer geschoben und uns gänzlich freigemacht haben wir uns erst ein paar Tage später.«

Alle lachten. Paul auch. »Gut, ihr habt also eure Hosen anbehalten, aber dafür euer Herz freigemacht. Ihr wart offen. Beide!« Er machte eine kurze Pause, bis er weitersprach:

»Das gilt übrigens für *ent*stehende als auch bestehende Beziehungen. Oft müssen wir zuerst Vergangenes loslassen, um frei zu sein für einen Neubeginn. Den können wir auch in einer Beziehung wagen. Im Grunde treffen wir jeden Tag die Entscheidung, ob wir uns freimachen für die Liebe oder nicht. Natürlich ist das nicht immer einfach. Aber es ist möglich.«

Paul musste dazu Emilia erst gar nicht ansehen. Es war klar, dass er sich damit auf ihre Aussage von vorher bezog, und wie immer traf seine Ehrlichkeit. Vielleicht nicht auf Begeisterung, aber in jedem Fall den Kern.

»Aber es ist auch eine Entscheidung, ob man sich freimacht für eine Affäre und damit die ganze Liebe aufs Spiel setzt«, erwiderte Emilia. Diesmal fauchte sie nicht. Sie klang müde und nachdenklich.

»An der Vergangenheit festzuhalten ist anstrengend«, meinte Paul ruhig. »Vor allem, wenn es sich um eine Verletzung handelt. Das ist schmerzhaft. Und ja, es ist verständlich, aber die Verletzung wird dadurch nicht besser. Im Gegenteil. Man verletzt sich nur noch mehr damit. Es ist wichtig, den Schmerz anzunehmen, aber ebenso wichtig, ihn auch irgendwann loszulassen. Die Beziehung, die ihr hattet, ist vorbei. Die wird es so nie wieder geben. Das zu hoffen, wäre nur eine zusätzliche Schwere, an der niemand festhalten sollte. Es heißt aber nicht, dass es keine Chance auf eine neue gibt. Nachdem ihr euch mutig dem ganzen Schmerz und der Verletzung gestellt und sie auch gefühlt habt, könnt ihr die Entscheidung treffen, euch freizumachen. Für eine neue Beziehung. Und das könnt ihr auch gemeinsam tun. Wenn ihr es beide zulasst, könnt ihr gemeinsam eine neue Beziehung eingehen, die auf dem durchwachsenen Boden eurer alten langsam gedeiht. Eine, in der ihr aus euren Fehlern lernt und gemeinsam daran wachst. Auch das ist nicht einfach. Aber es ist möglich, wenn ihr es möglich macht. Vergesst dabei auch nicht die Beziehung mit euch selbst. Denn auch sie ist neu. Alles, was die Erfahrung mit sich brachte, macht euch zu dem Menschen, der ihr heute seid. Ein anderer Mensch, der ihr gestern wart, und ein anderer, der ihr morgen sein werdet. Ihr könnt euch entscheiden, worauf ihr den Fokus lenkt. Auf den Schmerz oder die Liebe.«

»Ein trauriger Mensch. Ich will kein trauriger Mensch mehr sein!«, antworte Emilia. »Kein betrogener, verunsicherter, verletzter, trauriger Mensch! Aber genau so wache ich jeden Morgen auf. Und wenn ich es hin und wieder vergesse, dann ist für einen Moment alles gut, bis es mir wieder einfällt. Es ist wie ein Albtraum, der nie endet. Aus dem ich nie erwache. Ein ganz furchtbarer, abartiger Traum, den ich mit mir herumschleppe. In jedem Zentimeter meines Körpers, jede Minute meines Tages, in jedem verfickten Gedanken meines zermarterten Hirns. Die Bilder in meinem Kopf. Sie enden nie! Und das, obwohl ich nichts davon je wirklich gesehen habe. Es ist trotzdem so, als wäre ich dabei gewesen.«

»Und du bist es immer noch, du quälst dich jeden Tag damit.«

»Aber wie werde ich diese Bilder ... diesen verdammten Albtraum, wie werde ich sie nur los?!«

»In dem du sie loslässt.«

»Ja genau. Wenn das so einfach wäre, würde ich es tun!«

»Und das ist es nicht. Das ist der Irrglaube. Es ist nicht einfach, sich zu entscheiden, glücklich zu sein. Oder zu lieben. Schon gar nicht sich selbst. Vor allem dann nicht, wenn wir denken, der andere habe uns um diese Liebe betrogen. Dann fühlt es sich leer an. Und nichts kann diese Leere füllen, außer wir selbst. Wir denken immer, glücklich *ist* man einfach. Oder Lieben wäre einfach. Und ja, diese Momente gibt es. Dann ist es einfach. Aber meistens ist es das nicht. Es ist nicht einfach, sich all den Höhen und Tiefen zu stellen. Weiter lieben. Trotz allem. Mit allem. Die verletzten Teile wieder zusammenzusetzen, wenn etwas zerbricht. Gerade dann, wenn es sich anfühlt, als wäre da keine Liebe mehr, weil die Scheibe, die so lange nicht gereinigt wurde und uns ohnehin die Sicht geraubt hat, plötzlich in Scherben vor uns liegt. Es ist nicht einfach, über den Scherbenhaufen durch den Schmerz zu gehen und ihn irgendwann hinter sich zu lassen. Aber jede Scherbe aufzuheben und sie sich noch einmal ins Herz zu rammen, ist nicht die Lösung. Es verdoppelt nur den Schmerz und bringt uns nicht weiter. Loszulassen und die letzte Scherbe abzulegen, damit wir wieder frei sind. Das ist der Weg. Also ja: Es ist nicht einfach. Aber es lohnt sich.«

»Aber das Bild wird nie wieder wie vorher sein. Es hat Risse, die immer bleiben werden!«

»Das soll es auch nicht. Und erinnern wir uns: Erst durch die Risse bewegt sich etwas. Sonst wäre es ein starres Bild. Vielleicht eines, das nie eures war. Ein Konstrukt einer Erwartung, der ihr nicht entsprecht. Und auch gar nicht entsprechen sollt. Weil es ist, wie es ist, und ihr daraus macht, was ihr daraus macht.«

»Ich möchte dieses neue Bild«, sagte Carl. »Ich möchte *uns* in diesem Bild! Es ist vielleicht nicht perfekt, aber wer oder was ist das schon? Das Leben ist nicht perfekt.« Es war nicht viel – aber das, was er sagte, war schön.

»Klingt nach der perfekten Ausrede! Ja klar sagst du, dass niemand perfekt ist. Das habe ich auch nie erwartet. Aber wie ist das?! Soll ich dich auch betrügen und dann sagen: Ja, sorry. Ich bin eben nicht perfekt! Das ist mir jetzt eben so passiert. War ein Fehler! ... Ich komm nicht damit klar, dass die Entscheidung dieses Fehlers nie bei mir lag und ich jetzt trotzdem damit leben muss!«

»Vielleicht gab es ja bereits eine Entscheidung davor. Und hier geht es nicht um Schuld. Es geht darum, die Verantwortung zu übernehmen«, erklärte Paul.

»Ja, vielleicht die, mich nicht mehr zu berühren und mir damit zu zeigen, dass du mich nicht mehr liebst«, sagte Carl. Diesmal waren seine Worte weniger schön.

»Was hat denn Sex bitte mit Liebe zu tun?! Hast du dich etwa geliebt gefühlt von Shania-Cheyenne?«

»Wenn ich ehrlich bin: ja.«

»Ich habe eine Frage«, schaltete sich Charly dazu.

»Ja?«, sagte Paul ermutigend und nickte ihr zu.

»Ich habe eine Frage an dich, Emilia«, meinte Charly zaghaft, als traute sie sich noch nicht ganz.

»Was denn?«, zischte Emilia, und es schien, als würde sie Charly die ganze Wut umhängen wollen, damit sie sie selbst nicht mehr tragen musste.

»Hättest du es lieber nicht gewusst? ... Also alles! Hättest du lieber nie davon erfahren?«

Noch bevor Emilia antworten konnte, schlug Paul vor, die Frage auf den nächsten Tag zu verschieben und erst mal Schluss zu machen. Ein ganz schöner Cliffhanger, wie ich fand, da die Frage unheimlich spannend war und mich von da an nicht mehr losließ. Hätte das Nichtwissen Emilia von ihrem Leid bewahrt und würde sie heute diesen Schmerz gar nicht verspüren, den sie nur so schwer ertragen konnte? Wäre dann womöglich alles gut? So gut es eben war. Aber würde sie dann nicht in einer Lüge leben? Eine, in der sie der Schmerz von einer anderen Seite einholen, vielleicht überholen und am Ende genauso überfahren würde? Oder hätte sie einfach ihr Leben weitergelebt wie bisher: mittelmäßig unglücklich, weil Carl so selten da war und sie zwar spürte, dass irgendetwas nicht stimmte, aber sie sich zumindest nicht selbst und alles, was sie je von der Liebe dachte, infrage stellen würde. Oder würde sie es doch tun? Weil sie wusste, dass er woanders war. Nicht bei ihr. Weder physisch noch emotional. Ganz unabhängig davon, wo er tatsächlich war. Was war denn nun die Wahrheit, und gibt es sie überhaupt? Gibt es eine einzige Wahrheit, oder ist sie für jeden eine andere? Für Emilia *vor* und *nachdem* sie erfuhr, was passiert war, für Carl, der annahm, dass Emilia ihn nicht mehr liebte, weil sie seine Berührungen zurückwies, oder für Shania-Cheyenne, die sich selbst nicht an erste Stelle setzte und daher immer die Nummer zwei blieb. Was war denn nun die Wahrheit?

**Hat die Wahrheit am Ende immer mit uns selbst zu tun?**

# DIE WAHRHEIT

Würdest du wissen wollen, wenn dich Michael betrügt?«, fragte ich Lukas am Telefon, als ich den Tag in einer heißen Badewanne ausklingen ließ und in einer Reihe von Erkenntnissen, aber auch einigen noch ungeklärten Fragen planschte.

»Betrügt dich Paul schon, bevor ihr noch ein Paar seid?«

»Witzig. Also komm … sag! Würdest du es wissen wollen?«, fragte ich noch mal nach.

»Kommt drauf an«, meinte Lukas.

»Worauf?«

»Was passiert ist. Wie es passiert ist. Warum es passiert ist.«

»Kannst du bitte versuchen, die Frage zu beantworten, und nicht noch weitere aufwerfen?«, sagte ich und lachte. Natürlich wusste ich, worauf er hinauswollte, aber es wurde damit nur noch komplizierter, als die Frage ohnehin schon war. Es lag wohl daran, dass es ein komplexes Thema war.

»Das ist eben keine Ja-/Nein-Antwort. Es macht für mich einen Unterschied, ob es eine einzige Nacht, irgendein unbedeutender, einmaliger Fehler, bei dem man halb komatös mit knapp drei Promille nicht mehr Herr seiner Sinne war, oder ob es sich um eine Langzeitaffäre handelt, bei der man immer und immer wieder dieselbe Entscheidung trifft, den anderen zu betrügen.«

»Aber das wäre dann so, als wäre der andere der Fehler? Bleibt es nicht ein Fehler, auch wenn er nur einmalig war?«

140

»Ja, sicher. Aber dieser eine Fehler würde dann womöglich die ganze Beziehung aufs Spiel setzen. Eine, die man sich gemeinsam über Jahre aufgebaut hat und die eigentlich gut läuft.«

»Kann sie denn gut laufen, wenn einer den anderen betrügt? Fehlt dann nicht etwas in der Beziehung? Ganz abgesehen von dem Vertrauen, das dadurch verletzt wird, wenn man sich nicht auf eine offene Beziehung geeinigt hat, der andere sich aber so verhält?«

»Vielleicht fehlt auch nichts. Vielleicht geht es um etwas ganz anderes?«

»Um Bestätigung?«

»Ja, zum Beispiel. Vielleicht auch um das Neue oder das Abenteuer, wieder begehrt zu werden. Das fehlt in vielen Beziehungen. Nach ein paar Jahren rastet man nun mal nicht mehr aus, wenn man den anderen nackt sieht, weil man schon alles gesehen hat. Man kennt jedes Muttermal, jede Wölbung, jede noch so verborgene Stelle – man kennt den anderen in- und auswendig. Da ist wenig Raum für das Unerwartete und diese unfassbare Begierde, die anfangs da ist. Dann, wenn alles aussetzt. Vor allem das Gehirn.«

»Klingt nach Rechtfertigung.«

»Nein. Nach Erklärung. Ich denke, es ist menschlich, sich von anderen Menschen angezogen zu fühlen. Die Versuchung ist da, die Frage ist, ob man sich ihr hingibt und warum.«

»Wie meinst du ›warum‹?«

»Aus welchen Gründen eben. Ist es, weil man zu viel getrunken hat und die Kontrolle verliert oder weil man bei einem anderen Menschen das sucht, was man weder in sich noch in der Beziehung finden kann?«

»Aber dann könnte man sich ja absichtlich betrinken und sich dann rausreden und behaupten, man habe einfach die Kontrolle verloren.«

»Du weißt aber, was ich meine.«

»Ja, schon. Aber gibt es da nicht immer die Entscheidung vor der Entscheidung? Den Moment, in dem man - betrunken oder nicht - entscheidet. Wenn man beschließt, all das, was man sich mit einem anderen Menschen aufgebaut hat, zumindest für diesen Moment hinter sich zu lassen! Vielleicht fühlt sich Emilia um diese Entscheidung betrogen, die nicht für sie ausfiel.«

»Emilia?«

»Aus dem Seminar ...«

»Die kenne ich nicht ... auch nicht ihre Geschichte. Aber es könnte doch sein, dass - wer auch immer sie betrogen hat - es getan hat, weil er es nicht geschafft hat, das alles in der Beziehung zu leben. Weil es einfacher ist, woanders hinzulaufen oder den anderen auszutauschen, statt sich dem zu stellen, was man eigentlich vermisst. Vielleicht auch in sich selbst.«

»Wenn es deshalb passiert, würdest du es dann wissen wollen?«

»Ja, natürlich. Dann müsste man reden, wie man es wieder in der Beziehung finden kann.«

»Und was, wenn es nie da war? Oder wenn es gar nichts mit der Beziehung zu tun hat, weil man es eben in sich selbst vermisst? Das Gefühl, nicht wirklich geliebt zu werden, nicht angenommen oder nicht genug zu sein. Etwas, das vielleicht gar nichts mit Emilia zu tun hat, weil Carl es, seit er seiner Mama die Capri-Sonne ans Bett gebracht hat, in sich vermisst ...« Mir war klar, dass Lukas sich hier nicht mehr auskennen konnte. Aber er war es gewohnt, dass ich manchmal in Rätseln sprach, wenn ich Gedanken formulierte und sie nicht näher erklärte. Das Gute an langjährigen Freundschaften ist: Irgendwann ist es völlig normal, sich verrückt zu verhalten.

»Wolltest du nicht Antworten finden auf diesem Seminar? Dafür stellst du ganz schön viele Fragen.«

»Nein, *du* wolltest, dass ich Antworten dort finde. Und schau, was passiert. Eine Frage nach der anderen tut sich auf!«

»Vielleicht bedeutet es, dass du aufhören solltest, dir immer so viele Fragen zu stellen. Pass auf, dass du zwischen all den Fragen nicht das Leben verpasst ...«

»Weil ich, statt zu leben, auf diesem Liebesseminar festsitze?« Lukas lachte. »Du liebst es doch. Das hör ich raus.«

»Ja, ja, schon gut. Was ich allerdings nicht liebe, sind die Schwimmhäute, die mir hier bald wachsen, und dass mir unendlich heiß ist, weil es gefühlte dreihundert Grad in dieser Wanne hat. Aber keine Sorge, morgen werde ich dank Paul wieder einen kühlen Kopf bekommen und jede Menge Antworten auf bisher ungestellte Fragen kriegen.«

»Siehst du, er liegt schon mit dir in der Badewanne. So weit seid ihr schon!«

Ich wurde das Gefühl nicht los, Lukas hatte das Seminar mehr aufgrund Pauls türkisgrüner Augen als seiner fachlichen Kompetenz ausgesucht. Was war das nächste Geburtstagsgeschenk? Ein Jahresabo bei einem Datingportal? Es war eindeutig Zeit, aus dem heißen Wasser zu steigen. Am Abend dachte ich noch über die Glücksfrage in der Liebe nach und was Goldbach dazu gemeint hatte. Hatten wir am Ende wirklich immer die Wahl? War das Glück in der Liebe gar kein Glück, sondern eine Aneinanderreihung mehrerer Entscheidungen, die wir für uns trafen? So, wie Carl sein Glück woanders suchte, weil er es nicht mehr bei Emilia zu finden glaubte. Und Emilia? Würde sie sich entscheiden, das Glück wieder in ihr Herz zu lassen, obwohl es so viele Risse erlitten hatte?

Benno hatte sich entschieden loszulassen, kurz bevor Tim in sein Leben trat. Tim wiederum hatte entschieden, seine Telefonnummer herzugeben und der Begegnung eine Chance zu geben.

Gabriel konnte wählen, ob er im Koma seines Bruders selbst erstarrte oder sich endlich für sein eigenes Leben entschied, indem er ein paar Mauern rund um sein Herz niederriss. Jana konnte sich entscheiden, ihren Perfektionismus loszulassen und damit Gabriel und sich selbst weniger kritisch und mit mehr Liebe zu begegnen. Carlotta könnte sich ein Beispiel an Benno nehmen und Nein zu Konstantin und damit Ja zu sich selbst sagen. Damit würde sie den Weg frei für jemanden machen, der sie wirklich liebte, indem sie erst mal anfing, dieser Jemand selbst zu sein. Margarete wiederum hatte sich längst für ihr Glück entschieden, indem sie, so vermutete ich zumindest, einfach entschieden glücklich war. Genau so wirkte sie nämlich auch ohne Partner auf mich. Die große Portion Liebe gab sie sich einfach selbst. Und sollte man nicht ohnehin seine eigene große Liebe sein?

Welche Entscheidungen Paul hinsichtlich seines Glücks in der Liebe getroffen hatte, war noch offen. Ob er sie uns noch verriet oder sich mehr um unsere kümmerte? Und dann war da noch ich. All diese Geschichten, sie bewegten mich. Etwas in mir. Und genau das war es, was Paul wohl bezweckte.

In dieser Nacht schlief ich so fest, dass ich den Wecker am nächsten Morgen beinahe überhört hätte. Als ich, noch völlig benommen, kurz vor neun Uhr Freuds Wohnung betrat, hing sein Hut immer noch im Vorzimmer. Aber warum hätte er auch nicht mehr da hängen sollen? Sigmund hatte wohl kaum eben mal vorbeigeschaut. Falls doch, dann hätte er sich vielleicht prächtig amüsiert, dass sich, auch all die Jahre später, noch so einiges um die Suche nach der Liebe drehte. Dabei fiel mir eines seiner Zitate ein, das ich - trotz der verbreiteten Widerlegung vieler seiner Thesen - immer noch für zeitlos hielt.

*»Wir streben mehr danach, Schmerz zu vermeiden,*
*als Freude zu gewinnen.«*

*Sigmund Freud*

Vielleicht ist genau das der Grund, warum Menschen die Liebe immer in anderen suchen, statt die Freude darin zu entdecken, sie in sich selbst zu finden.

Müssten wir uns nur anders entscheiden und den Blick für die wahre Liebe auf uns selbst lenken, statt andere dafür verantwortlich zu machen, wenn es mal nicht so läuft mit dem Liebesglück? Dann würden wir vielleicht aufhören, unsere Finger in fremde Wunden zu legen, und erst mal unsere eigenen versorgen. Der Schmerz würde vergehen, und der Weg wäre frei für die Liebe.

**Hören wir auf, die Liebe in anderen zu suchen. Machen wir in uns selbst den Weg dafür frei.**

# A WIE ANFANG

Irgendetwas war anders an diesem Morgen. Vielleicht lag es daran, dass es der letzte Tag des Seminars war und wir erwarteten, mindestens einen von sieben Schritten weiter zu sein. Ich fragte mich, ob wir vielleicht, ganz ohne es zu merken, schon innerlich ein paar Schritte weiter waren. Hatten uns all die Fragen, die wir uns bisher gestellt haben, etwa schon viel weiter gebracht, als es uns in dem Moment bewusst war? Es war doch bemerkenswert, dass Benno in einen saftig grünen Apfel statt eine überzuckerte Zimtschnecke biss und Tim so viel sprach, als hätte er sich seine Stimme zurückertrommelt. Jana und Gabriel wirkten, als hätten sie den Unfall gemeinsam überstanden. Sie lachten, wo doch zuvor nicht mal ein Lächeln zwischen ihnen gewesen war. Emilia und Carl standen zwar noch schweigend nebeneinander, aber wer weiß, vielleicht brauchte es die Stille, damit eine neue Melodie zwischen den alten Tönen entstehen konnte. Ich stand ebenfalls. Einfach da. Noch etwas benommen fragte ich mich, ob es mir Sorgen bereiten sollte, dass ich nicht einmal im Ansatz gedanklich rekonstruieren konnte, wie ich vom Schlafzimmer über ganze vier Bezirke hierhergekommen war. Die einzig klare Erinnerung, die ich noch hatte, war, dass »Say so« im Radio lief und – ich sag mal so: Das beunruhigte mich irgendwie. Die Achtsamkeit für den Augenblick musste ich anscheinend noch üben. Oder aber es lag an diesem Liebesseminar, das neben all den Fragen anscheinend wenig Raum für den Moment übrig ließ.

Als Paul sich wieder einmal mit seinem morgendlichen Kaffee neben mich stellte, war ich plötzlich wieder wach. Wer brauchte schon einen Kaffee, wenn er einen Paul haben konnte, der einem mit seiner bloßen Anwesenheit nur so das Adrenalin durch die Adern jagte? Mir zumindest und ohne dass es seine Absicht war. Das vermutete ich jedenfalls. Ich redete mir ein, die Ruhe in Person zu sein, um tatsächlich dieser ruhige Mensch zu werden, und es funktionierte ähnlich gut wie mit der Achtsamkeit. Also gar nicht.

»Wo ist denn Charly?«, fragte er mich, als wären sie und ich ein Paar. Woher sollte ich das denn wissen? Ich sah mich um und bemerkte erst dann, dass sie noch gar nicht hier war. Ein Blick auf die Uhr verriet, dass sie offensichtlich zu spät war - denn es war bereits 9:20 Uhr.

»Das weiß ich nicht«, antwortete ich. Ich fühlte mich, als stünde ich unter Eid und wir hätten hier einen Fall zu lösen.

»Weiß jemand, wo Charly ist oder wann sie kommt?«, rief Paul in die Runde und stieß auf Schweigen und ratlose Gesichter. Ein paar schüttelten den Kopf.

»Dann beginnen wir vorerst mal ohne sie«, sagte er in gewohnter Gelassenheit. »Sie wird bestimmt bald nachkommen! Wollen wir?« Er deutete uns, während er die Bibliothek verließ und weiter in den Raum mit dem Stuhlkreis ging. Ich schnappte mir noch schnell eine große Tasse und goss mir Kaffee und etwas Milch ein, bevor ich den anderen in den Kreis des Vertrauens folgte.

»Da wirft dieses zarte Wesen mit zentnerschweren Fragen um sich, und dann kommt sie nicht? Hoffentlich hat sie ihre eigene Frage jetzt nicht dermaßen beschwert, dass sie gleich zu Hause geblieben ist!«, stieß Benno wieder gewohnt sarkastisch hervor.

Ich überlegte kurz, ob sie die Antwort, die ihr bevorstand, vielleicht tatsächlich nicht ertragen wollte, wunderte mich aber trotzdem. Charly war sensibel, das hatte sie uns gezeigt, aber sie war mit Sicherheit auch hart im Nehmen. Immerhin ertrug sie anscheinend so einiges in ihrer losen Beziehung. Sie schien mir also keine zu sein, die so schnell das Handtuch warf, wenn es schwierig wurde. Ganz im Gegenteil, vielleicht hätte sie gut daran getan, alles hinzuwerfen, um nicht selbst verletzt am Boden zu liegen.

»Ich glaube nicht. Ich denke, sie wird noch kommen ...«, sagte Paul, als wäre er sich sicher.

»Dabei habe ich wirklich viel über ihre Frage nachgedacht!«, erklärte Emilia, die um einiges versöhnlicher wirkte als am Vorabend.

»Wir werden auch auf jeden Fall noch darüber reden! Aber warten wir erst mal damit, da es ja Charlys Frage war. Widmen wir uns zuerst noch einmal *deiner* Frage« Er sah mich dabei an. Schon wieder. Dabei wurde mir bewusst, dass ich mich als Einzige in der Runde noch nicht mit meinem Namen und dem lustigen Spiel mit dem Anfangsbuchstaben vorgestellt hatte. Außerdem hatte ich bei all den Fragen vergessen, mir Gedanken über meine A- und B-Störung zu machen und welches A nun das passende für mich war.

»... Andrea«, sagte ich A wie *ahnungslos* und überlegte weiter. Dabei suchte ich A wie *angestrengt* nach dem perfekten A und war kurz davor, mich für *Analphabetin* zu entscheiden, als mir dann doch etwas einfiel.

»A ... wie *anders* ...! Etwas *Andreas*!«, sagte ich letztendlich und war froh, kein peinliches Schweigen damit auszulösen. Stattdessen lachten alle. *Anders* traf es, und das Wortspiel mit meinem Namen begleitete mich schon, seit ich denken konnte. Ich befand es also für A wie *authentisch*.

»Hat sich deine Frage gestern für dich beantwortet, Andrea?«, fragte Paul, und damit wurde einmal mehr deutlich, dass niemand daran zweifelte, dass sie tatsächlich von mir stammte.

Geheimnisvoll zu sein zählte eben nicht zu meinen Stärken. Vielleicht auch deshalb, weil kein A in *geheimnisvoll* zu finden ist. Bisher hatte jedenfalls niemand außer mir seine Frage freiwillig verraten. A wie *anders* traf es also ziemlich gut.

»War es denn so klar, dass es meine Frage war?«

»Ach so, entschuldige bitte«, meinte Paul fast schon rührend feinfühlig. »Wolltest du nicht verraten, dass es deine war?«

»Doch, doch. Kein Problem. Ich finde die Frage nach wie vor spannend. Und ich liebe es, wie Tim uns T wie *tatkräftig* erklärt hat, dass er es als Glück empfindet, Benno begegnet zu sein. Auch wenn es vielleicht gar kein Glück, sondern eher eine schöne Abfolge richtiger Entscheidungen von beiden war – es als Glück zu empfinden, zeugt von Wertschätzung! Daher ja, ich denke, ich habe einen guten Rundumblick auf das Glück und die Liebe bekommen. Ich halte es für ein Glück, wenn sich zwei Menschen ineinander verlieben, aber ich muss gestehen, ich teile deine Meinung, Paul: Vermutlich ist das Glück nicht passiv, sondern etwas, das von innen heraus geschieht, sobald wir es zulassen. Ich glaube, dass keiner einfach Glück oder keines hat, sondern dass wir uns in den meisten Fällen entweder dafür oder dagegen entscheiden, Glück oder eben kein Glück zu haben. Ich denke, es liegt vor allem daran, ob wir offen dafür sind und Raum für Begegnung schaffen oder nicht. Vermutlich liegt es mehr in unserer Hand, als uns bewusst ist. Für mich heißt das übrigens nicht, dass wir als Single unglücklich sind – das halte ich für einen Trugschluss. Liebe ist meiner Meinung nach nicht etwas, das nur zwei Menschen in Beziehungen vorbehalten ist. Sie ist immer da, wenn wir uns dafür entscheiden. In allem, was wir sind und wie wir leben. Ob wir nun Single oder in einer Paarbeziehung sind.«

»Ganz genau!«, rief Margarete zustimmend. Es fühlte sich wie ein kleiner verbaler Applaus an, und das freute mich. Besonders von ihr. »Das ist wahr«, fuhr sie fort. »Und mit den Jahren wird es immer klarer. Irgendwann kommt der Punkt, an dem man beginnt, so viel weniger von anderen zu erwarten, und anfängt, das Glück selbst in die Hand zu nehmen. Das kann und wird nie jemand anderer für uns tun. Wer das in der Partnerschaft erwartet, wird nicht glücklich sein. Irgendwann hört man auf, das Glück vom anderen abhängig zu machen, weil wir doch ohnehin nicht beeinflussen können, wie ein anderer sich verhält. Niemand hat in der Hand, wie wir uns fühlen - nur wir selbst. Wenn ich möchte, dass es ein guter Tag wird, dann sitze ich nicht da und warte darauf. Dann sorge ich dafür, dass es ein guter Tag wird. Und ich mache auch niemand anderen dafür verantwortlich, wenn es mal nicht gelingt.«

Wie immer traf Margarete es auf den Punkt. Ihre Weisheit und Lebenserfahrung waren unglaublich bereichernd, wie alles an dieser Frau. Sie hatte so eine liebevolle Ausstrahlung, dass es schon guttat, nur in ihrer Nähe zu sein. Wie musste es dann ihr erst gehen?

Langsam machte ich mir aber Sorgen um Charly. Wo war sie nur? Magaretes Worte wären so wichtig für sie gewesen, und nun konnte sie nichts davon hören. Es war schon beachtlich, wie verbunden ich mich mit ihr und den anderen fühlte, nach all den Geschichten und Gefühlen, die wir bereits miteinander geteilt hatten. Ich hoffte, dass es ihr gut ging.

»Das hast du wirklich schön auf den Punkt gebracht, Margarete«, sagte Paul voller Wertschätzung. »Wollen wir die nächste Frage eröffnen? Wärst du so nett und liest sie vor, Andrea?«

Ich war so nett. Aber auch ein wenig durcheinander. »Ach ja«, stammelte ich deswegen. Fast hätte ich vergessen, dass hier niemand ohne Frage wieder rauskam. Lebend vielleicht - aber so, wie es aussah – durchaus verändert. Wenigstens hatte ich keine Zeit mehr, mich zu fragen, was sich bereits alles verändert hatte. Ich hob den Zettel also einfach auf, den ich die ganze Zeit vor meinem Stuhl umgedreht auf dem Boden liegen gelassen hatte, und las: *»Ist es das Ende oder ein Neuanfang?«*

# OHNE ENDE

Die Frage konnte im Grunde von jedem stammen. Standen wir nicht allesamt immer wieder vor einem Ende, oder saß uns noch ein altes im Nacken, das es galt loszulassen? Letztlich war doch jede Nacht das Ende und jeder darauffolgende Tag ein Neubeginn, und wir ließen uns täglich darauf ein. Dafür waren wir auch auf diesem Seminar. Um die Dinge in einem neuen Licht zu betrachten, den Blick auf die Liebe zu wenden, um dann aus einer anderen Perspektive überhaupt erst etwas anders machen zu können.

Ich hatte noch nichts davon laut ausgesprochen, als Paul bereits nachfragte: »Was bedeutet ein Ende für dich?« Er sah mich erwartungsvoll an und traf dabei wieder mal genau ins Schwarze. Nicht nur, dass die Frage ganz offensichtlich etwas mit mir zu tun hatte, wurde ich außerdem das Gefühl nicht los, Paul konnte schon wieder Gedanken lesen und wartete nur darauf, dass ich sie laut aussprach, bevor er es für mich tat.

»Das fragst du jemanden, der immer die letzte Seite eines Buches zuerst liest und damit das Ende vorwegnimmt«, meinte ich. »Das treibt andere in den Wahnsinn. Aber jetzt mal ehrlich, ich möchte eben einfach nichts beginnen, von dem ich nicht weiß, wie es endet! Vielleicht gefällt mir das Ende ja nicht. Ich will doch kein ganzes Buch lesen, um dann festzustellen, dass ich das Ende nicht mag!« Ich lachte. Über mich, wohlgemerkt. Weil ich wusste, wie verrückt das für andere klang. Ich hatte die Reaktion bereits zu oft erlebt.

»Dann lässt du dich aber nicht wirklich auf die Geschichte ein«, meinte Paul, der nicht lachte. Wahrscheinlich, um mir weder ein gutes noch ein schlechtes Gefühl zu geben. Wie immer ließ er die Wertung außen vor.

»Wieso? Ich lese sie ja, wenn mich das Ende nicht abschreckt oder ganz anders ist, als ich es mir vorstelle.«

»Aber dann nimmst du dir die Spannung der ganzen Handlung!«

## Erst wenn wir uns auf das Ende einlassen, wird ein Anfang möglich.

»Das würde ich so nicht sagen. Ich mag den Teil zwischen dem Anfang und dem Ende am liebsten. Den soliden Mittelteil sozusagen. Da passieren auch jede Menge unvorhergesehene Ereignisse und Dinge, mit denen niemand rechnet. Spannung ohne Ende! Im wahrsten Sinne des Wortes.«

»Aber wie weißt du, dass deine Vorstellung das *beste* Ende vorsieht? Wer sagt dir, dass es nicht noch viel besser sein könnte, als du es dir ausgemalt hast? Auch, oder gerade dann, wenn es nicht so ausgeht, wie du es dir gewünscht oder dir vorgestellt hast?«

»Ich sag ja nicht, dass ich es nur gut finde, wenn es meiner Vorstellung entspricht. Ich möchte es nur wissen, damit ich mich darauf einstellen kann, und weil ich - falls ich es furchtbar finde - erst gar nicht damit beginnen will.«

»Du hast also Angst vor dem Ende. Und möchtest dir selbst Sicherheit geben, indem du es vorwegnimmst. Das geht im echten Leben aber nicht!«

»Das ist ja das Problem«, sagte ich und lachte wieder, obwohl mir gar nicht so sehr nach Lachen zumute war. »Ich denke, ich wüsste eigentlich immer gern das Ende. Auch im realen Leben. Im Grunde hätte ich gern *gar* kein Ende, sondern dass es immer weitergeht.«

»Aber ist nicht jedes Ende auch der Anfang von etwas Neuem?«

»Ja, schon. Aber das ist doch fürchterlich anstrengend!«

»Es ist aber auch anstrengend, immer zuerst alles herausfinden zu wollen, was eventuell schieflaufen könnte. Da entwickelst du dich ja förmlich zur CSI-Ermittlerin, die alle Eventualitäten im kleinsten Detail eruiert, um eventuelle Verbrechen des Lebens zu verhindern. Wenn du immer sämtlichen Spuren und Motiven möglicher Hindernisse auf den Grund gehen und sofort aus dem Weg räumen möchtest, ist es durchaus logisch, dass du es mit der Angst zu tun bekommst. Welche steckt denn dahinter?«

Ich fragte mich, wie er das schon wieder schaffte! Und plötzlich kam er mir vor wie ein Serientäter, der sein Skalpell hervorzog und Schicht für Schicht der verhornten Hautoberfläche abtrug, bis er mitten am offenen Herzen angelangt war.

»Welche Angst?«

»Ja, genau.«

Ich atmete tief. Die Frage traf mich da, wo er sich mit der Spitze seiner Worte den Weg langsam ins Innere hineingebohrt hatte. Es fühlte sich an, als finge mein Herz langsam an zu bluten. Mit jedem Schnitt tat es mehr weh und schlug heftiger. Als wollte es zurückschlagen. Meine Brust wurde enger. Jetzt waren wir tatsächlich mitten in *Grey's Anatomy*, und er operierte am offenen Herzen. Da war sie – meine Antwort für Dr. Paul Shepherd.

»Verletzt zu werden.« Meine Stimme brach für einen Moment. Ich spürte, wie Tränen in mir aufstiegen, als warteten sie darauf, auszubrechen und darin Erleichterung zu finden.

»So, wie du es bereits erlebt hast?«

»Ja ... so, wie ich .... vertraut habe, dass es kein Ende gibt. Aber es dann doch eines gab, als ich mich darauf eingelassen habe. So, wie ich alles gegeben habe, und irgendwann leer war. Verdammt, ja, ich habe Angst, am Ende wieder zu verlieren. Mich zu verlieren! Alles. Selbst am Ende zu sein. Dieses verdammte Ende. Ich will es einfach nicht ... nicht mehr!«

»Wer sagt, dass es immer ein Ende geben muss?«

»Niemand. Ich mir wahrscheinlich.«

»Das muss es aber nicht. Natürlich gibt es *ein* Ende: das Lebensende. Und selbst da wissen wir nicht, ob es nicht irgendwie weitergeht. Alles andere davor ist das, was du daraus machst. Es ist also die Frage, wie du das Ende definierst und ob es überhaupt eines geben muss. Es sei denn, du denkst, dass es immer zu Ende geht, weil du Angst davor hast. Dann wird es auch so sein. Und es wird keinen Anfang geben, bevor du nicht die Angst vor dem Ende loslässt. Das weißt du, oder?

»Ich denke, schon.«

»Hast du schon einmal jemanden verloren, der dir wichtig war? Ich meine, nicht durch den Tod, sondern weil er sich dazu entschieden hat, aus deinem Leben zu gehen?«

»Ja.«

»Ich meine früher. Sehr viel früher.«

»... ja.«

»Wer war das?«


Mich wunderte gar nichts mehr. Wie machte er das nur? Paul las Menschen wie andere Bücher. Und es kam mir vor, als kenne er die Geschichten schon, bevor wir sie erzählten. Ich wünschte mir, Freud hätte uns von irgendwo aus beobachtet, und war mir sicher, er würde mit Paul high-fiven. Ich musste Goldbach völlig verblüfft angesehen haben, als ich zu erzählen begann.

»David. Er war ein enger Freund. Ich war noch recht jung. Etwa fünfzehn, und wir verstanden uns auf Anhieb. Vielleicht war er so etwas wie ein Seelenverwandter. Wir freundeten uns an, und er wurde zu einem ganz besonderen Menschen für mich. Jemand, mit dem ich lachte und weinte, der alles von mir wusste und ich von ihm. Ich liebte es, in seiner Nähe zu sein, und ich schätze mal, es ging ihm genauso, sonst hätten wir nicht so viel Zeit miteinander verbracht. Wir kannten uns bereits entfernt aus Kindertagen, lernten uns aber erst später über eine gemeinsame Freundin besser kennen. Da war diese Verbindung, die ich zuvor noch nicht gekannt hatte. Natürlich war mir das Gefühl von Freundschaft vertraut, und es gab auch vor ihm schon wichtige Menschen in meinem Leben, die mir abgesehen von meiner Familie besonders wichtig waren, wie Lukas oder meine engsten Freundinnen. Aber irgendetwas war anders bei ihm. Rückblickend würde ich sagen, dass David meine erste große Liebe war - aber auf diese kindliche, platonische Art, in der wir uns berührten, ohne einander zu berühren. Wir verbrachten viel Zeit miteinander, telefonierten jeden Tag stundenlang, streunten gemeinsam durch den Wald, bauten uns Armsessel aus abgesägten Baumstämmen, klingelten an fremden Haustüren und liefen davon, bevor uns jemand erwischte. Wir waren unzertrennlich. Später fingen wir an, gemeinsam auszugehen. Wir hatten so viel Spaß miteinander und verstanden uns blind. Von einem Tag auf den anderen aber veränderte sich etwas, von dem ich nicht sagen konnte, was es war. Plötzlich war alles anders. Ich weiß nicht, wo oder wie es begann. Es kam schleichend.

Unsere kleine Welt wurde größer, mehr Menschen kamen dazu. Neue Freundinnen und Freunde, andere Mädchen und Jungs. Wir verstanden uns weiterhin, aber irgendetwas veränderte sich. *Er* veränderte sich. David war plötzlich der Coole. Im wahrsten Sinne des Wortes wurde er immer kühler. Ich wusste lange nicht, warum. Ständig suchte ich seine Nähe und wollte, dass es weiterhin so war, wie es immer war. Aber das war es nicht mehr. Er wich mir aus. Immer wieder fragte ich mich, was ich falsch gemacht hatte. Dabei hatte ich nichts anders gemacht. Und trotzdem suchte ich die Schuld bei mir. Wir gingen nicht in dieselbe Schule, aber plötzlich trafen wir uns auch danach nicht mehr. Er sagte mir nicht, warum, und tauchte immer öfter ab. Ich erreichte ihn nicht mehr. Weder übers Telefon noch übers Herz. Eines samstagabends ging ich mit zwei Freundinnen auf ein Fest. Ich wusste nicht, dass David auch da sein würde. Als ich ihn entdeckte, freute ich mich so sehr, ihn wiederzusehen, und fiel ihm um den Hals. Er freute sich nicht. Zumindest zeigte er es nicht und drückte mich von sich weg. Ich hörte, wie seine neuen Freunde ihn fragten, wer ich sei. Dabei sahen sie mich von oben herab an, als dürfte ich ihn gar nicht kennen, oder er mich. Ich hatte keinen von ihnen je zuvor gesehen, aber sie verurteilten mich und waren kalt und abweisend. So cool, wie er es nun auch war. Dann sah ich, wie er sich zu ihnen drehte, den Kopf schüttelte und meinte, er hätte keine Ahnung, wer ich war. Als kennte er mich nicht. Danach zog er mit ihnen in die Küche ab. Weg war er. Ich werde seinen Blick nie vergessen, als er mich entdeckte, wie ich auf ihn zulief und ich mich so sehr freute, ihn zu sehen. Er sah mich mit leeren Augen an, als gäbe es mich gar nicht. Als hätte es uns nie gegeben.

Es war das Ende unserer Freundschaft. Ich verstand die Welt nicht mehr. Da war es, mein erstes Ende, das ich nicht begreifen konnte. Ich hatte keine Ahnung, warum er das tat. Immer und immer wieder spielte ich im Kopf durch, was passiert war. Aber es war nichts passiert. Daher bezog ich es auf mich. Ich redete mir ein, etwas falsch gemacht oder zumindest nicht richtig gemacht zu haben. Einfach nicht gut genug gewesen zu sein. Ich zerbrach mir den Kopf darüber, was der Grund für seinen Rückzug gewesen sein konnte. Ich erzählte niemandem davon und litt still vor mich hin. Es brach mir das Herz. Das erste Mal.

Und wenn ich ehrlich bin, hat es sich später nicht anders angefühlt. Jedes Ende war irgendwie gleich. Die Gefühle und Gedanken waren am Ende immer dieselben. Die Frage nach dem Warum. Das schmerzhafte Gefühl, etwas falsch gemacht zu haben. Die quälenden Fragen, warum es nicht weiterging und dieses Ende so verdammt wehtat. Die Frage ist doch: Spielen wir das Ende immer wieder so durch, wie wir es von Anfang an erfahren haben, weil wir es nur so kennen und dadurch unbewusst immer wieder genau so in unser Leben ziehen?«

»Das ist ein interessanter Gedanke«, meinte Paul. »Und ja, das kann sein. Aber wenn wir irgendwann damit begonnen haben, es aufgrund einer alten Erfahrung zu wiederholen, können wir auch wieder damit aufhören, wenn wir uns dessen bewusst werden. Die Entscheidung liegt bei uns. Bei dir in diesem Fall.«

»Dann möchte ich jetzt bitte damit aufhören«, sagte ich und lachte schon wieder. Diesmal, weil ich das Gefühl hatte, deswegen schon genug in meinem Leben geweint zu haben. Ich fragte mich, ob diese erste Erfahrung mit dem Ende all meine späteren Enden, ja sogar meine gesamte Geschichte beeinflusst hatte, und was wohl aus David geworden war. Wie es ihm heute ging und ob wir noch Freunde wären, hätte er mich damals nicht weggestoßen.

»Die Gründe, warum er sich so verhalten hat, wie er es tat, haben nur mit ihm zu tun. Dafür kann es alle möglichen Ursachen geben«, meinte Paul. »Und doch beziehen wir das Verhalten anderer so oft auf uns selbst. Wir stellen uns infrage, fühlen uns minderwertig, nicht geliebt oder auf andere Weise unzureichend und übernehmen die Verantwortung dafür. Eine, die nicht nur schwer zu ertragen ist, sondern gar nicht zu uns gehört. Vermutlich hatte David mit anderen Dingen zu kämpfen - wie seiner eigenen Angst, nicht zu genügen. Vielleicht warst du ihm zu stark oder zu nah, oder er hatte Angst, vor seinen Freunden schwach dazustehen. Du aber hast begonnen, seine Schwäche zu deiner zu machen.«

**Hören wir auf, die Schwäche anderer zu unserer eigenen zu machen.**

»Du dachtest, es wäre deine, dabei ist sie es nicht. Vielleicht hatte aber sowohl sein Verhalten als auch deines danach - dein Dich-infrage-Stellen - denselben Ursprung: nämlich die eigene Unsicherheit und das Gefühl, nicht zu genügen. Also dachte er, dich wegstoßen zu müssen, und du, dass es deine Schuld wäre. Das ist natürlich menschlich und durchaus verständlich, noch dazu in diesem Alter. Weil, wer ist in jungen Jahren schon so selbstbewusst und sagt sich: ›Ach, der verhält sich aber eigenartig! Das hat bestimmt nichts mit mir zu tun!‹ Oder vielleicht auch ganz neutral: ›Das ist ja interessant, er wird wohl seine Gründe haben! Anscheinend hat er keine Ahnung, was er verpasst!‹ So weit ist man da noch nicht. Vielleicht auch nicht später. Aber genau das wäre der richtige Zugang. Denn offensichtlich stand er sich selbst im Weg. Und nicht du. Schon gar nicht dein Wert. Niemand außer dir selbst kann deinen Wert infrage stellen, wenn du es nicht zulässt. Also lasst mich euch eine Geschichte über den Wert erzählen.«

# DER WERT

Noch bevor Paul beginnen konnte, seine Geschichte zu erzählen, stolperte Charly aufgeregt und völlig außer Atem in den Raum, ließ sich theatralisch auf ihren Stuhl fallen und verbreitete damit eine Dramatik, die leicht, vielleicht sogar schwer ansteckend war. Wir hatten uns schon gefragt, was wohl mit ihr geschehen war, und vermutlich war genau das ihre Absicht, da sie nun von uns allen die Aufmerksamkeit bekam, die sie sich selbst nicht geben konnte.

Trotz allem, sie sah nicht gut aus. Zwar hübsch wie immer - aber ein wenig zerstört und völlig aus dem Gleichgewicht. Eine Mischung aus hilflos, traurig und sehr aufgewühlt. Nichts, was sich besonders gut anfühlen konnte. Weder für sie noch für uns, da sie schon mit ihrem Erscheinen Aufregung in riesigen Dosen im Raum versprühte. Ich war trotzdem erleichtert. Zumindest war sie da, denn ich hatte mir tatsächlich Sorgen um sie gemacht, so aufgewühlt, wie sie am Vorabend gewesen war. Ich hielt ihr Fernbleiben für äußerst ungewöhnlich, da sie sich doch aus eigenen Stücken für dieses Seminar entschieden hatte und trotzdem einfach nicht aufkreuzte.

»Es tut mir leid«, beteuerte sie. »Was habe ich verpasst?« Dabei wischte sie sich mit ihrer Hand ein paar Haarsträhnen aus dem Gesicht. Als ich Charly genauer ansah, war klar, dass sie wohl nicht geschlafen hatte. Ihre Wimperntusche war wie Wasserfarbe unter ihren Tränensäcken hinunter bis zu ihren Wangen verschmiert.

Wenn sie nicht die ganze Nacht an einem neuen Aquarell-Make-up-Tutorial gearbeitet hatte, war es höchstwahrscheinlich eine kurze Nacht für sie gewesen. Oder auch eine lange, je nachdem, wie man es betrachten wollte. Da es morgens nicht geregnet hatte, waren vermutlich Tränen der Grund für die verlaufene Mascara in ihren Augenhöhlen.

»Es ging um das Ende, den Neuanfang und die Frage, warum wir manche Dinge immer wiederholen«, erklärte Paul geduldig. Es schien mir kein Zufall zu sein, dass sie genau bei diesem Thema nicht da gewesen war, obwohl sich doch alles in ihrem Leben genau darum drehte. Als hätte ihr Unterbewusstsein ganz bewusst entschieden, das alles erst gar nicht hören zu wollen, um da bleiben zu können, wo sie war. Weit weg von sich selbst.

»Was ist denn passiert?«, fragte Paul nach.

»Er stand vor meiner Tür. Mit Rosen«, stammelte Charly. »Konstantin«, fügte sie noch hinzu, als hätte es auch ihr Bruder gewesen sein können. Sie sagte es so vorsichtig und doch mit einer leichten Euphorie im Unterton, als bestünde die Möglichkeit, dass wir ebenfalls begeistert sein könnten oder uns zumindest für sie freuten. Ich ahnte das Vorhersehbare, entschied mich aber ganz nach Pauls Regeln, die Wertung erst mal sein zu lassen.

»Und was ist dann passiert?«, fragte Paul noch einmal, sichtlich unbeeindruckt von den Rosen.

»Er wollte reden.«

»Und habt ihr geredet?«

Eine gute Frage, wie ich fand – da es sich vom Vorabend bis zum nächsten Vormittag um ein sehr langes Gespräch gehandelt haben musste.

»Na ja. Anfangs schon. Also ja … er meinte, er würde mich vermissen und dass er ständig an mich denke und auch nicht wüsste, was er tun solle …«

»Er weiß nicht, was er tun soll?!«, fragte Benno fassungslos.

»Ja ... Er wollte doch keine Beziehung. Sein Leben ist momentan unglaublich turbulent. Und dann sind da noch diese Gefühle für mich. Es ist eben nicht so einfach!«

»Es ist nicht so einfach?! Also bitte! Das sind doch alles Ausreden! Was soll denn nicht einfach sein?! Ich kann ihm in zwei Worten sagen, was er tun soll!«, rief Benno und fügte die Lösung gleich hinzu: »Sich entscheiden!«

»Du verstehst es nicht!«, meinte Charly und schüttelte dabei so wild den Kopf, als würde sie damit ihren eigenen Zweifel abschütteln wollen.

»Verstehst *du* es denn?«, fragte Paul berechtigt.

»Na ja, irgendwie schon.«

»Du verstehst also irgendwie schon, dass er sich nicht ganz für dich entscheidet?«

»Das habe ich nicht gesagt.«

»Aber du handelst danach. Benno hat recht, du findest Ausreden für ihn. Aber warum stehst du denn für ihn ein und nicht für dich? Wenn du meinst, es wäre nicht einfach für ihn - wie ist es denn für dich? Du solltest dir nicht überlegen, wie schwer es für ihn ist, sondern ganz bei dir bleiben. Ist es denn nicht auch schwer für dich?«

»Ja, das ist es. Ich liebe ihn doch so ...«

»Aber sollte Liebe schwer sein? Das bezweifle ich stark ...«, warf Benno ein. Noch so eine berechtigte Frage, wie ich fand.

»Was du hier für romantisch hältst, ist einfach nur verkehrt!«, stieß Emilia aufgebracht hervor. Nun wurde Charly von allen Seiten bombardiert.

»Vielleicht liebst du ihn, aber er liebt dich nicht! Er kann dich gar nicht lieben - sonst würde er dir das nicht antun!«

*Und warum liebst du ihn so viel mehr als dich und tust dir das alles selbst an?*, dachte ich und musste nicken. Ich gab Emilia recht. Was wollte er denn mit den Rosen? Dachte er, das reichte? Da waren eindeutig zu viele Dornen im Spiel, als dass es sich um einen Akt der Liebe handeln konnte. Die Verletzung war vorprogrammiert. Er wusste schließlich immer noch nicht, was er tun sollte oder überhaupt wollte. Warum war er denn dann überhaupt zu ihr gefahren? Wollte er die Antwort etwa in Charly finden? Ich hoffte so sehr, dass sie nicht mit ihm geschlafen und sich all dem Drama wieder hingegeben hatte. Mit liebevoller Hingabe hatte das nämlich nichts zu tun. Eher mit dramatischer Aufgabe.

»Aaaaber ich schwöre, es war anders. *Er* war anders. Es nimmt ihn wirklich mit! Alles, was er gesagt hat ... wie einfühlsam er war. Wir waren uns so nah. Ein unfassbares Gefühl: diese Verbundenheit ... die Leidenschaft! Wir können einfach nicht voneinander lassen, es ist einfach so unglaublich schön mit ihm!«

Sie hatte.

Ich fühlte mich wie eine besorgte Vertraute, die alles ganz klar und ohne gröbere Verstrickung von außen betrachtete und ihrer Freundin dabei zusehen musste, wie sie mit viel zu großen, dunklen Sonnenbrillen singend in ihr eigenes Unglück lief, weil sie in ihrer eigenen romantischen Liebesschnulze feststeckte, als würde die Platte hängen. Als diese besorgte Vertraute wollte ich sie einfach nur rütteln. Vielleicht ganz leicht am Oberarm oder an der Schulter. Irgendwo, wo es nicht wehtat, aber doch stark genug, dass sie endlich aufwachte und aufhörte, in dieser Illusion zu schmachten, die ihr offensichtlich nicht guttat! Denn auch, wenn sie es sich einredete, sie sah alles andere als glücklich aus.

»Diese ganze Romantik und Leidenschaft am Anfang ist doch immer eine Illusion!«, rief Emilia, die offensichtlich eine Parallele zu ihrer Geschichte zog. »Oder die Ausrede für alles! Was tut ihr nur für diesen Kick! Dieses Gefühl, euch durch den anderen zu spüren! Ihr vergesst alles um euch herum! Die ganze Realität. Mit Liebe hat das rein gar nichts zu tun! Vielleicht spricht Carls Affäre auch von dieser Verbundenheit! Dieser Leidenschaft! Ich muss kotzen! Wie kann man sich das alles nur so schönreden, wenn er sich nicht mal sicher ist und sich nicht entscheidet! Das ist doch eine einzige große Lüge. Sie zerstört alles: sie. Dich. Mich! Und wenn sich die Wahrheit zeigt, fängt der Schmerz erst richtig an.«

»Du hättest es also lieber nicht gewusst?«, kehrte Charly zu ihrer Frage vom Vorabend zurück.

»Das habe ich nicht gesagt. Was ich gemeint habe, ist, dass ich ihr wünsche, diesen Schmerz nie erleben zu müssen - monatelang belogen und betrogen worden zu sein und nichts von all dem gewusst zu haben. In diesen Nächten, von denen *sie* dachte, sie wären die romantischsten der Welt, bin *ich* wach gelegen und habe mich gefragt, was nicht in Ordnung war. Oder schlimmer noch: All die Nächte, in denen ich mich in Sicherheit gewiegt habe, alles in meinem Leben wäre gut. Dabei stimmte nichts! Jede Nacht bin ich mit der Täuschung und dem Betrug ins Bett gegangen, ohne etwas zu wissen … bis ich irgendwann aufgewacht bin und rein gar nichts mehr in Ordnung war! Weil alles eine riesige Lüge war! Und selbst wenn es keine war - was war dann echt und was nicht? Plötzlich dazustehen mit dem erdrückenden Eingeständnis, seinem eigenen Gefühl nicht mehr trauen zu können! Niemandem mehr trauen zu können! Ihm nicht. Der Liebe nicht. Aber auch sich selbst nicht, weil ich es nicht habe kommen sehen! Vielleicht habe ich es irgendwo tief drinnen gespürt, aber ich hätte nie gedacht, dass es tatsächlich passiert. Dabei war es längst passiert!! Das alles geschieht parallel, während er ihr Rosen brachte und ich zu Hause war. Und dabei war er sich auch nie sicher! Verstehst du, was ich meine? Man muss doch blind sein, um das für romantisch zu halten! ... Aber was rede ich ... ich war es ja auch ... ich habe ihm auch immer geglaubt.«

Ich hatte Gänsehaut am ganzen Körper. Es war unfassbar, wie viele Parallelen es im Leben dieser beiden Frauen gab. Am Ende waren sie sich doch viel ähnlicher, als sie es sich eingestehen wollten. Teilten sie womöglich nicht nur das Gefühl der Ablehnung eines Mannes, den sie liebten, sondern auch denselben Schmerz, dass er sich nicht ganz für sie entscheiden konnte?

»Was wäre, wenn du es nie herausgefunden hättest - wäre dann nicht alles eine Lüge oder zumindest nicht die Wahrheit?«, fragte ich Emilia nach einiger Zeit der Stille.

»Vielleicht. Und manchmal ist die Wahrheit schwerer zu ertragen als die Lüge. Deshalb ist Charly auch immer noch da, wo sie letzte Nacht war. Und ich auch. Mitten in dieser riesigen Lüge. Vielleicht will ich mir die Wahrheit nicht eingestehen und wollte es nie. Und dann haut sie dir jemand um die Ohren, und der ganze Schmerz zieht dir den Boden unter den Füßen weg. Und von einer Minute auf die andere bist du gezwungen, dich der Wahrheit zu stellen.«

»Und was ist die Wahrheit?«, fragte Carl.

»Die Wahrheit ist, dass wir immer schon unsere Schwierigkeiten hatten. Wir haben so getan, als gäbe es sie nicht. Aber wir sind im Grunde so verschieden.« Sie sah Carl an. »Ich will uns nahe, dich erdrückt es! Du willst Freiheit, ich will dich hier! Genau da, wo es dir die Luft zum Atmen nimmt. Es ist diese riesige Kluft zwischen uns, und ich weiß nicht, ob wir sie je überwinden können. So zu tun, als gäbe es sie nicht, hat uns jedenfalls nicht weitergebracht. Sie hat uns nur noch mehr voneinander entfernt. Deine Affäre mit ... Aurora ... war doch eine einzige Flucht. Vor dir, vor mir, vor uns! Ich frage mich, ob es Zeit ist, dich freizugeben. Aber die Frage ist auch, ob du je frei sein *kannst*, oder ob dich die Nähe mit ihr nicht irgendwann auch erstickt. Siehst du nicht, wie es sich wiederholt?!«

Carl schien aufgewühlt, sagte aber kein Wort.

»Und was willst *du*?«, fragte Paul und sah Emilia an.

»Ich will wieder *ich* sein. Mich ganz fühlen. Nicht so, als hätte mir jemand alles genommen. Den ganzen Glauben an die Liebe. An mich. Das Gefühl, es wert zu sein. Sie haben es mir genommen, und ich will ihn wieder zurück!«

»Wen?«, fragte Charly.

»Meinen Wert«, antwortete Emilia.

Ich sah, wie sehr Charly die Antwort bewegte. Sie beide hatten dasselbe Thema. Sich immer wieder jemandem hinzugeben, der sich nicht ganz für sie entscheiden konnte, lag am anderen Ende der Selbstliebe. Da, wo auch Charly ihren Wert nicht sehen konnte. Wie konnte er ihn dann sehen, wenn sie es schon nicht tat?

### Wenn wir unseren Wert in andere Hände legen, haben wir ihn dann verloren?

# VOM SCHEIN ZUM SEIN

Es war Zeit für Pauls Geschichte. Er hatte wegen uns ein paar Umwege genommen, die uns aber wieder genau dahin führten, wo wir hinwollten, und endlich fing er an, sie uns zu erzählen.

»Stellt euch einen öffentlichen Ort mit vielen Menschen vor, vielleicht einen Marktplatz. Auf einer kleinen Tribüne steht eine Frau und hält einen Zweihundert-Euro-Schein in die Höhe. Ein paar Menschen bleiben stehen. Immer mehr versammeln sich um sie herum. Die Frau hält den Schein mit beiden Händen gegen die Sonne. ›Seht her‹, ruft sie. ›Ich habe einen 200-Euro-Schein! Seht nur, wie er glänzt und wie wertvoll er ist! Wer möchte ihn?!‹ Noch mehr Menschen scharen sich um die Frau, ein paar gehen weiter, weil sie daran zweifeln, dass ihr Schein echt sei. Andere wiederum zeigen sich unbeeindruckt, da sie anscheinend nichts brauchen und selbst genug besitzen. Ein paar strecken ihre Arme wild in die Höhe, so, als könnten sie es nicht erwarten, den Schein zu ergattern. Nach einiger Zeit holt die Frau einen Mann zu sich auf die Bühne. ›Hier hast du‹, meint sie und überreicht ihm den Schein. Der Mann freut sich und wedelt damit in der Luft herum, als wollte er sich und der ganzen Welt zeigen, wie glücklich er nun war. Die Frau sieht ihm lächelnd zu, obwohl sie jetzt mit leeren Händen dasteht.

Nach einiger Zeit sagt sie: *Wenn du ihn wirklich behalten möchtest, dann mach bitte Folgendes:* ›Wirf den Schein auf den Boden, und trampel darauf herum.‹ Der Mann sieht sie fragend an. ›Ich will es so‹, ermutigt sie ihn. Der Mann wirft den Schein auf den Boden und steigt mit seinem schmutzigen Schuh auf den Schein. ›Wenn du auf ihm herumtrampelst, darfst du ihn behalten‹, fügt sie noch hinzu. Der Mann tut, was sie sagt. ›Heb ihn jetzt bitte auf‹, sagt sie plötzlich, und er macht auch das. ›Dann zerreiße ihn!‹

Er sieht sie bestürzt an und hadert ein wenig mit sich. Dann zerreißt er den Schein. Irritiert vom absurden Verhalten der Frau, verliert er die Lust an diesem Spiel, gibt ihr aufgebracht den zerrissenen Schein zurück und zieht kopfschüttelnd von dannen. So hat er sich das nicht vorgestellt! Dieses ganze Drama war ihm zu anstrengend und machte ihm keinen Spaß mehr. Das war der ganze Aufwand nicht wert. Die Menge blickt gespannt auf die Frau, die nun mit dem zerrissenen Schein dasteht und ihn lächelnd in ihren Händen hält.

›Nun‹, sagt sie: ›Dieser Schein war nicht mehr in meiner Hand, er lag am Boden und wurde mit Dreck beschmutzt. Jemand ist auf ihm herumgetrampelt, hat ihn zerrissen und abgelehnt. Aber ich frage euch: Ist dieser Schein auch nur einen Cent weniger wert?‹«

»Eine gute Geschichte!«, sagte Carl. »Und diese Dame gibt niemand anderem die Schuld, dass er ihr den Wert genommen hätte.«

»Weil ihr Wert nicht weniger wird, wenn jemand anderer auf ihren Gefühlen herumtrampelt«, antwortete Paul mit einem versteckten Seitenhieb. Ohne Wertung selbstverständlich.

»Selbst dann nicht, wenn sie es so möchte«, fügte ich hinzu und sah dabei Charly an. Die saß mit weit aufgerissenen Augen auf ihrem Stuhl, und es schien ganz so, als bemerkte sie, dass sie schon zu oft ihren Wert verschenkt hatte, ohne ihn selbst zu sehen.

»Halten wir nicht alle unseren Schein in die Höhe, damit ihn endlich jemand sieht?«, fragte Charly verunsichert.

»Nicht, wenn wir ihn selbst sehen. Dann sehen wir keinen Grund, ihn anderen beweisen zu müssen«, beantwortete Paul ihre Frage.

»Wenn du so wild mit dem Schein in der Luft herumwedelst, dann will ihn gar niemand haben, Liebes!«, meldete sich Tim zu Wort. »Dann hält ihn niemand für echt! Wer sich bewusst ist, einen Zweihundert-Euro-Schein zu besitzen, muss niemanden darum bitten, ihn endlich haben zu wollen. Es stimmt schon, dass dein Wert nicht weniger wird, wenn jemand auf ihm herumtrampelt. Aber wie du bereits in der Geschichte gehört hast, passiert sogar das Gegenteil: Der andere verliert das Interesse. Hör auf, diesen Konstantin darum anzuflehen, auf dir herumzutrampeln und dabei endlich deinen Wert zu sehen! Würde er ihn sehen, wäre er längst an deiner Seite. Und das nicht nur dann, wenn es ihm gerade passt!«

»Oder aber es kämpfen hier zwei um ihren Wert, weil sie sich im Grunde beide für wertlos halten, und hoffen, dass ihn endlich jemand sieht«, ergänzte Paul. »Dabei halten sie gerade das für unmöglich, weil sie ihn selbst nicht sehen können. Er ist wie ein unsichtbarer Schein, von dem sie hoffen, dass er endlich sichtbar wird. Das wird er aber erst, wenn sie erkennen, dass ihn niemand anderer sehen muss, außer sie selbst. Und dass er immer da war, gut versteckt in der inneren Tasche der Seele. Da, wo sie ihn irgendwann abgelegt haben, weil sie dachten, nichts wert zu sei. Die Sache ist doch die: Irgendwann im Leben erkennen wir, dass die Dinge immer den Wert haben, den wir ihnen geben. Das trifft auch auf Menschen – auf uns selbst oder auf andere – zu. Und auf alle

Ereignisse. Selbst die schlechten. Im Grunde ist alles eine Erfahrung, ob wir sie für gut oder schlecht, wertvoll oder wertlos, wunderbar oder schrecklich halten. Erst die Interpretation des Erlebten bringt uns in unsere Emotion und hat daher eine Auswirkung auf uns. Wenn wir die Interpretation ändern, ändert sich unsere Sicht und damit der Hergang.

Es gibt beispielsweise Paare, die sich für eine offene Beziehung entscheiden. Für sie wäre der körperliche Austausch mit anderen nichts, das ihre Liebe gefährden würde, weil sie das Ereignis anders interpretieren und demnach anders darüber denken. Das heißt natürlich nicht, dass ich deinen Schmerz damit schmälern möchte oder nicht verstehen kann, Emilia. Ich weiß, dass ihr euch beide für das Konzept der Treue entschieden habt, und das bedeutet nicht, dass ihr euch nun anders entscheiden sollt. Es soll nur zeigen, dass der Blick aus einer anderen Perspektive manchmal alles ändert. Was ich also damit sagen möchte, ist, dass wir, auch ohne dass wir unsere Werte verändern müssen, uns irgendwann die Frage stellen können, worauf wir den Fokus lenken wollen. Ist es auf die Vergangenheit oder das Jetzt? Auf den Fehler oder die Möglichkeit? Die Sehnsucht oder unsere Selbstliebe? Vielleicht können wir aus der Schwäche eine Stärke entwickeln und erkennen, dass das Erlebte zwar schmerzhaft war, aber letztendlich zu einer der wertvollsten Erfahrungen unseres Lebens wird. Dabei haben wir die Chance zu erkennen, was uns wirklich wichtig ist, und können dahin gehen.«

»Und was, wenn er es ist? Wenn *er* mir am wichtigsten ist?«, fragte Charly.

»Dann darfst du dich fragen, ob du nicht *dich* dabei vergisst. Und ob es wirklich Liebe ist, wenn du dir selbst keine schenkst. Möglicherweise handelt es sich mehr um den Wunsch, geliebt zu werden.«

»Aber will das nicht jeder?«

»Wer wirklich liebt, erwartet nichts im Gegenzug. Es ist nur die Erwartung, die uns leiden lässt.«

»Aber ist es nicht höchst ungesund, jemanden zu lieben, wenn wir nicht zurückgeliebt werden? Ist das kein Grund, es sein zu lassen, weil wir dabei unseren eigenen Wert aus den Augen verlieren?«, fragte Emilia.

»Es ist immer eine Definitionssache, was man für einen Grund hält, den anderen nicht mehr lieben zu können. Ich will gar nichts schön- oder schlechtreden. Es gibt auch hier kein Richtig oder Falsch, denn das muss jeder für sich selbst entscheiden. Aber nehmen wir beispielsweise die Liebe zu einem Kind, dann hören wir nicht auf, es zu lieben, wenn es einen Fehler gemacht hat. Wir haben dann auch selbst nicht das Gefühl, weniger liebenswert zu sein. Wir erwarten nichts im Gegenzug und machen uns nicht von seinem Verhalten abhängig.

Das ist in Partnerschaften bei Weitem nicht so einfach. Der Grund dafür sind die Bedingungen, die wir stellen. Dabei soll sich niemand schlecht fühlen, denn damit haben wir fast alle, mit nur wenigen Ausnahmen, unsere Schwierigkeiten. Der Mensch neigt dazu, Bedingungen zu stellen. Das gilt auch für die Liebe. Aber es ist einen Versuch wert, jede Bedingung zu hinterfragen.«

»Aber ist Treue nicht eine gerechtfertigte Bedingung, wenn wir uns gemeinsam dafür entschieden haben? Ich kann mich nicht daran erinnern, wann wir uns gegenseitig dazu entschieden hätten, auch mit anderen Menschen zu schlafen. Das hat nur einer von uns beschlossen.«

»Ja, das ist passiert. Und es stellt eure Beziehung auf eine harte Probe, weil Treue ein wichtiger Wert für dich und damit auch in eurer Beziehung ist. Das ist vollkommen verständlich und nachvollziehbar. Die Frage ist allerdings: Wie kannst du dich nach

all den Gefühlen, die nach dieser Enttäuschung auf dich einge-
stürzt sind, wieder besser fühlen und aus dem Loch klettern? Da
ist es sehr ungemütlich geworden. Um da wieder rauszukommen,
kannst du dir daher ein paar Fragen stellen wie: Was ist mit der
Liebe passiert? Ist sie noch da? Wenn sie sich anfühlt, als wäre sie
es nicht mehr: Ist das wirklich so? Ist sie vielleicht nur verschüttet
und liegt irgendwo neben dir am Boden oder darunter? Wie könnt
ihr sie wiederfinden? Wollt ihr gemeinsam danach graben?«

»Vielleicht ist sie wirklich noch da. Wenn sie es nicht wäre,
würde es vermutlich nicht so wehtun.«

»Dein Schmerz hat mehr mit der Enttäuschung zu tun als mit
der Liebe. Es ist die Verletzung, die du bei dem Sturz in das Loch
erlitten hast.«

»Ja, es fühlt sich an, als hätte er mich in dieses Loch gestoßen.
Vielleicht auch beide gemeinsam! Mit voller Wucht! Und da liege
ich jetzt.«

»Ja. Und von da aus kannst du auch wieder aufstehen und aus
dem Loch aussteigen. Schritt für Schritt. Du kannst dir eine Leiter
bauen - im besten Fall könnt ihr das gemeinsam tun, Sprosse für
Sprosse. Carl kann dir die Hand reichen, und du kannst dich entscheiden, sie anzunehmen. So stellt ihr wieder eine Verbindung
für die Liebe und zueinander her.«

»Na ja, Liebe ist für mich etwas anderes. Wo war sie denn die
ganze Zeit davor? Liebe ist doch eine Entscheidung! Man entscheidet sich jeden Tag dafür oder dagegen und nicht erst, wenn
einer im Loch liegt! Ich würde ja auch nicht da liegen, wenn ich
nicht reingestoßen worden wäre!« Emilia sah Carl dabei vorwurfsvoll an. »Du hast dich jedes Mal gegen unsere Liebe entschieden,
als du sie getroffen hast. Jedes einzelne Mal!«

»Aber ... ich habe es nicht bewusst getan«, rechtfertigte der
sich etwas holprig. »So übel oder falsch das klingen mag. Es hatte

nie etwas mit meiner Liebe zu dir zu tun, und es hat auch nichts daran geändert! Es waren zwei völlig verschiedene Welten. Und in der anderen habe ich diese Freiheit gespürt. Es war wie ein Rausch. Etwas, das nicht echt war. Wahrscheinlich hab ich mir deshalb eingeredet, es würde gar nicht passieren. Es hat sich angefühlt, als wäre ich in dieser anderen Welt. Eine, die unsere gar nicht berührt.«

»Aber sie! *Sie* hast du berührt. Und das war echt! Das *ist* passiert!«

»Ja ... weil du mich nicht mehr berühren wolltest.«

»Aber ... das ist doch ...«

»Ich würde hier gern bewusst stoppen«, meldete sich Paul und unterbrach Emilia mitten im Satz. »Bevor ihr euch noch tiefer in einen Kreislauf aus Vorwürfen verstrickt. Auch das ist menschlich und durchaus verständlich, allerdings nicht sonderlich hilfreich. Mit ›Ja, aber‹-Vorwürfen spielt ihr euch gegenseitig den Ball der Schuld zu oder bleibt als Opfer in der Rechtfertigung stecken. So hört ihr dem anderen aber nicht richtig zu und könnt euch nicht in seine Welt hineinfühlen. Um eure Verbindung wieder spüren zu können, ist aber genau das notwendig. Dazu braucht es das Verständnis für den anderen und das Eintauchen in die jeweilige Gefühlswelt mit all ihren Empfindungen. Um dahin zu gelangen, ist es wichtig, einander zuzuhören, ohne sofort etwas zu erwidern, es zu bewerten oder das Gegenteil beweisen zu wollen.

Und Charly, würdest du all die Anstrengung, die du aufbringst, um Konstantin für dich zu gewinnen, für dich selbst aufwenden und beginnen, dich so zu lieben, wie du ihn vergötterst – du würdest dich wundern, wie schnell sich dein Traum erfüllen würde.«

»Welcher Traum?«, fragte sie neugierig.

»Der, eine glückliche Beziehung zu führen.«

»Mit ihm?«

»Mit dir. Du würdest aufhören, darauf zu warten, dass er eine Entscheidung trifft, und dich für dich selbst entscheiden. Von da aus würden all deine weiteren Entscheidungen wahrscheinlich anders aussehen.«

»Und wie?«

»Das wirst du dann sehen. Aber eines ist sicher: Das Leben reagiert auf unsere Entscheidungen. Erinnere dich an Bens Geschichte. Vielleicht inspiriert sie dich. Deine eigene kannst nur du für dich herausfinden.«

**Alles im Leben hat den Wert, den wir ihm geben. Das gilt auch für uns selbst.**

# DANKE FÜR NICHTS

Das passt übrigens alles hervorragend zu der Frage, die ich gezogen habe«, sagte Benno.

»Und welche ist das?«, wollte Paul wissen.

Benno griff in seine Jackentasche, zog eine Brille hervor und setzte sie auf, als hätte er es eilig. Deutlich langsamer las er die Frage vor: *»Warum will mich niemand?«*

Nie war klarer, von wem die Frage stammte. Im Grunde kam sie auch nicht überraschend, und trotzdem war sie so unendlich traurig und stimmte mich nachdenklich. Kein Mensch auf dieser Welt sollte denken, dass ihn niemand will. Bei 7,8 Milliarden Menschen wäre doch auch schon aufgrund der Wahrscheinlichkeitsrechnung zu belegen, dass es sich hierbei schlichtweg um einen Irrtum handeln musste. Wie konnte das Charly nur denken? Und warum war sie damit nicht allein? Warum kommen wir so unschuldig und voller Möglichkeiten auf diese Welt und beginnen mit jeder schmerzhaften Erfahrung, mehr und mehr an uns zu zweifeln? Warum denken wir, es bräuchte so viel, um genug zu sein, wenn es doch reicht, einfach nur wir selbst zu sein? Genau so, wie wir sind. Wenn das nicht der Plan war, was war er dann? Doch bestimmt nicht, irgendwann in einem Kreis zu sitzen und zu denken, kein Mensch auf dieser Welt könnte einen lieben! Wo bleibt man da denn selbst? Sollte man nicht der Mensch sein, der sich am allermeisten liebt und sich mit schierer Euphorie überhäufen sollte - schon einfach nur deshalb, weil man überhaupt am Leben ist? Schließlich haben wir uns doch von Geburt an als Geschenk mitbekommen und noch dieses ganze Leben vor uns. Wäre es da nicht sinnvoll, unser größter Fan statt unser größter Feind zu sein?

»Aber es ist doch so! Keiner will mich!«, schluchzte Charly, die sich anscheinend eingestand, dass all die Rosen sie nicht weiterbrachten.

»Das ist nicht wahr!«, sagte Benno überzeugt und reichte ihr liebevoll ein Taschentuch. Ich fragte mich, was er noch alles aus seinen Jackentaschen hervorzaubern würde.

»Ist es doch! Ich sage euch, wie es ist: Mich wollte nie jemand! Alle tun so, aber es stimmt einfach nicht! Sonst wäre doch auch mein Vater nicht einfach abgehauen, als ich drei war, und hätte sich dann erst fünfzehn Jahre später gemeldet, als es ihm wieder in sein wundervolles Leben passte! In der Zwischenzeit hatte er sich nämlich seine neue kleine Familie zusammengebastelt! Mich fand er toll, wenn es ihm gerade gelegen kam, und das war es ganz oft eben auch nicht! Er war auf keinem meiner Auftritte ... keinem einzigen, bis ich fünfundzwanzig war! Unzählige Geburtstage, die er verpasst oder vergessen hat. Wochen später kam dann ein Anruf, als wäre nichts gewesen. Manchmal schickte er ein Geschenk mit der Post mit einer Karte, auf der *Liebste Charly* und irgendein hochtrabender Schwachsinn standen. Liebste Charly?! Liebte er mich wirklich?! Dann wäre er da gewesen! Und was habe ich getan?! Ich hab mich auch noch gefreut!! Was mich am meisten stört, ist, glaube ich, dass er immer so tut, als wäre ich das Wertvollste auf der Welt. Aber lässt man das Wertvollste einfach irgendwo zurück? Wenn man sich gar nicht drum kümmert – hält man es dann wirklich für wertvoll? Das waren doch alles immer nur Worte! Danach gehandelt hat er nie. Wann immer ich mich auf ihn verlassen habe, war ich verlassen! Wahrscheinlich bin ich es gewöhnt, dass man mich wie Dreck behandelt. Oder wie Luft. Aber wahrscheinlich ist auch das noch zu viel. Die braucht man zum Atmen. Den langen Atem hatte er aber nie. Er hat mich nie gebraucht. Er wollte mich nicht. Nichts! Das beschreibt es am ehesten. Nichts war alles, was er als Vater zu geben hatte. Danke für nichts!«

Charlys Worte berührten mich. Wie klar sie alles sah und wie weh es dennoch tat. Ob sie erkannte, dass sie mit Konstantin die Geschichte mit ihrem Vater wiederholte? Wahrscheinlich, weil sie es, wie sie schon erwähnt hatte, doch nur so kannte und dachte, es genau so weiterleben zu müssen. Beeinflusst alles, was wir erlebt haben, unsere Zukunft? Und wie können wir uns umentscheiden? Wann kommt der Punkt, an dem wir erkennen, dass so vieles im Leben in unserer Hand liegt, und wann beginnen wir, unsere Geschichte neu zu schreiben?

Vielleicht war Charly Schauspielerin geworden, um endlich in eine andere Rolle zu schlüpfen als die der ungeliebten Frau, die dachte, das sei alles, was ihr zustünde. Benno hatte recht. Das stimmte einfach nicht. Aber für Charly stimmt es und deshalb stimmte es letztendlich doch. Wenn sie sich nicht trotz des Verhaltens ihres Vaters eingestand, es wert zu sein, geliebt zu werden, würde sich auch nichts ändern. Solange sie sich in ihrem eigenen Schauspiel keine neue Rolle zusprach, würden alle Statisten in ihren Besetzungen bleiben. Konstantin, der Leidenschaftliche, mit dem sie nur noch mehr Leiden schaffte, weil es ihr vertraut vorkam. Oder ihr Vater, der erste Mann, der sich nicht für sie entschied, und der letzte, dem sie vertraut hatte.

»Ich bin müde. Und bin es leid«, sagte sie und starrte aus dem Fenster, als spiegelte es ihre Leere wider.

»Was bist du denn leid?«, fragte Paul.

»Immer und immer wieder um die Liebe eines Mannes zu kämpfen. Ich will nicht mehr. Ich habe keine Kraft mehr. Ihr denkt alle, ich wäre naiv. Dabei weiß ich es doch! Aber ich wäre es so gern, deshalb tue ich so, als wäre ich es, damit ich nicht sehen muss, wie es wirklich ist. Und glaubt mir, ich sehe es, genau wie ihr! Ich weiß, dass er sich immer gleich verhalten wird! Ich weiß, dass er sich gar nicht entscheiden wird und dass wir das Spiel noch Jahre weiterspielen, wenn ich mitspiele. Ich weiß das alles. Aber ich will es nicht wissen. Es würde bedeuten, dass ich mir eingestehen müsste, dass es wieder so ist. Dann würde ich sehen, dass gar niemand da ist, den es kümmert, ob ich morgens aufstehe oder nicht. Nicht mal mich. Ich wäre noch trauriger, als ich es ohnehin bin. Noch einsamer. Dann gäbe es nicht einmal mehr die Illusion. Diese Aufregung, wenn er sich meldet und mich sehen will. Mich berührt. Es würde mir fehlen. Diese Vorstellung von etwas, was nie sein wird und immer noch besser ist als das, was ist.«

»Ich verstehe dich«, sagte Benno. »Das dachte ich auch lange Zeit. Du willst ihn nicht loslassen, weil du Angst hast, ganz allein zu sein. So ging es mir auch! Aber erst, wenn du dieses Risiko eingehst, wirst du dich nicht mehr allein fühlen. Genau diese Illusion lässt dich leiden, weil sie dich ständig daran erinnert, dass du allein bist. Vielleicht bin ich nicht das beste Beispiel, weil ich gleich darauf Tim begegnet bin, aber ist es nicht besser, allein zu sein, als ständig zu leiden? Du musst erst frei sein, um für jemanden frei zu sein. Jemand, der dir wirklich guttut.«

»Sehr schön, Benno«, meinte Paul. »Es wäre außerdem ein guter Schritt, erst mal deinem Vater zu vergeben. Vielleicht sprichst du mit ihm und fragst ihn, was ihn damals dazu bewegt hat, sich so zu verhalten, wie er es getan hat. Mit hoher Wahrscheinlichkeit ist er sich seiner Fehler bewusst und fühlt sich auch schlecht dabei. Ihm zu vergeben bedeutet nicht, dass du gutheißt, was geschehen ist. Es geht um deinen inneren Frieden. Die Freiheit, nicht für immer mit dieser Last durchs Leben zu gehen. Ihn freizugeben. Deinen Vater. Den Schmerz. Die Schuld. Vielleicht auch deine eigene, weil du dein Leben lang nach Gründen gesucht hast und irgendwann dachtest, selbst der Grund zu sein. Du dachtest vielleicht, die Schuld dafür zu tragen. Leg sie ab. Sie ist zu schwer. Es ist kein Wunder, dass du müde bist. Du musst nichts mehr tun, du musst auch nicht um ihn kämpfen. Nicht um seine Liebe – nicht darum, gesehen zu werden. Es ist zu anstrengend, auf dieser ewigen Bühne zu stehen und dich zu beweisen. Es gibt gar nichts zu beweisen. Es ist gut. Du bist gut! Genau so, wie du bist. Es gibt nichts mehr zu tun.«

Charly nickte, und Emilia liefen die Tränen über die Wangen.

»Wir haben mehr gemeinsam, als ich dachte«, sagte sie.

»Ist noch jemand hungrig, oder muss ich mich allein schuldig fühlen?«, fragte Jana lächelnd und unterbrach die nachdenkliche Stille in gewohnter Entschlossenheit, aber ungewohnter Leichtigkeit.

»Oh ja. Ich habe riesigen Hunger«, sagte Charly. »Und seit Langem mal nicht nach Liebe.«

»Na endlich! Ich dachte schon, wir wären alle auf Zwangsdiät!«, meinte Benno und lachte.

»Nur was das eigene Drama anbelangt«, antwortete Paul. »Ansonsten schlage ich *Tulsi* vor, einen fantastischen Inder nicht weit von hier. Alle einverstanden?«

Das waren wir und machten uns auf den Weg. Es war ein schöner Tag. Immer wieder streckten sich ein paar Sonnenstrahlen durch die Wolken und hinterließen ein angenehm warmes Gefühl auf der Haut. Vielleicht schafften sie es von da aus in unsere Herzen. Ein paar von uns konnten sie gut gebrauchen. Aber wer konnte das auch nicht. Dieser kleine Spaziergang durch die alten Gassen fühlte sich herrlich befreiend an. Es tat gut, nach allen Erkenntnissen im

Kreis wieder die Gerade zu finden, sich die Beine zu vertreten und die Gedanken auslüften zu lassen. Das sagt man doch so, auch wenn das gar keinen Sinn macht, weil die Gedanken ja niemals wirklich an die Luft kommen, sondern immer in unserem Kopf bleiben. Und trotzdem, wenn man es irgendwann schafft, ganz im Augenblick zu versinken, lässt man sie ziehen. Dann lüftet man ordentlich durch, schiebt sie in seinen eigenen inneren Papierkorb und schafft viel Raum für Neues. Das Erlebte wirkt dann immer noch nach, aber man hat mehr Luft zum Atmen, weil man nicht mehr das Gefühl hat, an der unangenehmen Ausdünstung des drum herum liegenden Mülls zu ersticken. Die paar Schritte zum Inder fühlten sich daher befreiend an. Und ich mich mit jedem Schritt ein wenig leichter. Als wir in die Fluchtgasse einbogen, in der sich das Lokal befand, musste ich schmunzeln. Waren wir am Weg zur Hidden Kitchen auf der Flucht? Und das, obwohl sie gar nicht so versteckt, sondern direkt vor unseren Augen lag? Vielleicht verhielt es sich mit der Liebe manchmal genauso: Wir flüchten aus Angst, verletzt zu werden, oder suchen sie an den verstecktesten Orten, obwohl sie nie weg ist, sondern immer da, wo wir gerade stehen.

Beim Reingehen begrüßten uns der Inhaber und seine Tochter schon aus der Ferne. Sie lächelten uns herzlich zu und begleiteten uns zu unserem Tisch. Dabei wirkten sie wie ein eingespieltes Team: Ein Vater-Tochter-Gespann, wie es im Buche steht. Ich fragte mich, ob es Charly einen inneren Stich versetzte, glückliche Töchter mit ihren Vätern zu sehen, und ob sie dabei an sich und ihren Vater denken musste. An all das, was sie nicht hatten, vielleicht auch nie haben würden. Es war schon bemerkenswert, dass eine Geschichte, für die wir gar nichts können, unser ganzes Leben beeinflusst, wenn wir nicht aufhören, das Blatt zu wenden und sie neu zu schreiben. Zumindest lag es in unserer Hand, sie zu ändern, das hatte uns Paul bereits beigebracht. Charly sah mich an und lächelte, als hätte sie meine Gedanken gelesen. Sie wirkte nicht mehr so traurig wie noch vor einer Stunde, als sie sich und uns noch einreden wollte, sehr glücklich zu sein. Vielleicht war sie es gerade. Ganz ohne ihren Vater oder Konstantin.

Diesmal entschieden wir uns für eine andere Sitzordnung, als wir es aus Freuds Kreis gewohnt waren. Emilia setzte sich neben mich, und Charly nahm neben Emilia Platz, was am Tag davor noch unmöglich, zumindest aber sehr schwierig gewesen wäre. Diese riesige Spannung zwischen beiden, die vor allem von Emilia ausgegangen war, hatte sich irgendwo zwischen dem verlorenen Wert und Charlys trauriger Geschichte mit ihrem Vater in Mitgefühl und Verständnis verwandelt. Vielleicht wurde uns mit jeder erzählten Geschichte klarer, dass wir alle unser Paket zu tragen hatten und niemand frei von Fehlern war. Das wiederum machte nicht nur die eigenen erträglicher, sondern schuf auch eine Verbundenheit zu allen anderen. Als würde jede einzelne Geschichte ein weiteres Puzzleteil zum eigenen Leben darstellen und ein viel größeres Bild ergeben, das jedem von uns die Augen öffnete. Das Ineinandergreifen aller Geschichten ergab eine weitere, in der wir uns alle wiederfanden, die zwar heruntergebrochen wieder zu uns selbst führte, im Ganzen aber miteinander verbunden war. Und so fühlten wir wahrscheinlich alle diese Verbundenheit und konnten ohne Anklage nebeneinandersitzen.

Jana und Margarete gesellten sich auch noch zu uns, und die Männer nahmen um das andere Tischende Platz. Obwohl sich – anders als in Freuds Raum – die Geschlechter dieses Mal nicht mischten, fühlte es sich nicht nach Trennung an.

»Habt ihr schon mal Papadam mit Mango-Chutney probiert?«, fragte Emilia freudig und erwartungsvoll zugleich, als sie mit der Nasenspitze über ihre Speisekarte zu uns hinüberblickte.

»Gibt es auch Mamadam?«, antworte Charly, und ich musste lachen.

»Das ist knuspriger Fladen aus Linsenmehl. Ich schätze mal, er ist nicht zwingend männlich!«, scherzte Emilia zurück. Es war schön, wie wir mit locker-leichtem Fladengebäck wieder zu unserer eigenen Leichtigkeit zurückfanden.

**Nachdem wir jedes Urteil fallen gelassen haben, entwickeln wir Verständnis für unsere eigene Geschichte und fangen an, sie neu zu schreiben.**

# VERJUBELT

Nach Unmengen Dal mit hausgemachtem Masala und dem krönenden Abschluss mit einem honigsüßen Halwa-Törtchen aus Mungbohnen mit Mango und Pistazieneis spürte ich sehr viel Liebe von innen. Ich stellte mir kurz vor, wie herrlich doch ein Mittagsschläfchen auf Freuds Sofa sein müsste, während alle anderen sich mit den restlichen Liebesfragen befassten. Schließlich hatten wir bereits Antworten für ein ganzes Leben gefunden. Trotzdem war ich zuversichtlich, dass Paul noch ein paar weitere aus seinem inneren Hut zaubern würde, und entschied, dass seine Weisheiten doch spannender und vor allem aufschlussreicher als so ein gewöhnlicher Mittagsschlaf werden könnten.

So satt und für den Moment sehr zufrieden erschienen alle Themen rund um die Liebe irgendwie hausgemacht und wie Brause für Limonade: durchaus lösbar. Wenn uns Paul etwas vermittelt hatte, dann, dass die Liebe doch mit jeder Entscheidung in unserer Hand lag.

Als wäre es ein Gesetz, saß er mir schon wieder gegenüber. Diesmal hatte er aber den Kopf zu Gabriel gedreht und lachte unentwegt. Er wirkte richtig glücklich und sah wie immer sehr ansehnlich dabei aus. Hinter der Fassade des weisen Schönlings entdeckte ich plötzlich diesen nahbaren, strahlenden Menschen, der bestimmt auch seine ganz eigene Geschichte hatte. Genau wie wir, hatte er wahrscheinlich mit jeder Erfahrung dazugelernt und ging einfach seinen Weg, der – wie bei den meisten Men schen – mit Sicherheit auch nicht immer sonnig war. Warum denken wir so oft, andere hätten es leichter oder immer die Ahnung, was richtig war? Am Ende verhielt es sich doch genau so, wie Paul es uns von Anfang an gelehrt hatte: Alles im Leben war eine Erfahrung. Ob wir sie als gut oder schlecht erachten, liegt immer an uns. Am liebsten hätte ich ihn gefragt, wie es bei ihm in der Liebe aussah, hielt es dann aber doch für anmaßend und entschied mich dagegen. Nur weil er jede Menge über die Liebe wusste, hieß es doch noch lange nicht, dass er nicht auch die eine oder andere Aufgabe vom Leben gestellt bekommen hatte. Vielleicht konnte er sie nur schneller lösen, wenn es mal schwierig wurde. Und wurde es das nicht immer irgendwann? Wenn nicht in der Liebe, dann vielleicht in einem anderen Bereich. Die Frage war immer, wie wir damit umgingen. Ich hatte das Gefühl, Paul hatte uns mit all seinen, aber auch unseren eigenen Fragen, ganz ohne uns zu belehren, den Weg zu unseren Antworten gezeigt. Er hatte dafür weder seinen Zeigefinger erhoben noch uns das Gefühl gegeben, wir wären nicht richtig oder hätten etwas falsch gemacht. Im Grunde half er uns einfach dabei, unseren Blick für neue Richtungen zu öffnen und damit andere Sichtweisen zu erlangen. Das wiederum gab uns die Möglichkeit, neue Entscheidungen zu treffen, die zu neuen Ergebnissen führen. Ich fragte mich, ob es an der Zeit war, den Blick vom Ende zu nehmen und auf den Anfang zu richten, und stimmte mir zu.

Als wir am Weg zurück in die Berggasse waren, lief ich neben Charly her. Nach dem herzhaften Geschnatter beim Inder schwiegen wir für ein paar Meter.

»Ich denke, er fühlt sich schuldig. Er merkt ja, dass ich leide«, sagte sie nach einer Weile.

»Und du? Fühlst du dich schuldig?«, fragte ich. Charly sah mich entgeistert an. »Was meinst du? Ihm gegenüber?«

»Nein, dir. Ich dachte, du fühlst dich vielleicht *dir* gegenüber schuldig, weil du so viel mehr verdient hast und es dir nicht gestattest.«

Charly blieb stehen. »Mein Gott«, sagte sie. »So habe ich es noch nie gesehen. Meine Welt dreht sich anscheinend ständig nur um ihn. Da vergisst man schon mal auf sich selbst! Aber ist es ein Wunder? Ich war und bin ja immer wieder unsichtbar für ihn.«

»Für deinen Vater?«, fragte ich, auch wenn ich nicht ausschloss, dass sie Konstantin gemeint hatte. Im Grunde lief es aber auf dasselbe hinaus.

»Ja. Eigentlich für alle. Manchmal fühlt es sich an, als wäre ich gar nicht da. Als ob ich verschwunden wäre, seit er gegangen ist. Kein Wunder, dass mich keiner sehen kann.«

»Siehst du dich denn selbst?«

»Wie meinst du das?«

»Solange du dich und deinen Wert nicht siehst, wird es auch sonst niemand tun! Du brauchst keine Bestätigung, dass du in Ordnung oder gut genug bist. Weder von deinem Vater noch von Konstantin. Du bist es! Wenn sie es nicht sehen, ist es ihr Problem. Es hat mit ihnen zu tun, nicht mit dir!«

»Und wie mache ich das? Wie kann ich mich sehen?«

»So, wie Goldbach gesagt hat. Hör auf, sie zu vergöttern. Statt Konstantin auf dieses Podest zu stellen und nach Gründen zu suchen, für die du ihn weiter verherrlichen kannst, frag dich mal, was du an *dir* magst. Was macht dich aus? Was findest du großartig? Warum bist du einzigartig? Statt irgendjemand anderen überzeugen zu wollen, fang an, dich selbst zu überzeugen!«

»Mhm … Ich glaube, genau deshalb bin ich Schauspielerin geworden. Ich wollte auf die Bühne, um endlich selbst auf dem

Podest zu stehen. Von da aus wollte ich sie überzeugen. Alle. So-gar Wildfremde. Ich denke, ich wünsche mir den Applaus, weil es so lange still um mich war.«

»Aber dann hatte es zumindest etwas Gutes: Es hat dich zur Schauspielerei gebracht! Schau nur, dass du dir selbst nichts vor-spielst. Das ist nämlich gar nicht notwendig. Fang lieber an, dir selbst zu applaudieren und zuzujubeln.«

»Haha, okay! Ich juble, versprochen. Du hast so recht, Andrea. Danke!«, sagte sie und lächelte.

»Du sollst nicht *mir* zujubeln, sondern *dir*!«, erinnerte ich sie.

»Ja, das stimmt. Und was Männer anbelangt, muss ich aufhö-ren, mich zu verjubeln.«

*Bravo*, dachte ich. Charly schien auf dem Weg nicht nur ein Licht, sondern ein ganzer Scheinwerfer angegangen zu sein. Und endlich trat sie selbst ins Rampenlicht und stellte niemand an-deren davor.

### Bevor wir uns an andere verjubeln, jubeln wir uns lieber selbst zu.

Als wir zurück in Freuds Wohnung waren, gingen wir direkt zurück in den Kreis des Vertrauens. Keiner war mehr hungrig oder durstig, es galt vielmehr herauszufinden, welche anderen Bedürfnisse wir immer wieder zu stillen versuchten. Dabei war die Liebe doch überall zu finden. In uns. In anderen. In diesem guten Gefühl, am Leben zu sein. Ich weiß nicht, ob es an dem fantastischen Essen beim Inder oder den ausgelassenen Ge-sprächen und dem Lachen lag, aber irgendwie schien der ganze

Raum mehr von Liebe erfüllt zu sein als noch ein paar Stunden oder Tage zuvor. Plötzlich fühlte ich mich allen so nahe. Ich liebte ihre Geschichten. Alles, was sie ausmachte, warum sie hier waren, welche Fragen sie sich stellten und was sie noch zu lernen hatten. Das hatten wir doch alle. Und plötzlich war es okay. Es war sogar mehr als das. Es war der Grund, warum wir hier waren. Nicht nur auf diesem Seminar, sondern ganz generell im Leben. Um mit jeder Erfahrung, die wir machen, über uns hinauszuwachsen. Gemeinsam oder allein. Ob als Single, Paar oder in der Gruppe. Ich zückte noch schnell mein Handy, bevor es losging, und schrieb Lukas eine Nachricht, die mich selbst überraschte: »Okay, du hast gewonnen. Ich liebe es.«

Dann drehte ich es auf lautlos und steckte es in meine Tasche, damit ich mich ganz auf das Seminar konzentrieren konnte. Ich wollte noch alles aufsaugen. Wie ein Schwamm, der bereit war für die nächste Spülung. Die Klarheit, um damit bis in die hintersten Ecken zu putzen und eine glänzend saubere Fläche zu schaffen. Für den Neubeginn.

»Gabriel, du hast noch keine Frage vorgelesen«, meinte Paul. Die beiden Männer schienen eine ganz besondere Verbindung zu haben, das spürte ich nicht erst seit ihrem gemeinsamen Lachen beim Inder.

»Stimmt. Na dann!«, sagte er und hob sein Blatt auf, das neben ihm auf dem Boden lag.

Jana sah ihn dabei erwartungsvoll von der Seite an, als würde die Frage von ihm stammen, was zwar möglich, aber doch recht unwahrscheinlich war. Vielleicht war sie aber auch nur auf seine Antwort gespannt. Irgendwie schien Jana immer noch aus allem einen Wettkampf zu machen, obwohl hier doch gar niemand verlieren, sondern alle nur gewinnen konnten. Das Leistungsthema konnte sie anscheinend noch nicht so schnell ablegen. Irgendetwas erwartete sie noch von Gabriel, das konnte ich deutlich an ihrem Blick erkennen. Noch war mir aber nicht klar, was genau das war.

*»Was soll dieses ganze Liebesgedöns? Warum können wir nicht einfach zufrieden sein?«,* las Gabriel die Frage vor und fing gleich darauf an, schallend zu lachen. Wir alle lachten. Wie treffend! Selten hatte mich ein Wort so amüsiert wie dieses. Und noch seltener hatte eine Beschreibung dermaßen den Nagel auf den Kopf getroffen. Wir kriegten uns alle kaum ein vor Lachen. Es war beinahe so, als lachten wir über uns selbst. Die Absurdität, die wir der Liebe doch oft gaben, indem wir sie infrage stellten – vielleicht wurde sie uns in diesem Moment klar.

»Na, stimmt doch!«, rief Benno, und eigentlich hätte uns schon vorher klar sein müssen, dass die Frage nur von einem stammen konnte: dem Meister des sarkastischen Humors mit durchschlagender Tiefe, also von Benno höchstpersönlich. »Wie recht du hast! Dieses ganze Getue um die Liebe! Als wäre sie so kompliziert, dabei sollte sie doch ganz einfach sein!«, sagte ich immer noch lachend.

»Und dieses Theater, das wir aufführen, nur um geliebt zu werden. Das ganze Tamtam und Trara. Lächerlich!«, stimmte Charly prustend mit ein.

»Das ist wahr!!«, meinte Gabriel und machte eine kurze Pause. Dann sah er Jana lächelnd von der Seite an: »Ja, warum können wir nicht einfach zufrieden sein?« Er sagte es so liebevoll und mit einer Leichtigkeit in seiner Stimme, dass Jana ihm unmöglich böse sein konnte. Das war sie auch nicht. Trotzdem verdrehte sie die Augen und lächelte nur etwas verhalten. »Um ehrlich zu sein, ich hätte auch nur allzu gern eine Anleitung dafür! Die ganze Aufregung um dieses große Wort ist einfach nur anstrengend und mühsam.« Sie schien ein wenig genervt, aber trotzdem noch um vieles milder als am Anfang des Seminars.

»Ist es das wirklich oder ist alles nur das, was wir daraus machen?«, fragte Paul schließlich. Es war ganz offensichtlich wieder Zeit für eine seiner Fragen, für die er die Antwort schon längst bereithielt, aber wollte, dass wir von ganz allein draufkamen. Und obwohl wir eben noch über das ganze Liebesgedöns gelacht hatten, war nicht auszuschließen, dass wir im nächsten Moment auch schon wieder mit Tränen in den Augen, sprachlos und berührt dasitzen würden. Es würde vermutlich gar nicht lange dauern, bis Paul es wieder schaffte, uns trotz all dem Aufhebens um die Liebe sowohl ihr als auch uns selbst wieder ein ganzes Stück näherzubringen. Vielleicht ist der Jubel und Trubel um die Liebe am Ende doch berechtigt, weil wir darin unseren eigenen Lärm entdecken und ihn in ein unaufgeregtes, klares Gefühl verwandeln.

# WAHRSCHEINLICHKEIT UND LIEBE

Stellt euch die Liebe einmal wie einen Kaugummiautomaten vor«, sagte Paul. »Kennen den noch alle? Diese Retroteile, vor denen früher schon einige von uns mit glänzenden Augen gestanden und darauf gewartet haben, dass wir herausbekommen, was wir uns so sehnlichst wünschten? Etwas Süßes, das gute Gefühl, das uns von innen erfüllt, Spaß, Freude oder den Jackpot! Vor allem aber die Aufregung, was es am Ende wohl sein wird!«

»Oh mein Gott, ja! Die habe ich geliebt!«, rief Charly, und der Glanz in ihren Augen verdeutlichte, wovon Paul gerade gesprochen hatte. »Ich wollte immer den Ring!«, sagte sie und lachte.

»Wolltest du schon so früh heiraten?«, fragte Paul grinsend.

»Ich denke, ja. Am liebsten meinen Vater. Oder Jan aus dem Kindergarten – der wäre auch okay gewesen. Aber ratet mal, wer lieber mit Amelie spielen wollte ...! Das Thema meiner unerfüllten Liebe hat wohl schon sehr früh begonnen.«

»Und bestimmt hat es andere gegeben, die gern mit dir spielen wollten! Hast du sie möglicherweise übersehen, weil du zu konzentriert auf den einen warst?«

Charly sah ihn verdutzt an. Es brauchte kein großes, tiefenpsychologisches Verständnis für die Erkenntnis, dass das auch auf ihre derzeitige Situation zutraf.

»Wenn wir also diesen Kaugummiautomaten als Beispiel für die Liebe hernehmen, dann haben wir vielleicht alle schon mal davor gestanden und uns einen gewissen Ausgang erhofft. Wir haben ein paar Münzen eingeworfen und damit etwas investiert. Natürlich wollten wir dafür auch etwas herausbekommen! Am besten immer das, was wir uns wünschen.

Jetzt ist es aber nun mal so, dass der Automat nicht immer das auswirft, was wir wollen. Wenn das so wäre, hätten wir ihn manipuliert. Es wäre dann kein echter Automat, sondern einer, den wir uns selbst gebastelt oder verfälscht haben und von dem wir dann wissen, dass uns das Ergebnis gar nicht zusteht. Wenn es sich aber um einen echten Kaugummiautomaten handelt, dann haben wir die Wahl. Gehen wir weiter, weil er uns ohnehin nicht interessiert? Bleiben wir davor stehen und starren ihn fasziniert an, tun aber nichts, weil wir uns gar nicht zutrauen, die Wahl zu haben? Vielleicht hat uns aber auch jemand gelehrt, es wäre keine gute Idee, sich darauf einzulassen. Was dann passiert, ist einfach: natürlich nichts!

Oder aber wir treffen eine Entscheidung, holen eine Münze aus unserer Tasche und werfen sie ein. Die Frage ist: Was passiert nun? Erstens: An welcher Säule drehen wir und wie sieht unsere Erwartung aus? Wollen wir immer nur den Ring oder den Anhänger und interessieren uns erst gar nicht für das, was wirklich kommt? Sind wir einfach nur enttäuscht, wenn der Automat nicht das für uns einzig richtige Ergebnis auswirft? Oder bleiben wir neugierig und sehen, was passiert? Ob uns der grüne Kaugummi am Ende vielleicht doch sehr glücklich macht und uns letztendlich noch viel besser schmeckt als der gelbe, von dem wir dachten, dass wir ihn unbedingt haben wollten.

Lassen wir uns vielleicht darauf ein, was das Leben ausspuckt, ohne verärgert über das Ergebnis zu sein, weil es am Ende immer an uns liegt, wie viel Freude oder Leid wir damit erfahren, weil wir in der Hand haben, was wir daraus machen? Wer sagt denn, dass wir uns nicht mit dem grünen Kaugummi später auch einen Ring basteln können? Wenn wir ein wenig Zeit vergehen, ihn aushärten und festigen lassen und wir daraus unseren ganz eigenen Ring formen! Warum sollten wir den gelben Kaugummi verfluchen, weil er nicht rosa ist, und sich vielleicht später herausstellt, dass sauer richtig lustig macht, wenn wir uns ganz auf ihn und die Erfahrung einlassen? Oder aber ärgern wir uns darüber, schon wieder das Falsche gezogen zu haben, werfen ihn einfach weg und hoffen, dass wir schon irgendwann mal das Richtige ziehen. Wer sagt denn, was richtig und was falsch ist? Ist rosa richtiger als grün, oder hängt es nur von uns und unserer Erwartung ab? Sind es am Ende nicht immer wir, die entscheiden, was wir mit dem anfangen, was wir gezogen haben, wie wir es betrachten wollen und welche Erfahrung wir daraus ziehen? Sind nicht wir es, die manchmal einfach weitergehen und sich wundern, wenn gar nichts passiert? Oder gar die, die eine Münze nach der anderen einwerfen und niemals zufrieden sind? Sind wir dann die, deren Geschmack nie ganz getroffen werden kann, egal, was herauskommt, weil wir nach dem Erdbeer-Hibiskus-Maracuja-Mandel-Geschmack suchen, den es gar nicht gibt? Und von dem wir in Wahrheit gar nicht wissen können, ob er uns tatsächlich so gut schmeckt wie in unserer Vorstellung, wo er für immer eine Illusion bleibt, mit der wir uns die Realität verbauen? Vielleicht sind wir aber auch jene, die nur diese eine Kugel im Sinn haben, von der wir ein Leben lang träumen und hoffen, sie endlich zu bekommen. Die aber irgendwo zwischen all den anderen steckt, unerreichbar und fernab jeglicher realistischer Wahrscheinlichkeit liegt, damit aber nur noch interessanter wird, sodass wir keine andere Kugel auch nur eines Blickes, geschweige denn des Geschmackes würdigen? Stehen wir uns dann nicht mit unserer eigenen Erwartung im Weg, endlich das eigene Glück zu ziehen mit dem, was uns das Leben zuspielt?«

»Das hieße aber auch, dass Konstantin die richtige Wahl für mich wäre, weil ich ihn gezogen habe?«, fragte Charly und schien selbst nicht ganz überzeugt. Gott sei Dank!

»Hast du das denn? Denn ich sehe diese Kugel nicht in deinen Händen liegen. Sie kugelt eher irgendwo herum. Versuchst du, diesen Kaugummi nicht eher krampfhaft aus dem Automaten zu bekommen, obwohl er immer wegrollt?«, antwortete Paul in gewohnter Genialität. Dieser Mann hatte einfach immer die passende Antwort parat.

»Boah, ja ... das stimmt.«

»Und was ist, wenn wir bereits eine Kugel gezogen haben, sie sich aber irgendwann wie ein ausgelutschter Kaugummi zieht, der gänzlich den Geschmack verloren hat?«, fragte Gabriel. Recht mutig, wie ich fand.

»Möchtest du damit sagen, dass ich ein ausgelutschter Kaugummi bin, den du dir irgendwann eingetreten hast und jetzt nicht mehr loswirst?!«, fauchte Jana ihn an.

»Nein, nein, ich meine das ganz generell. Nicht auf uns bezogen. Eher auf meine Ex. Da war irgendwann die Luft raus und einfach gar nichts mehr da. Ab einem gewissen Punkt war diese Beziehung weder süß noch aufregend. Das hatte eben nichts mehr mit Liebe zu tun.«

»Ach, und meinst du, das ist jetzt bei uns anders?«, fragte Jana und sah nicht überzeugt aus.

»Na ja, schon. Zumindest streiten wir noch! Das zeigt doch, dass da noch Liebe ist. Sonst wäre es uns egal.«

»Aber wirklich schmecken tut uns das Ganze meistens auch nicht.

Ich behaupte mal, dass unsere Beziehung auch ziemlich stark an Biss und Süße verloren hat.«

»Wäre das nicht bei jedem anderen Kaugummi genauso – zumindest nach einiger Zeit?«, warf Paul ein.

»Ja, vermutlich schon«, antwortete Jana nachdenklich.

»Wir können ihn also wegwerfen und immer einen neuen ziehen, wenn wir den Geschmack daran verloren haben. Irgendwann geschieht aber genau dasselbe. Es wiederholt sich. Oder aber wir beschließen irgendwann, dem, den wir ohnehin schon gezogen haben, selbst ein paar neue Farben und Aromen hinzuzufügen. Das machen wir, indem wir ganz neue Facetten an ihm entdecken und wieder Geschmack an ihm finden. Dann fangen wir an, ihn anders zu betrachten und ihn wieder neu zu genießen. Wir haben dann wieder Freude an dem, was doch irgendwann unseren Geschmack bereits getroffen hat. Erinnern wir uns wieder daran und entdecken wir ganz neue Seiten!«

»Aber was, wenn dieser eine saure Drops gar nicht gut für uns ist, weil er vielleicht verdorben ist oder sich nicht festlegen möchte?«, fragte Benno und sah dabei Charly an.

»Es ist doch so«, antwortete Paul, »Wenn er verdorben ist, dann merken wir das ziemlich rasch. Sollten wir dann für immer darauf herumkauen und hoffen, dass er doch noch besser wird, bis wir uns den Magen verderben? Natürlich nicht! Es macht im Übrigen auch keinen Sinn, dem Drops die Schuld daran zu geben, wenn wir nicht aufhören können, auf ihm herumzukauen, obwohl er uns gar nicht schmeckt oder wir gar Bauchschmerzen bekommen. Sollte uns einer aus den Händen gleiten und einfach davonrollen, weil er sich nicht festlegen möchte, sollten wir ihm auch nicht hinterherlaufen und krampfhaft versuchen, ihn festzuhalten. Wäre es richtig, wäre er bei uns. Ganz ohne dass wir uns so dafür anstrengen müssten.«

»Ganz schön schade für den armen Drops, wenn er so orientierungslos in der Gegend herumkugelt. Da sollte sich keiner die Hände schmutzig machen, um ihn vom Boden aufzuklauben«, meinte Benno.

»Oder sich dazulegen«, ergänzte Charly.

Ich war beeindruckt. Nicht nur von Charlys Erkenntnis oder Bennos bildhafter Ausführung. Pauls Beispiel mit dem Automaten, bei dem wir mit unserer Erwartung spielen und hoffen, unsere Sehnsucht zu stillen, schien mir perfekt gewählt, um die Möglichkeiten der Liebe zu beschreiben: Wir haben schließlich keinen Einfluss auf die Wahrscheinlichkeit, mit der uns das Leben etwas zuspielt. Aber wir haben immer die Wahl, wie wir uns entscheiden und was wir daraus machen.

»Und wenn ihr gar nicht am Automaten dreht, weil ihr Angst habt, dass das Ergebnis falsch ausgehen könnte, lasst ihr auch nichts Richtiges zu. Vielleicht ist das, was sich falsch anfühlt, nämlich genau die Erfahrung, die es braucht, um herauszufinden, was richtig ist«, sagte Paul, und ich hätte schwören können, dass er zu mir hinüberblickte.

## Wer in der Illusion bleibt, riskiert, sich die Realität zu verbauen.

»Ich möchte eine kleine Übung mit dir machen, Gabriel.«

»Aha?«, fragte der überrascht. »Und wer soll ich sein? Der Kaugummiautomat? Der arme Drops? Der ausgelutschte Kaugummi?!« Er lachte.

»Wonach fühlt es sich denn am ehesten an?«, fragte Paul scherzend. »Aber um es gleich mal vorwegzunehmen – nein, damit hat es nichts zu tun!«

»Ach so, schade. Ich fühle mich nämlich um einiges fruchtiger als noch vor dem Seminar«, meinte er immer noch ausgelassen und richtig lebendig. Es schien tatsächlich so, als wäre Gabriel mit dem Seminar aus seinem Koma erwacht. »Ich muss sagen, ich weiß nicht, wie du das machst, Paul – aber irgendetwas machst du mit uns! Oder zumindest mit mir!«

Ich nickte und stimmte ihm zu.

»Das klingt doch gut. Und ich mache nichts. Das seid ihr selbst. ›Fruchtig‹ hört sich jedenfalls gut an! Vielleicht ist es wieder Zeit für ein rundes, volles Aroma und richtig Biss!«

»Scheint ganz so. Also, wie kann ich helfen? Was soll ich tun?«

»Sei doch so nett, nimm deinen Stuhl und setz dich bitte damit in die Mitte des Kreises«, erklärte Paul, während er gleichzeitig einen weiteren Stuhl vom Ende des Raumes holte.

»Ah, doch gleich so in den Mittelpunkt!«, meinte Gabriel lachend und sichtlich etwas verunsichert, aber trotzdem bereit für das Experiment.

# ELEKTRISCH

Keine Angst. Es passiert nichts. Kein elektrischer Stuhl, keine Stromstöße ...! Und du kannst jederzeit abbrechen, wenn du das möchtest.«

»Okay, jetzt machst du mir Angst ...!«

»Die brauchst du nicht haben.« Paul stellte den anderen Stuhl gegenüber von Gabriel, der mittlerweile auf seinem eigenen Stuhl in der Mitte des Kreises Platz genommen hatte.

Ich war gespannt, was nun passieren würde und ob wir eventuell noch einen Gast erwarteten.

»Sitzt du gut?«

»Nicht anders als vorher. Also ja.«

»Bestens. Dann stell dir jetzt bitte vor, Jana säße auf dem leeren Stuhl gegenüber von dir.«

»Soll ich ...?«, fragte Jana pflichtbewusst und wollte bereits hinüberstarten.

»Nein, nein ... Du kannst da bleiben, wo du bist!«, sagte Paul und winkte ab.

Da sollte sich mal jemand auskennen. Plötzlich waren also zwei Janas im Raum. Die echte und die imaginäre, der Gabriel nun gegenübersaß. Er sah verwirrt aus und die Blicke der anderen verrieten, dass er nicht alleine damit war.

»Ähh, okayyyy«, meinte er sichtlich irritiert.

»Alles gut, versuch, dich darauf einzulassen.«

Paul gab sonst keinerlei Erklärung mehr von sich, was den leeren Stuhl anbelangte, aber ich erinnerte mich daran, dass wir ihm bisher ausnahmslos vertrauen konnten. Ich ging also mal davon aus, dass er auch dieses Mal wusste, was er tat.

»Entspann dich ein wenig und stell bitte beide Füße flach auf den Boden«, sprach er ganz ruhig weiter. »Lockere deine Schultern und lass all die Anspannung los, die sich in deinem Körper in der letzten Zeit angestaut hat.« Ich entdeckte leichte spirituelle Züge, die ich Paul so gar nicht zugetraut hatte. Aber es hatte nichts Unangenehmes an sich. Ganz im Gegenteil: Wenn Gabriel nicht bereits ruhiger war – ich war es zumindest schon mal.

Paul sprach in der Zwischenzeit weiter: »Nimm jetzt einen tiefen Atemzug durch die Nase, halte ihn kurz an und dann atme durch den Mund wieder aus. Eiiiin-atmen. Aaaaaauuuus-atmen. Macht übrigens alle gern dasselbe«, ergänzte Paul noch, und ich stellte ihn mir dabei in einem weißen Kimono vor, was ihm übrigens ebenfalls sehr gut stand. Paul konnte einfach alles tragen – zumindest in meiner Vorstellung.

Ich war bereits mitten in der Übung, als ich merkte, wie angespannt mein ganzer Körper war und wie sich ganz langsam zuerst mein Nacken, dann der Rücken und ein wenig später auch meine Beine entspannten. Wie verkrampft ich doch für so ein Liebesseminar war, das eigentlich für die Entspannung und Lösung von Problemen gedacht war. Aber wen wunderte es bei all diesen Geschichten, die anscheinend nicht nur meinen Geist, sondern auch sämtliche Körperteile fesselten?!

»So ist es gut. Noch einmal. Atmet tief durch die Nase in den Bauch und beobachtet euren Atem, wie er durch euren Körper zirkuliert und wieder über den Mund hinausströmt. Ein und aus. Einlassen. Loslassen. Und während ihr euren Atem beobachtet, werdet ihr merken, wie ihr mehr und mehr in eurem Körper ankommt und der Kopf sich langsam beruhigt. Genau so. Ihr könnt es jetzt noch einmal wiederholen.«

Das tat ich, und die Müdigkeit, die sich nach dem Essen eingestellt hatte, löste sich durch das ganze Sauerstoffgepumpe langsam auf und verließ über das Ausatmen völlig freiwillig meinen Körper. Der Vorgang erinnerte mich ein wenig an die vollautomatische Selbstreinigung von Backöfen, bei denen man selbst gar nichts tun muss, außer den Knopf zur Tiefenreinigung zu drücken, und schon wird die ganze Maschine kräftig durchgeputzt. Genau so fühlte es sich an. Danach dachte ich nichts mehr. Ich konzentrierte mich völlig auf meinen Atem, der durch das Innere meines Körpers strömte, und merkte, wie mein System sich langsam beruhigte, der ganze Schmutz sich löste und alles von innen gereinigt wurde.

»Merkt ihr, wie der Verstand mit jedem Atemzug mehr zur Ruhe kommt? Könnt ihr es fühlen? Es ist nämlich so: Der Mensch kann nicht atmen und denken zugleich. Sobald ihr euch auf euren Atem konzentriert und ihn beobachtet, unterbrecht ihr den Geist für diesen Moment. Der Kopf schaltet sich aus. Der ganze Lärm, der euch beschäftigt, wird endlich ruhig. Und damit werdet auch ihr es. Und trotzdem werdet ihr nicht müde, sondern wach und achtsam für die Gegenwart. Ihr könnt das im Übrigen immer tun, wenn ihr euch gerade angespannt fühlt oder ihr dabei seid, euch in negative Gedankenmuster zu verstricken. Das alles hat auch gar nichts mit dem leeren Stuhl oder der bevorstehenden Übung zu tun. Ich wollte nur, dass wir alle im Moment ankommen und uns ein wenig entspannen. Hat es geklappt, Gabriel?«

»Ja, irgendwie schon ... aber Jana, das ist doch genau das Richtige für dich!!«, rief Gabriel begeistert.

»Atme weiter. So lange, bis du bei dir ankommst«, sagte Paul ruhig.

Gabriel schwieg und atmete. Erst nach einer ganzen Weile, als unklar blieb, ob wir hier alle nur noch atmen und gar niemand mehr reden würde, meldete sich Paul wieder zu Wort.

»Du stellst dir jetzt also vor, dass dir Jana hier auf dem Stuhl gegenübersitzt, ja?«

»Okay.«

»Wie fühlt es sich an?«

»Ähm ... ich weiß nicht ... normal?« Gabriel saß wie angewurzelt auf seinem Stuhl und starrte auf den leeren Platz, also die imaginäre Jana.

»Was sagt sie?«

»Tu weiter!«, antwortete er wie aus der Pistole geschossen und so, als hätte *sie* es gesagt.

»Und was antwortest du?«

Gabriel sah zuerst Paul an, bevor er wieder den leeren Stuhl anstarrte. Irgendetwas passierte da, denn es zog seine gesamte Aufmerksamkeit hin. Ich erwischte mich, wie ich auch auf den Stuhl blickte und dann wieder zu Gabriel, der sehr konzentriert wirkte.

»Ich weiß, dass du das möchtest«, sagte er. »Und ich möchte es ja auch, glaub mir. Ich weiß nur oft nicht, wie! Ich habe das Gefühl, ich kann es dir nicht recht machen. Egal, was ich mache oder nicht mache. Es ist nie richtig!«

Paul blickte demonstrativ auf den leeren Stuhl und nickte. »Es fühlt sich also an, als wäre es nie richtig. Und warum?«, fragte er weiter. »Versuch, es ihr zu erklären.«

Die echte Jana beobachtete Gabriel gespannt. Der wiederum blickte weiterhin auf den Stuhl vor ihm.

»Ich vermisse das, was wir hatten. Die Leidenschaft. Genau wie in dieser einen Frage, die gestellt wurde. Ich vermisse sie. Ich vermisse uns! Diese ständigen Vorwürfe zerstören uns. Genau wie die Leichtigkeit! Es fühlt sich alles so schwer an. Diese ständige

Unzufriedenheit ist unerträglich für mich. Und dann gehe ich. Manchmal flüchte ich in meine Werkstatt und arbeite, oder ich spiele etwas, verbringe Zeit mit den Jungs. Da mache ich nichts falsch. Bevor ich ständig in der Schusslinie stehe, gehe ich lieber. Ich will nicht ständig streiten! So bin ich einfach nicht. Ich weiß auch gar nicht, was ich antworten soll. Ich bin eben, wie ich bin! Manchmal erwachsen. Manchmal ein Kind. Ich bin unordentlich, und wenn man mir etwas aufträgt, stehen die Chancen hoch, dass ich es vergesse. Aber macht mich das zu einem schlechten Menschen? Hört man deswegen auf, diesen Menschen zu lieben? Da ist diese ständige Kälte. Der Perfektionismus macht dich kalt!«

»Und was wünschst du dir?«, fragte Paul.

»Was ich mir wünsche ...? Eine gute Frage. Ich glaube, ich wünsche mir einfach meine Ruhe. Und dass ich so sein kann, wie ich bin! Das ist, denke ich, alles, was ich mir wünsche.«

»Aber hast du denn nicht deine Ruhe, wenn du in deine Werkstatt flüchtest?«

»Ja, schon.«

»Denkst du, dass euch das einander näherbringt?«

»Nein, aber gemeinsam bekommen wir es eben nicht hin! Da ist ständig diese Kritik. Und die Vorstellung, wie ich zu sein habe, aber nicht bin – und ich sie deshalb nie erfüllen kann! Ich weiß nicht, wen sie da dachte zu heiraten, aber ich bin das nicht!«

»Was wünschst du dir außer deiner Ruhe? Was wünschst du dir für euch beide?«

»Ich wünsche mir .... ich weiß es nicht ... vermutlich, dass wir wieder eine gute Zeit haben!«

»Und wie habt ihr eine gute Zeit?«

»Wenn wir nicht streiten. Wie gestern Abend. Da haben wir uns nach dem Essen auf den Balkon gesetzt und noch einmal darüber gesprochen, wie es damals war, als wir uns kennengelernt haben.

Wir haben über all den Blödsinn gelacht, den wir angestellt haben. Über uns und unseren Leichtsinn. Jana hat alte Fotos aus einem Karton hervorgekramt, und wir konnten gar nicht mehr aufhören zu lachen! Wie wir ausgesehen haben! Aber trotzdem so glücklich! Wir haben uns daran erinnert, wie leicht alles war und wie spontan wir waren. Das war schön.«

»Du wünschst dir also eine gute gemeinsame Zeit. Und die hattet ihr gestern. Es ist also möglich!«

»Ja.«

»Ist es möglich, wenn Jana allein zu Hause ist und du in deiner Werkstatt bist?«

»Nein. Das nicht. Aber manchmal habe ich auch zu arbeiten ...«

»Dagegen sagt ja auch niemand etwas. Keiner erwartet, dass ihr vierundzwanzig Stunden aufeinanderklebt. Das wäre wahrscheinlich gar nicht möglich und auch nicht gesund. Aber statt sich wie zwei WG-Mitglieder abends nur noch gute Nacht zu sagen, könnt ihr euch solche Zeiten schaffen.«

»Solche Abende auf dem Balkon?«

»Ja, es muss nicht zwingend auf dem Balkon sein. Im Winter könnte das kalt werden. Aber du weißt, was ich meine.«

»Ja, ich denke, schon.« Gabriel sah nachdenklich aus. Aber Paul unterbrach ihn dabei.

»Versuch, dich jetzt mal richtig in Jana reinzuversetzen. Es ist eine Sache, sie zu fragen, wie es für sie ist. Aber eine andere, dich in sie hineinzufühlen. Wie denkt sie über euch? Was wünscht sie sich? Wie ist ihre Sicht der Dinge?«

»Ich glaube, ich kenne ihre Sicht.«

»Glaubst du das oder weißt du es?«

»Na, wissen kann ich es natürlich nicht. Ich bin ja nicht sie!«

»Siehst du, genau darum geht es. Deshalb würde ich dich jetzt bitten, dich auf den anderen Stuhl zu setzen und dich damit auf Janas Welt einzulassen. Bist du dabei?«

Begeisterung sah anders aus, aber Gabriel nickte. Danach stand er auf und ging langsam zu dem anderen Stuhl und setzte sich so vorsichtig auf ihn, als wäre er eventuell doch elektrisch.

»Nimm jetzt noch einmal einen tiefen Atemzug und stell dir dabei vor, dass das Janas Stuhl ist und du sie bist.«

Gabriel sagte nichts, atmete aber tief, was wohl bedeutete, dass er sich darauf einließ.

»Lass zu, was auch immer kommt oder du wahrnimmst. Wie fühlst du dich?«

»Ein bisschen angespannt«, sagte Gabriel. Also eigentlich Jana. So, wie er es sagte, wirkte er sogar ein wenig wie sie: Ein bisschen strenger – angespannt eben.

»Es nervt mich!«, platzte es plötzlich aus Gabriel heraus. »Immer bin ich die Strenge! Dabei möchte ich es gar nicht sein. Ich mag diese Rolle nicht! Es fühlt sich an, als wäre ich eine Mutter mit ihrem Kind! Als müsste ich erwachsen sein, nur weil du es nicht bist!« Er regte sich regelrecht über sich selbst auf. Als Jana wohlgemerkt. Die wiederum saß mit großen Augen im Kreis und beobachtete ihren Mann, der das auszusprechen schien, was sie schon lange fühlte.

»Ich vermisse die Leichtigkeit doch auch! Ich mag nicht immer die Perfektionistin sein! Ich habe bereits ein Kind, noch bevor wir eines haben. Dabei vermisse ich den Mann an meiner Seite! Die starke Schulter, an der ich mich auch mal anlehnen kann! Ich will nicht immer stark sein müssen, sondern auch einmal schwach sein können. Wobei … ich weiß es eigentlich gar nicht mehr: Was ist denn überhaupt ›schwach‹? Ich habe keine Ahnung mehr. Es ist doch auch schwach, dich immer um alles zu bitten. Fast schon erbärmlich. Ich möchte nicht mehr darum bitten müssen, Zeit mit dir zu verbringen. Ich will, dass du Zeit mit mir verbringen *willst*! Ich spüre es nämlich, wenn du es nicht willst, und dann fühle ich mich einsam. Selbst wenn du da bist, bist du es nicht! Dann denke ich, ich muss etwas tun. Besser werden. Dich überzeugen. Dir die nötigen Argumente liefern! Aber das kann ich nicht, denn es sind meine, nicht deine. Du musst es wollen! Ich wünsche mir, dass du es wieder willst. Mich. Diese Ehe. Die gemeinsame Zeit!«

Gabriel starrte Paul entsetzt an, als wäre er erschrocken, was da aus seinem Mund strömte. Dann sah er zu Jana, die sowohl ergriffen also auch gerührt zu sein schien. Sie lächelte ihn mit glasigen Augen an. Es war nicht zu übersehen, dass sie sich – vielleicht zum ersten Mal – so richtig verstanden fühlte.

»Das ist alles so wahr! Ich hätte es nicht besser in Worte fassen können«, sagte sie mit einer Sanftheit in ihrer Stimme, die ungewöhnlich für sie war. »Ich danke dir so sehr – das war einfach nur unglaublich!« Danach war sie still. Ihre Lippen bewegten sich aber immer noch. Als ich genauer hinsah, konnte ich erkennen, dass sie »Ich liebe dich.« sagte. Ganz ohne Ton. Mit einem Punkt danach und keiner Bedingung.

Der Stuhl war nicht elektrisch, aber seine Wirkung schien elektrisierend zu sein. Man konnte direkt spüren, wie sich die Spannung zwischen den beiden in ein magnetisches Feld verwandelte, so stark war ihre Verbindung in diesem Moment.

**Es sind die kleinen Stromstöße in unserem Herzen, in denen wir die Chance haben, den eigenen Schmerz zu erkennen und in Liebe zu verwandeln.**

# SCHWACH-SINN

Kannst du das auch?« Emilia sah Carl erwartungsvoll an. »Was denn?«, fragte er und wippte wieder mit seinem Hipster-Bein. Die Frage machte ihn offensichtlich nervös.

»Dich in mich hineinversetzen. So wie Gabriel in Jana!«

»Keine Ahnung. Wie soll ich das wissen?!«

»Versuch es! Ich möchte, dass du es auch erlebst und fühlst, was ich fühle. Das hast du doch gerade, Gabriel?! Man konnte richtig sehen, wie du fühlst, was Jana fühlt!«

Gabriel sagte immer noch nichts. Ich fragte mich, ob er sich vielleicht gar nicht angesprochen fühlte, weil er immer noch die imaginäre Jana war. Und auch wenn mich das irgendwie amüsierte, hielt ich es doch für faszinierend.

In der Zwischenzeit ergriff Paul wieder das Wort, um ein wenig Struktur in die Stühle zu bringen.

»Also erst mal: Das war wirklich großartig, Gabriel! Hast du gespürt, wie du plötzlich in Janas Welt eingetaucht bist und erleben konntest, wie sie sich dabei fühlt? Vielleicht hat sie dir schon öfter ihre Gedanken erzählt oder versucht zu beschreiben, wie sie sich fühlt. Aber es ist immer eine Sache, etwas zu hören, und die andere, es wirklich zu fühlen. Erst dann kann man sich so richtig in die andere Person hineinversetzen und versuchen zu verstehen, warum sie sich so fühlt oder was sie bewegt.«

»Ja. Ich weiß gar nicht, wie das funktioniert hat, aber das hat es! Ich kann es selbst kaum glauben. Plötzlich kamen all diese Worte aus mir heraus. Und es waren gar nicht meine. Es waren tatsächlich ihre! Ich konnte das fühlen. Wirklich, Schatz ...« Er sah zu Jana und lächelte sie an. Obwohl die beiden weiter entfernt voneinander saßen als noch zuvor, konnte man spüren, wie nahe sie sich waren.

»Du kannst dich jetzt wieder zu Jana setzen. Ich freue mich sehr, dass das so gut funktioniert hat für euch beide.«

Gabriel stand auf, schnappte sich seinen Stuhl und setzte sich wieder zurück in den Kreis des Vertrauens. Die beiden sahen irgendwie stolz aus. Als hätten sie gerade etwas gewonnen. Und vielleicht hatten sie das ja auch: ein Stück Liebe zurück oder ein wenig Leidenschaft dazu.

»Und was löst das jetzt?!«, fragte Carl. »Es ist doch jetzt nicht so, dass alle Probleme mit einem Mal verschwunden sind, nur weil man sich für eine Minute in den anderen hineinversetzt!«

»Du hast also deine Zweifel, dass diese Übung hilfreich sein könnte. Verstehe ich dich richtig, Carl?«

»Ja. Ein leerer Stuhl kann doch keine Beziehung retten!« Er schüttelte demonstrativ den Kopf.

»Vielleicht geht es gar nicht darum, die Beziehung zu retten, sondern neues Bewusstsein zu schaffen und in Kontakt mit den eigenen Gefühlen zu kommen. Oder denen der Partnerin. Du fühlst etwas anderes als Emilia. Genau wie Emilia anders fühlt als du. Das Ziel ist es, beide Welten kennenzulernen, um sich und den anderen besser zu verstehen.«

»Wäre es da nicht einfacher, wenn sich beide ganz normal hinsetzen und miteinander reden würden? Ich finde es ein wenig eigenartig, sich auf einen Stuhl zu setzen und so zu tun, als wäre man jemand anderer.«

»Hat es denn bisher gut funktioniert?«, fragte Paul und blieb wie immer ganz ruhig dabei.

»Was denn?«

»Euch auf Augenhöhe hinzusetzen, euch zuzuhören und im besten Fall auch zu verstehen?«

»Eben nicht!«, rief Emilia dazwischen. »Und schon wieder blockst du ab, Carl! Du willst es ja nicht einmal versuchen! Das sagt doch schon alles! Wie soll sich etwas verändern, wenn wir immer dasselbe tun?! Ich bitte dich um etwas. Du sagst Nein. Ich bin hier. Du bist da. Ich rede. Du hörst nicht zu. Es wiederholt sich! Immer und immer wieder.«

»Am Freitagabend habe ich dir zugehört. Da haben wir geredet. Es war ein gutes Gespräch! Das hast du selbst danach zu mir gesagt!«

»Ja, das war es. Aber weißt du jetzt, wie ich mich fühle? Was wirklich in mir vorgeht? Ich denke, nicht. Vielleicht weißt du es vom Kopf her, aber du hast keine Ahnung, wie es sich anfühlt. Also verdammt noch mal, wenn dir irgendwas an dieser Beziehung liegt, dann versuch es doch einfach! Mir zuliebe. Wenn du es schon nicht für dich tust, dann tu es für uns! Etwas zu fühlen, das einmal nichts mit Sex zu tun hat, wäre doch zumindest ein Anfang! Ich denke, dass du das noch nicht oft probiert hast!«

»Und ich denke, dass das vollkommener Schwachsinn ist!«

»Oder etwas in dir möchte unbedingt vermeiden, da hinzugehen«, meinte Paul.

»Zu dem Stuhl?«

»In den Schmerz.«

Er machte eine kurze Pause, dann sprach er weiter:

»Emilias Schmerz. Weil er dich an deinen eigenen erinnern könnte.«

Paul sah Carl dabei so tief in die Augen, als könnte er ihn damit zur Mitte bewegen. Dem David Copperfield unter den Therapeuten gelang das natürlich auch noch.

»Um Himmels willen, bitte schön! Dann setze ich mich eben auf diesen Stuhl. Wenn es euch so wichtig ist, bitte! Ja, ich mache es.«

»Du machst es in erster Linie für dich. Es soll *dir* helfen. Und natürlich euch beiden«, sagte Paul.

»Schön, jetzt soll ich es auch noch *gern* machen! Das kommt mir nur allzu bekannt vor! ›Carl, möchtest du nicht kurz bei Tante Gerda vorbeischauen und ihr Internet einrichten ... und mach es vor allem auch gern, weil sonst werfe ich dir noch die nächsten sechs Monate vor, dass du danach nicht gelächelt und dich darüber gefreut hast!‹«, stammelte er giftig vor sich hin, während er wütend zum Stuhl ging und sich hinsetzte. Sein Körper war willig, sein Geist noch nicht ganz.

Ich musste jedenfalls innerlich über Carls Tante-Gerda-Geschichte lachen. Hatte die nicht jeder schon mal in Beziehungen erlebt? Zumindest kam sie mir bekannt vor. Da bat man den anderen um einen Gefallen und war anschließend enttäuscht, dass er nicht auch noch Luftsprünge dabei machte. Erwartungen sind wohl nicht sonderlich beliebt und können mühelos die eine oder andere Spannung in Beziehungen auslösen. Die Tatsache, dass Carl die nötige Begeisterung für die Stuhlübung fehlte, sorgte jedenfalls für jede Menge Anspannung zwischen ihm und Emilia, und genau das spiegelte vermutlich auch so manches Problem in ihrer Beziehung wider.

Trotz all seines Widerwillens hatte Carl sich aber auf den Stuhl gesetzt, das war ihm anzuerkennen. Emilia schien es für das Mindeste zu halten.

Nun saß er also in der Mitte und wartete. Es fiel ihm gar nicht auf, dass er da ganz allein saß. Ich erkannte wieder narzisstische

Züge, die nach der ganzen Capri-Sonnen-Geschichte aber durchaus zu erklären waren. Trotzdem konnte ich mir gut vorstellen, dass er mit Sicherheit auch in der Beziehung des Öfteren vergaß, dass sich die Welt nicht ausschließlich um ihn drehte und es da noch jemanden anderen gab: Emilia zum Beispiel.

Paul stand auf und trug Carl seinen Stuhl hinterher, den er dann gegenüber von ihm abstellte.

»Ach so ...«, stammelte der, und es war nicht klar, ob er sich damit entschuldigen wollte. Jedenfalls tat er es nicht. Der *chaotische* Carl war es anscheinend gewohnt, dass man ihm Dinge hinterhertrug.

»Kein Problem«, sagte Paul, während er sich wieder an seinen Platz zurücksetzte. »Du hast gesehen, wie es funktioniert. Möchtest du auch erst mal mit einer kurzen Atemübung beginnen?«

»Nein danke, das möchte ich nicht«, antwortete er trotzig. »Ich bin schon ganz ruhig. Ich muss mich nicht auch noch ruhigatmen.« Ich nahm an, der Trotz galt in erster Linie Emilia und stand gleich für mehrere Dinge, die Carl nicht wollte: Das Internet für Tante Gerda einrichten, Atemübungen und das Sitzen auf fremden Stühlen zählten offensichtlich dazu.

»In Ordnung«, sagte Paul, und ich bewunderte seine Geduld. »Wie fühlst du dich momentan?«

»Jetzt gerade? ... Na ja, ich verstehe den Sinn dieser Sache nicht ganz, deshalb ... es geht ... würde ich sagen. Ich hab mich schon besser, aber auch schon schlechter gefühlt.«

»Ach ... hast du das?!«, schoss Emilia dazwischen.

»Lassen wir bitte erst mal Carl reden – wir hören einfach nur zu«, sagte Paul. Und wieder war das »Wir« augenscheinlich für eine konkrete Person bestimmt: In diesem Fall war es Emilia. Manchmal musste sich Paul vorkommen wie ein Kindergärtner, der seine wild gewordene Wichtel-Gruppe bändigen musste, bevor einer dem anderen eins über die Kasperlmütze zog.

»Ja, okay ... Entschuldigung«, murmelte sie. Danach war Ruhe. Auch Carl sagte nichts mehr, was schade war, weil wir immer noch nicht wussten, was er unter der ganzen Ablehnung wirklich fühlte.

»Und wie geht es dir mit der Situation? Da, wo ihr angefangen habt, was dazwischen passiert ist und wo ihr jetzt steht?«

»Also na ja ... es ist schon schwierig. Was passiert ist ... unsere Beziehung ... alles! Ich weiß, dass Emilia das anders sieht, aber es war auch für mich nicht leicht!«

»Versuch, es in Du-Botschaften zu formulieren und deine Worte an Emilia zu richten.« Paul zeigte dabei auf den leeren Stuhl. »Stell dir vor, sie säße dir hier gegenüber.«

»Der leere Stuhl trifft es ziemlich gut. Sie ist auch so leer ... also Emilia, meine ich ... als wäre sie nicht wirklich da. Sie war schon so lange nicht mehr da für mich.«

»Du-Botschaften ... *Du* warst schon so lange nicht mehr wirklich da für mich«, wiederholte Paul geduldig.

»Okay, ja.« Carl sah endlich zu dem leeren Stuhl. »Du bist zwar zu Hause und willst mich auch ständig um dich haben, aber du kümmerst dich um alle, nur nicht um mich! Tagsüber dreht sich alles um Mara, und ja klar, ich liebe unsere Tochter genauso ... Aber es bleibt nichts mehr übrig für mich. Nichts an Liebe, keine Körperlichkeit. Auch abends nicht, wenn Mara längst schläft. Dann telefonierst du stundenlang mit deiner Mutter, deiner Schwester oder irgendeiner Freundin, deren Probleme alle wichtiger sind, als ich es bin! Und wenn ich dich dann berühre, kommt nichts zurück. Dann sagst du wieder *Nein*. Ich weiß, du hast den ganzen Tag ein Kind an dir hängen, und am Abend brauchst du deine Ruhe. Das hast du mir bereits erklärt. Aber wo bleibe ich als Mann? Ich bin erwachsen, kein Kind, und ich habe auch Bedürfnisse! Es bleibt nichts übrig! Ich verstehe nicht, warum du denn überhaupt Zeit mit mir verbringen willst. Es kann dir nicht nah genug sein! So nahe,

dass diese ständige Nähe mich beinahe erdrückt! Aber berühren?!
Nein, das willst du nicht! Vielleicht ist das aber meine Art, Liebe
zu zeigen oder Gefühle auszudrücken! Wieso ist man überhaupt
zusammen, wenn man sich körperlich nicht mehr nahekommt?
Dann ist es doch keine echte Nähe! Wir hatten diese Leidenschaft
anfangs. Erinnerst du dich?! Und das hat gar nichts mit Mara zu
tun. Mara ist deine ständige Ausrede. Ich glaube nicht, dass es an
ihr liegt. Wenn sie bei deiner Mutter ist, bist du es auch: zu müde,
zu erschöpft, zu traurig oder zu wütend, weil ich mich nicht genug
gekümmert habe. Es ist doch immer irgendetwas! Und dann ... Na
ja, dann kam diese Frau, die sich plötzlich für mich interessier-
te. Nicht nur ein bisschen, sondern wirklich! Die mir wieder das
Gefühl gab, besonders zu sein. Bei ihr musste ich nicht nur der
Versorger sein oder der, der sich um alles kümmern soll. Ich wollte
nicht mehr ständig irgendeine Erwartung erfüllen – und für mich
selbst blieb nichts übrig. Genau das hat *mich* leer gemacht. Es hat
alles aus mir herausgesaugt – die Energie, die Freude, all das, was
wir einmal hatten! Unsere Beziehung ist irgendwann so leer geworden. So gewöhnlich. Da gab es keine Aufregung mehr. Kein
Begehren. Mit ihr hab ich mich plötzlich frei gefühlt. Es gab keine
Schwere. Es gab wieder diese Leichtigkeit, die schon so lange bei
uns gefehlt hat ...« Carl war wie in Trance.

Er war vollkommen abgetaucht in sein eigenes Fahrwasser dieser anderen Welt. Da kraulte er nun ein paar Runden im eigenen
Kanalwasser. Es wirkte trüb auf mich, und er schien sich etwas
vorzumachen, wenn er seinen Anteil an der ganzen Kloake nicht
sehen konnte und das alles für sauber hielt.

»Was hast du gefühlt, als Emilia immer wieder Nein gesagt
hat?«, fragte Paul.

»Ich hab mich zurückgewiesen gefühlt. Nicht nur einmal.
Sie hat mir jedes Mal damit vermittelt, dass ich ihr nichts mehr

bedeute. Ich war selbstverständlich für sie – oder nicht einmal das: Ich war einfach da, aber nie wichtig genug.«

»Es hat sich also genauso angefühlt wie damals mit deiner Mutter. Denkst du, dass sie dich wichtig genommen hat?«

»Meine Mutter? Nein! Als sie irgendwann nur noch im Bett lag, war ich nicht wichtig. Später war ich dann ihr Ein und Alles. Beides war zu viel.«

»Was für ein Druck das gewesen sein muss«, antwortete Paul. »Und diese Ungewissheit, wie lange das so sein würde. Immerhin wurdest du ja schon einmal enttäuscht, weil sie sich in dieser Zeit nicht um dich gekümmert hat. Wie war das für dich?«

»Na, wie soll es schon gewesen sein? Furchtbar! Von einem Tag auf den anderen hatte ich niemanden mehr. Keinen Vater, weil der sich aus dem Staub gemacht hatte, und keine Mutter, weil sie den Schmerz nicht ertragen konnte. Sie war so schwach. So unfassbar schwach!!«

»Wie stehst du heute zu Schwäche?«

»Ganz ehrlich? Ich verachte sie. Ich hasse es, wenn sich Menschen so fallen lassen. Ich meine, come on, ja – manchmal ist das Leben hart! Und nicht immer ist es so, wie wir es uns wünschen! Aber wer lässt sich denn bitte so hängen? Das ist ja so, als erhänge man sich dann selbst an seinem Strick aus Leid und Kummer. Das ist doch einfach nur jämmerlich! Ich konnte das schon bei meiner ersten Frau nicht verstehen, wie man sich so aufgeben kann. Ja okay, irgendwann hat es zwischen uns nicht mehr funktioniert. Da bin ich gegangen. Es war schon so lange nicht mehr gut, da liegt es doch auf der Hand, dass man einen Schlussstrich zieht. Aber sie hat so getan, als müsste sie sterben – als gäbe es sie nicht mehr nach mir! Wie kann man denn nur so schwach und abhängig sein und sein ganzes Leben über Bord werfen, nur weil eine Beziehung zu Ende ist?!«

»So, wie es deine Mutter damals war?«, fragte Paul, und Carl sah ihn erschrocken an. Wieder hatte seine Frage den Nagel auf den Kopf getroffen.

»Mhmm, ja, krass. Wenn ich so überlege, ja – genau so.«

»Und auch ein bisschen so, wie sich Emilia gefühlt hat, als sie von deiner Affäre erfahren hat?«

»Wie? Was soll das jetzt heißen ... Ich kann doch nicht für das Leben aller anderen verantwortlich sein! Bin ich jetzt etwa an allem schuld?!«

Ich beobachtete Emilia, wie sie sich auf die Unterlippe biss. Es fiel ihr offensichtlich schwer, nicht loszubrüllen.

»Das sagt niemand. Es geht auch gar nicht um Schuld«, erklärte Paul. »Es geht um etwas, das sich anscheinend wiederholt in deinem Leben. Könnte es sein, dass es dir etwas aufzeigen möchte?«

»Was denn?!«, fragte Carl verärgert, als wäre die Frage ein Angriff. Allem Anschein nach hatte er vergessen, dass Paul nicht wertete, sondern nur Fragen stellte – wieder mal die guten, wie sich herausstellte.

»Als sich deine Mutter damals so schwach gefühlt hat, dachtest du möglicherweise, du müsstest stark für euch beide sein. Und auch heute ist es deine Stärke geblieben, stark zu sein. Vermeintlich unverletzbar, auch wenn das gar nichts Erstrebenswertes ist. Aber damals dachtest du wahrscheinlich, du dürftest nicht schwach sein. Niemand hat dir den Raum dafür gegeben, auch du dir selbst nicht. Natürlich, wie soll man das denn auch als Kind wissen? Es ist mehr als verständlich! Und trotzdem: Der Rückzug deiner Mutter hat dir die Möglichkeit genommen, selbst auch traurig oder schwach sein zu können. Genau das hättest du aber gebraucht, um deinen Schmerz zu verarbeiten. Das alles muss sehr schwer für dich gewesen sein damals. Immerhin warst du von einem Tag auf den anderen ganz allein und hattest niemanden, der dir zur Seite stand. Du musstest dich um alles kümmern. Aber wer hat sich um dich gekümmert?«

Carl starrte Paul an, zeigte aber sonst keine Reaktion.

**Wahre Stärke ist es, seine Schwäche zuzulassen und darin seine Stärke zu erkennen.**

# PHANTOMSCHULD

Wo ist denn dieser Schmerz von damals hin?«, fragte Paul weiter. »Du scheinst ihn sehr weit weggeschoben zu haben, damit du ihn nicht spüren musst. Kann es sein, dass du dich von diesen Gefühlen abgeschnitten hast und du den Schmerz wegschiebst, weil er dich an früher erinnert? Versuch, dich doch mal in den kleinen Carl hineinzufühlen. Hat ihn schon mal jemand gefragt, wie es ihm damals ergangen ist und ob er weiß, wo der Schmerz heute sitzen könnte?«

»Wo soll der Schmerz bitte sitzen?! Etwa auch auf einem Stuhl?! Das ist doch lächerlich!« Er klang wie ein trotziges Kind, das sich wehrte.

»Ja, das verstehe ich. Das hört sich ja auch erst mal ganz komisch an. Deine Skepsis ist durchaus nachvollziehbar, immerhin war bisher auch nicht der größte Verlass auf die Menschen in deinem Leben, stimmt's?«, meinte Paul, und ich wurde die Vermutung nicht los, dass er mit dem kleinen Carl sprach.

»Ja, genau! Am Ende kann man sich nur auf sich selbst verlassen!«

»Und wenn man sich auf andere verlässt, ist man verlassen!«, ergänzte Charly, deren inneres Kind sich anscheinend auch angesprochen fühlte. Das Verlassenheitsthema berührte hier offensichtlich gleich mehrere.

»Das muss richtig schwer für dich gewesen sein damals, Carl.

Diese ganze Verantwortung zu übernehmen, war bestimmt nicht einfach!«

»Na ja, es ging. Einer musste es ja tun. Sonst war ja niemand da!«

»Ja. Aber auch für dich nicht! Du musst dich sehr allein gefühlt haben.«

Carl schwieg.

»Als deine Mama damals im Schlafzimmer verschwunden ist, hattest du sicher große Sorge um sie. Du wusstest ja nicht, ob ihr was passiert oder warum sie so viel weint. Du weißt, dass es nicht deine Schuld war, Carl?«

Noch im selben Moment liefen ihm die Tränen über die Wangen. Mit einem Mal war der coole Carl nicht mehr so cool, und doch war er so viel cooler als je zuvor. Irgendetwas hatte anscheinend Klick gemacht. Als wäre das Eis gebrochen und sein gefrorenes Herz aufgetaut.

»Spürst du den Schmerz?«

Carl nickte. Er wollte etwas sagen, ließ es aber dann doch bleiben. Es wirkte, als wollte er sich nicht die Blöße geben, dass seine Stimme brechen könnte und er am Ende die Schwäche zeigen musste, die er so lange nicht zugelassen und bei anderen verurteilt hatte. Dabei wuchs er in jenem Moment über sich selbst hinaus. Mit jeder Träne zeigte er seine wahre Größe, die offensichtlich nicht nur mich berührte. Als ich zu Emilia hinüberblickte, bemerkte ich, dass sie weinte.

»Magst du uns zeigen, wo du den Schmerz fühlen kannst?«

Carl griff sich mit der flachen Hand auf den Hals, als würde der Schmerz ihn würgen. Er saß dort anscheinend so fest, dass es sich anfühlte, als würde er ihm die Luft zum Atmen nehmen. Jedenfalls sah es so aus, als würde Carl in diesem Moment eines klar werden: Es war weder seine Mutter noch seine Ex-Frau und auch nicht Emilia. Es war der Schmerz von damals, der ihm die Luft zum Atmen raubte, als er das Gefühl hatte, an allem schuld zu sein. Die Phantomschuld schnürte ihm die Kehle zu.

»Das ist interessant, ich habe tatsächlich immer Probleme mit dem Hals. Ich hatte in den letzten Jahren so oft Mandelentzündungen, dass mein Arzt letztens ernsthaft überlegt hat, ob wir die noch rausnehmen sollen – und das in meinem Alter! Das macht man normalerweise ja nur als Kind«, platzte es aus ihm heraus, und er wischte sich dabei ein paar Tränen grob von der Wange. Er war anscheinend noch immer nicht sehr liebevoll zu sich.

»Ja, das klingt ganz plausibel«, meinte Paul. »Als du damals irgendwann dichtgemacht hast, um den Schmerz und die Wut nicht mehr fühlen zu müssen, hast du vermutlich auch den Zugang zu deinen Gefühlen abgedreht. Irgendwo im Körper meldet sich dann aber später oft ein anderer Schmerz, der aus der Unterdrückung des ursprünglichen Gefühls entsteht und einfach rausmöchte. Wie es aussieht, hast du als Kind viel zu viel hinuntergeschluckt. Das Brennen und Stechen, das du im Hals verspürst, ist ein Hinweis dafür, dass du dich nicht genügend abgegrenzt hast und wie schmerzhaft das war. Dein Hals will dir zeigen, dass es Zeit ist, besser für dich zu sorgen.«

»Mhmm. Und wie?«

»Das Gefühl, dass du dichtmachen musst, um dich zu schützen, könnte aus deinem damaligen Gefühl der Hilflosigkeit kommen. Sie ist die Kehrseite der Wut, die du nie gelebt hast. All das projizierst du heute auf deine Beziehung. Aus Angst, wieder alles schlucken und dich so anpassen zu müssen wie damals, denkst du, du müsstest dich so stark abgrenzen, dass du ganz zumachst. Dabei wäre die bessere Lösung, ins Gespräch zu gehen: offen zu sagen, was du möchtest und was nicht. Nicht alles gleich abzulehnen, nur weil du Angst hast, du würdest deine Autonomie verlieren. Du kannst lernen, klar zu sagen, wenn es dir zu viel wird und merkst, dass du dadurch nicht weniger geliebt wirst. So kannst du dich auch wieder mehr auf Nähe einlassen, weil dir die Gefahr, dass du dich selbst dabei verlieren könntest, nicht mehr ständig im Nacken sitzt.

»Ich denke, es war einfach zu viel.«

»Natürlich war es das. Und irgendwann hast du dann beschlossen, dass du die Verantwortung nicht mehr tragen willst. Beziehung hat sich für dich seit damals vermutlich immer nach dieser riesengroßen Verantwortung angefühlt. So hast du es ja erlebt, und irgendwann war es dir zu viel. Wie eine Last, die du nicht mehr tragen wolltest, weil sie zu schwer geworden ist. Deshalb kam dir auch diese Affäre gerade recht. Da konntest du aus der Beziehung flüchten, die dir zu dem Zeitpunkt vielleicht wie eine viel zu große Belastung vorkam, und es hat sich sofort leichter angefühlt. Aber was ist, wenn ich dir sage, dass jeder die Verantwortung für sich selbst trägt? Du bist genauso wenig für Emilias Glück verantwortlich, wie du es je für deine Mutter warst. Wenn du diesen Irrglauben erst einmal loslässt, ist es gar nicht mehr notwendig zu flüchten. Dann kannst du dich viel eher einlassen. Die Schwäche, die du damals und auch heute noch als so unerträglich empfindest, fühlt sich nur deshalb so an, weil sie der Ursprung für deinen Schmerz ist und dich immer daran erinnert. Deshalb musstest du Schwäche auch immer ablehnen, um diesen Schmerz nicht fühlen zu müssen. Erkennst du jetzt, dass die Schwäche, die du in anderen verurteilst, die gleiche ist, die du dir selbst nicht gestattest?«

»Puh ... Ja, ich denke, das kann sein.«

»Versuch, nicht mit dem Kopf zu antworten. Fühl in dich hinein.«

»Okay. Um ehrlich zu sein, spüre ich die Enge und den Schmerz gerade nicht nur im Hals, sondern auch in meiner Brust. Als würde ich da rauswollen.«

»Das ist gut. Du hast dich damals von deinen Gefühlen abgeschnitten. Sie melden sich jetzt wieder. Sprich mir nach: *Es ist okay, ich muss nicht immer stark sein ...*« Carl wiederholte vorsichtig: *»Es ist okay, ich muss nicht immer stark sein.«* Paul fuhr fort: *»Es ist okay, auch mal schwach zu sein.«* Man konnte deutlich sehen, wie schwer es Carl fiel, ihm nachzusprechen. Nach einer kurzen Weile tat er es trotzdem, wenn auch sehr leise: »Es ist okay, auch mal schwach zu sein.«

»Es ist okay, traurig darüber zu sein, was ich damals durchgemacht habe«, sprach Paul weiter.

»Es ist okay, traurig ...« Carls Stimme brach. Er begann zu weinen. Diesmal nicht so verhalten wie beim ersten Mal, sondern echt, klar und aus vollster Brust. Es musste sich befreiend anfühlen.

»Ja, das ist es«, sagte Paul. »Und fühlt es sich nicht erleichternd an, diese Traurigkeit einmal zuzulassen?«

Carl sah ihn an. Für ein Nicken reichte es noch nicht. Wahrscheinlich kannte er das Gefühl nicht und musste es erst mal sortieren. Paul versuchte, es ihm ein wenig zu erleichtern.

»Oft haben wir Angst davor, uns dem alten Schmerz zu stellen, weil wir denken, die Wunde würde noch einmal aufreißen. Und um ehrlich zu sein: Wer möchte das schon? Was wir dabei aber vergessen, ist, dass die Verletzung nicht weggeht, wenn wir ständig versuchen, sie abzudecken, und andere Schichten darüberlegen. Sie entzündet sich nur noch mehr. Wir drücken nicht nur den alten Schmerz weg, sondern trennen uns von unseren Gefühlen, damit wir ihn überhaupt ertragen können. Wir setzen alles daran, uns nie wieder so zu fühlen, und denken, uns damit zu schützen. Aber was macht der Schmerz, wenn er weggedrückt wird? Er sucht sich neue Wege! Dann zieht er seine Bahnen durch den Körper und sorgt dafür, dass er woanders ausbrechen kann. In deinem Fall sind es die Mandeln oder die Enge in der Brust. An einer dieser Stellen bricht er dann aus, damit er endlich gefühlt wird! Mit der Traurigkeit, die du gerade zugelassen hast, konntest du wieder Kontakt mit dir und dem Gefühl aufnehmen, das du so lange unterdrückt hast. Das ist nicht nur für dich, sondern auch für deinen ganzen Körper befreiend, weil etwas auf ganzer Ebene in dir heilen darf.«

»Vermutlich wird es nicht mit einem Mal getan sein?«, fragte Carl gewohnt skeptisch und trotzdem offener als zuvor.

»Nein. Aber es ist ein Anfang. Ein sehr guter sogar. Du hast damit deine eigene Mauer durchbrochen und wieder Kontakt zu deinen Gefühlen hergestellt. Dazu gehört auch das Mitgefühl für dich selbst. Das alles war sehr schwer für dich damals, und du darfst traurig darüber sein! Mit diesem Mitgefühl für dich entsteht auch mehr Mitgefühl für andere. Indem du dir selbst wieder gestattest, nicht immer stark sein zu müssen, fängst du an, auch die Schwäche anderer zu akzeptieren. Vielleicht kannst du sie sogar verstehen, weil du selbst schon mal an dem Punkt warst, und die Stärke darin erkennen.«

»Aber ich will nicht mehr dahin zurück. Ich möchte mich nie wieder so fühlen!«

»Das musst du auch nicht. Mit der Angst vor dem Schmerz verhält es sich nämlich so: Je mehr wir sie verteufeln, desto teuflischer wird sie. Wenn wir versuchen, sie zu vermeiden, wird sie nur noch größer. Beginnen wir allerdings, ihr mutig ins Auge zu sehen, wird sie ruhiger – werden auch wir ruhiger. Alles in uns beruhigt sich. Und plötzlich ist da wieder Raum für Leichtigkeit. Freude. Liebe. Wir können das alles dann wieder spüren, weil wir uns selbst wieder spüren. Wenn wir uns aber von unseren Gefühlen abgeschnitten haben, um uns zu schützen, ist das nicht möglich. Der Wunsch, sich wieder zu spüren, bleibt, aber wir fühlen nichts. Dann suchen wir nach anderen Mitteln wie Alkohol, Drogen, oder Affären ... Dabei geht es eigentlich um ein ganz anderes Verlangen, nämlich endlich wieder das Gefühl zu bekommen, sich spüren zu können, weil wir den Kontakt zu uns selbst verloren haben.«

Carl starrte Goldbach an, als wäre er der Heilige Geist höchstpersönlich. Ich konnte es ihm nicht verübeln. Was Paul da erklärte, veränderte die Sicht auf so einiges. Nicht nur Carl schien plötzlich klar zu werden, woher die Sehnsucht nach so viel Aufregung in seinem Leben kam. Es traf auch auf Konstantins, Charlys und vielleicht unser aller Leben zu. Dieser Wunsch nach dem nächsten Hoch macht uns zu Getriebenen – abhängig und immer suchend nach mehr, wenn wir nicht anfangen, es in uns selbst zu finden.

**Vielleicht sitzt der Schmerz ja doch. Ganz tief. Bis wir ihm zuhören. Erst dann kann er gehen und macht Platz für die Liebe.**

»Ich hätte eigentlich erst später eine Pause vorschlagen wollen, nachdem du dich auch auf Emilias Stuhl gesetzt hast. Allerdings war es jetzt doch sehr intensiv und hat auch länger gedauert, als ich geplant hatte. Wie sieht es denn für alle aus, wollt ihr weitermachen oder wollt ihr kurz durchatmen und eine Pause machen?«, fragte Paul in die Runde.

»Ich würde gern eine rauchen«, antwortete Carl als Erster. Das war wohl nicht das, was Paul mit durchatmen gemeint hatte, passte aber sehr gut zu allem, was er zuvor erklärt hatte.

»Ich hätte nichts gegen einen Kaffee!«, rief Charly.

»Okay, alle einverstanden?«, warf Paul hinterher.

Das waren wir.

# VERWÄHLT

Als ich den anderen in die Bibliothek folgte, um mir ebenfalls einen Kaffee zu genehmigen, und noch vor der Kaffeekanne überlegte, ob Koffein auch zu den genannten Hilfsmitteln zählte, mit denen wir versuchten, uns selbst mehr zu spüren, sah ich Charly ein wenig verloren am Fenster stehen.

Ich schenkte mir ausgiebig heißen Bohnensaft in eine Tasse ein und goss ein wenig Milch nach. »Du auch?«, rief ich zu ihr hinüber und deutete dabei auf die große schwarze Kanne.

»Oh, gern«, sagte sie ein wenig abwesend, aber ich konnte sehen, wie sie sich freute. Der Vorteil war, wenn man über zwei Tage so intensiv Zeit miteinander verbrachte, dass man so einiges übereinander erfuhr. Ich wusste, mit wem sie ihre Nächte verbrachte, dass sie ihren Vater vermisste und wie sie ihren Kaffee trank: mit viel Milch und ohne Zucker. Das war mehr, als man von einigen Verwandten in seinem ganzen Leben herausfand – in den meisten Fällen auch deshalb, weil man es gar nicht wissen will. Ich füllte eine zweite Tasse mit Kaffee und reichlich Milch, ging zu Charly hinüber und streckte sie ihr entgegen.

»Ahhh, danke, wie lieb!« Sie strahlte mich an, als hätte ich ihr gerade einen achthundert Karat schweren, in Botswana geschürften Rohdiamanten überreicht. Charly schien es nicht gewohnt zu sein, dass Menschen nett zu ihr waren. Ob es daran lag, dass sie selbst viel zu selten nett zu sich war?

»Der geht auf mich!«, scherzte ich und hoffte, sie damit zum Lachen zu bringen. Ich freute mich, dass es mir für einen kurzen Moment gelang, denn tief drinnen wirkte sie sehr traurig.

»Du siehst nachdenklich aus«, sagte ich noch, weil mir »traurig« zu hart vorkam.

»Tja, genau das bin ich auch. Ich habe nicht gewusst, worauf ich mich hier einlasse!«

»Glaub mir, das wussten wir alle nicht!« Diesmal war ich es, die lachte.

»Ja. Ich dachte, ich würde hierherkommen und herausfinden, wie ich es hinbekomme, dass er sich für mich entscheidet. Das war es, was ich wollte! Und jetzt hat sich alles verändert.«

»Jetzt willst du es nicht mehr!« Ich freute mich. Umsonst, wie sich herausstellte.

»Doch. Das Traurige ist, ich will es immer noch! Aber ich weiß jetzt, dass es nicht gut für mich ist. *Er* ist es nicht. Und *ich* war es nie. Ich war nie gut für mich! Das ist doch traurig. Im Grunde bin ich eine Gefahr für mich selbst!«

»Ach komm, sei nicht so streng zu dir. Wir treffen alle mal schlechte Entscheidungen. Wie hat Goldbach so schön gesagt: ohne Wertung! ... Du lernst gerade daraus. Das ist wunderbar, sei stolz auf dich!«

»Und warum fühlt es sich nicht wunderbar an? Es macht mich traurig. Warum tut Loslassen nur so weh?!« Der Kummer stand ihr förmlich ins Gesicht geschrieben.

»Weil du gerade deinen Traum loslässt. Das ist schmerzhaft. Aber es war der falsche Traum, und das hast du jetzt erkannt! Du dachtest, dass Konstantin die Lösung wäre, um dich geliebt zu fühlen. Jetzt weißt du, dass du selbst die Lösung bist!«

»Ich bin eine Gefahr für mich, nicht die Lösung – schon vergessen?!«

»Hör auf, Charly! Du musst netter zu dir sein! Du bist keine Gefahr für dich. Du bist jemand, der gerade Schritte in die richtige Richtung geht. Das ist anstrengend, weil du vorher diesen großen Umweg gelaufen bist, der dich sehr viel Kraft gekostet hat. Aber jetzt bist du auf dem richtigen Weg. Das ist gut! Sogar besser als gut: Das ist großartig! Gib dir ein wenig Zeit, den neuen Weg auch kennenzulernen. «

»Was mache ich, wenn er sich wieder meldet oder wieder vor meiner Tür steht?«

»Du machst nicht auf. Weder die Tür noch dein Herz.«

»Wenn das nur so einfach wäre!«

»Ja, vielleicht ist es das erst mal nicht. Es wäre natürlich einfacher, in der Illusion zu bleiben und dich immer wieder selbst zu verletzen, indem du das Spiel ewig weiterspielst. Denn damit kennst du dich aus. Aber ist es gut? Neeeiin! Weißt du, was viel besser ist?!«

»Nein. Wenn ich das wüsste, wäre ich erst gar nicht hier. Also sag, was denn?«

»Es ist so viel besser, die zu sein, die selbst über ihr Glück entscheidet, als es an jemanden abzugeben, der sich immer wieder gegen dich entscheidet. Nimm es in die Hand! Hör auf, eine einfache Nummer für ihn oder irgendjemand anderen zu sein, und fang an, die Nummer eins zu sein – für dich und einen Menschen, der dich zu schätzen weiß! Und der wird kommen, wenn du anfängst, das alles zu sehen. Wenn du tief drinnen weißt, dass du genau das verdient hast!«

»Ja, das stimmt … ich hoffe es«, seufzte sie und nahm einen großen Schluck von ihrem Milchkaffee. »Auch dass ich es irgendwann fühle.«

»Dann gestatte es dir. Alles! Wenn du es nur hoffst, aber gar nicht daran glaubst, dass du es verdient hast, die Nummer eins zu sein, dann vergeudest du noch ein paar Jahre mit diesem oder einem anderen Konstantin. Wähl die Eins! Hör auf, wie mit einem dieser alten Telefone die mühsame Wählscheibe zu drehen. Damit hast du dich doch bisher ständig nur verwählt! Wozu gibt es jetzt Touchscreens? Da tippst du ein einziges Mal. Und zwar auf dich! Gönn dir, die Nummer eins zu sein, Charly!«

Benno schlenderte mit ein paar Weintrauben in der Hand an uns vorbei. »Warte, Benno!«, rief ich, und er drehte sich neugierig um.

»Ja, bitte, meine Damen?«, fragte er grinsend. Die Vitamine schienen ihm gutzutun.

»Was sagst du – wie wird man die Nummer eins?«, fragte ich ihn erwartungsvoll.

Benno blickte zuerst zu mir und gleich darauf zu Charly. Er wusste sofort, worum es ging.

»Indem man aufhört, die falschen Entscheidungen zu treffen. Schaut euch mich an. Hättet ihr je erwartet, mich mit Trauben in der Hand oder gar in meinem Mund zu sehen? Also ich nicht!«

»Aber sie stehen dir fantastisch! Du siehst damit aus wie ein griechischer Gott. Fehlt nur noch ein Lorbeerkränzchen!«, scherzte ich.

»Haha stimmt! Und bald hab ich auch den Körper eines Adonis! Aber jetzt mal ehrlich – Zimtschneckenröllchen hin oder her – wenn du anfängst, dich für dich zu entscheiden, dann kommt der Rest von selbst. Also bitte lass diesen Konstantin ein für alle Mal los! Glaub mir, den willst du doch gar nicht! Der ist eine böse Zimtschnecke und keine gesunde Weintraube. Glaubst du denn, er ist seine eigene Nummer eins? Das glaube ich nicht! Der kann es doch auch nicht besser! Eines ist nämlich klar: Würde er sich wirklich lieben, hätte er sich längst entschieden und müsste nicht ständig diesen furchtbaren Balztanz aufführen! Das ist doch unheimlich anstrengend! Und zwar für alle Beteiligten!«

»Vertrau dem weisen griechischen Adonis!«, sagte ich lachend und war froh, dass wir alle einer Meinung waren. Außer Charly, die musste ihre neue Meinung noch verinnerlichen. Benno hob währenddessen die Trauben über seinen Kopf und biss von unten genüsslich eine ab.

»Ich sag es euch: neue Entscheidungen, neues Leben!«

Ich fand es schön, voneinander zu lernen und zu wachsen, wie Weintrauben, die gemeinsam an der Rebe reiften.

Jana kam mit ihrem Tee zu uns herüber. »Hab ich was verpasst?«, fragte sie neugierig und nahm einen Schluck von ihrem Beruhigungsgetränk. Der Kamillenteehinweis baumelte noch entlarvend seitlich an der Schnur vom Tassenrand.

»Musst du dich beruhigen, Jana?«, fragte ich lachend und deutete darauf.

»Ach nein«, winkte sie ab. »Das klingt vielleicht komisch – aber ich mag Kamillentee! Er erinnert mich an meine Kindheit. Als kleines Mädchen hab ich den ständig getrunken, weil ich immer diese grauenhafte Gastritis hatte. Da waren dann plötzlich immer alle ganz lieb zu mir. Wir wissen ja: Der Schmerz sucht sich seinen Weg. Meine Liebe ging wohl weniger durch den Magen, dafür hab ich dann jedes Mal besonders viel Liebe bekommen. Ich musste endlich keinem mehr etwas beweisen und durfte einfach nur krank sein – also körperlich, geistig weiß man es ja nie so recht ...«

Ich musste laut lachen. Wie gut uns doch allen dieses Seminar tat. Jana hatte ihren Humor wieder. Gabriel amüsierte sich am anderen Ende mit Goldbach und hatte anscheinend seine Eier wieder. So hatten sie offenbar beide etwas gewonnen.

## Wir können immer neu wählen.
## Neue Entscheidungen, neues Leben.

»Also für Kamillentee bin ich noch nicht, aber Weintrauben kann ich sehr empfehlen!«, meinte Benno und gönnte sich noch eine.

»Was ist los, bist du krank?«, fragte Emilia von der Seite und lachte.

»So wirklich weiß man das nie – hab ich gerade gelernt!«

»Von Paul?«

»Von Jana! Aber ja, von dem auch. Ich meine, seht uns doch an! Da hocken wir drei Tage lang in einem Kreis, heulen uns die Seele aus dem Leib und freuen uns auch noch darüber!«

»Ob ich mich freue, kann ich noch nicht sagen, also lass mal eine Traube rüberwachsen. Ich glaub, ich kann auch ein paar Vitamine gebrauchen!«, meinte Emilia scherzhaft.

»Was veranstaltet ihr denn hier?« Jetzt kam auch noch Margarete dazu und war neugierig. »Spielt ihr *Der Fuchs und die Trauben?*«

»Bin ich der Fuchs?!«, fragte Benno.

»Ich rede von der Fabel. Kennt ihr die?«

Die anderen schüttelten den Kopf. In mir klingelte etwas, aber genau konnte ich mich nicht mehr erinnern.

»Also, wie ging die noch mal gleich? ...«, überlegte sie und fing an zu erzählen: »Ein Fuchs schlendert sehnsüchtig unter den Reben eines Weinstocks und verzehrt sich nach den süßen Trauben. Dabei stellt er fest, dass sie zu hoch für ihn hängen. Als er sie nicht erreichen kann, meint er plötzlich, sie wären ihm ohnehin nicht reif genug und dass er gar keine sauren Trauben möge. Da er die Niederlage weder sich noch anderen eingestehen will, tut er einfach so, als wollte er sie gar nicht. Die Geschichte fiel mir wieder ein, als du von deinem Konstantin erzählt hast, Charly.«

»Ach, echt? Warum?«

»So schlau ist er doch gar nicht!«, warf Benno hinterher.

»Eben. Vielleicht entscheidet er sich nicht für dich, weil er tief drinnen weiß, dass er dir unterlegen ist. Bevor er sich eingestehen müsste, dass er dich gar nicht erreichen oder gar halten könnte, redet er sich ein, dich gar nicht zu wollen, lässt dich aber trotzdem nie gehen, damit dich auch kein anderer haben kann. Hast du es schon einmal von dieser Warte betrachtet?«

»Nein, hat sie nicht. Weil sie sich immer kleinmacht«, meinte Jana. »Du solltest mal deine eigene Größe erkennen, Charly«, sagte sie zwar etwas forsch, aber auch liebevoll und überraschte mich schon wieder damit.

**Wenn wir aufhören, uns kleinzumachen, entdecken wir unsere wahre Größe.**

# ZWISCHEN DEN STÜHLEN

Nachdem Carl von seiner Zigarettenpause zurückgekehrt war und sich nach und nach eine kleine Menschentraube um Charly und mich gebildet hatte, führte die Neugierde schließlich auch Goldbach und Gabriel zu uns. Paul fragte, was wir denn für neue Weisheiten am Fensterbrett gefunden hätten, und Benno hob dabei seine Trauben in die Höhe: »Dass wir süß sind!«, kokettierte er und lachte dabei verschmitzt.

»Und manchmal auch sauer«, rief Charly, die endlich verstanden hatte, dass es ihr nicht weiterhalf, es immer allen recht machen zu wollen. Nicht ihrem Vater und auch nicht Konstantin.

Als ein wenig später auch Tim dazukam, der zuvor noch telefoniert hatte, waren wir komplett.

»Sehr schön«, antwortete Paul. Es hätte mich nicht gewundert, wenn er verstanden hätte, worum es ging. Was ihn anbelangte, wunderte mich schon lange nichts mehr.

»Dann lasst uns weitermachen und noch ein paar süße Dinge über euch und die Liebe herausfinden!«, sagte er.

»Wo soll ich denn hin?«, fragte Carl, als wieder alle im Seminarraum Platz nahmen und er nicht wusste, wo er sich hinsetzen sollte. Da stand er also, zwischen den Stühlen – durchaus bezeichnend für seine Lebenssituation.

»Setz dich bitte nicht mehr dahin, wo du vorher gesessen bist, sondern auf den anderen Stuhl in der Mitte. Emilias Stuhl sozusagen«, erklärte ihm Paul.

»Fehlt nur noch einer für Aurora«, meinte Emilia, als wäre es ein Scherz, aber ohne dabei zu lachen. Carl lachte auch nicht – er sah weiter in Pauls Richtung und ignorierte ihre Aussage.

»Alles gut«, meinte Paul. »Setz dich erst mal hin. Wir warten dann, bis alle Platz genommen haben, dann machen wir weiter. Und euch bitte ich, Carl wieder die nötige Ruhe zu geben. Es zeugt von Mut, sich vor allen anderen auf diese Übung einzulassen. Ich finde das wirklich großartig von dir, Carl!« Er nickte ihm anerkennend zu und sah dann weiter in die Runde. Emilia blieb zunächst ruhig, während Carl sich schließlich auf den Stuhl setzte, wo sie imaginär bereits saß.

»Möchtest du erst mal ein wenig ankommen oder lieber gleich anfangen?«, fragte Paul, der heldenhaft mit Carls Skepsis umzugehen wusste.

»Ich probier das jetzt mal mit dem Atmen!«, sagte er überraschenderweise und atmete dabei tief ein und wieder aus.

»Sehr gut. Gib einfach ein Zeichen, wenn du bereit bist! Alle anderen können auch gern wieder die Zeit nutzen und ihrem Atem folgen. Spürt in euren Körper, das hilft euch dabei, ganz im Moment zu sein, und lasst beim Ausatmen alle negativen Gedanken ziehen. So ist es gut …!«

Es war beeindruckend, wie schnell mein Körper sich wieder entspannte und der Kopf zur Ruhe kam. Ich hatte gar nicht bemerkt, dass ich beim Atmen die Augen geschlossen hatte. Aber als ich sie nach ein paar Minuten wieder öffnete, sah auch Carl viel lockerer aus. Ob das an meiner gelösten Betrachtung oder tatsächlich an ihm lag, war zwar nicht klar, tat aber auch nichts zur Sache. Gut war es allemal. Im nächsten Moment hob Carl den Kopf und nickte einmal, was Paul auch schon als Zeichen verstand.

»Wunderbar. Stell dir jetzt vor, es wäre Emilias Stuhl, auf dem du gerade sitzt, und versuch, dich in sie hineinzufühlen.«

»Mhm. Okay.«

»Versuch zu spüren, was kommt, und lass dich ganz darauf ein.«

Carl atmete für einen Moment, im nächsten schrie er auch schon: »Ich hasse es!«

Das war laut.

»Was denn?«, hakte Paul nach.

»Ich hasse, was passiert ist! Ich hasse, dass du mir das angetan hast!! Aber ich hasse noch mehr, dass ich es *mir* angetan habe!«

»Ich verstehe. Und was war das?«, moderierte Paul den Schmerz.

»Ich wusste es doch von Anfang an! Ich habe es gespürt, aber ich wollte es nicht wahrhaben! Jedes Mal, wenn du zu mir ins Bett gekrochen bist, konnte ich sie spüren. Du warst immer noch bei ihr. Statt dass ich dich gefragt habe, was los war und wo du warst, habe ich mich weggedreht.«

»Und was hast du dann gedacht?«

»Dass ich nicht gehen kann! Aber dass ich gehen müsste, wenn ich es wüsste. Und so habe ich mir eingeredet, dass es nicht sein kann. Dass er nicht alles einfach so wegwerfen würde. Mit einer Frau, die er gar nicht liebt!« Carl sah Paul dabei an. Danach richtete er seinen Blick wieder auf den leeren Stuhl, auf dem er eben noch selbst gesessen war. Als Emilia sprach er nun zu sich selbst: »Ich habe mir immer wieder gesagt, dass du sie nicht berühren und dann so tun könntest, als wäre nichts passiert. Ich wollte diese andere Welt nicht wahrhaben, die du da aufgemacht hast! Ich wollte gar kein Teil davon sein. Deshalb habe ich sie zugemacht. Mich zugemacht.«

»Und was war es dann, was du wolltest?«

»Dich, Carl. Ich wollte immer nur dich. Du solltest doch wissen, dass ich dich liebe! Aber du liebst dich selbst nicht, deshalb glaubst du mir nicht! In dir ist so viel zerbrochen, dass du es mir tief drinnen einfach nicht glaubst. Du denkst nicht, dass es möglich wäre, dich zu lieben, und stößt mich lieber weg! Dann entziehst du dich mir und siehst mich von oben herab an, damit ich nicht zu groß werde und dich wegstoßen kann. So, wie es deine Mutter damals getan hat. Aber ich bin nicht deine Mutter! Ich bin hier. Ich will doch nur das, was sie nicht geschafft hat. Echte Nähe! Ich bin hier. Hörst du?! Hier! Warum läufst du verdammt noch mal immer davon?!

»Wohin läuft Carl?«

»Weg. So weit es nur geht! Du erträgst nicht, dass ich immer noch da bin. Deshalb gehst du und tust alles, damit ich es endlich tue und das passiert, wovon du denkst, dass es passieren muss: dass ich dich verlasse. Und das Verdrehteste an allem ist: Es stößt dich ab, dass ich *nicht* gehe, obwohl du mich betrogen hast! Du! Tief drinnen verurteilst du mich dafür, dass ich nicht gehe. Es ist deine größte Angst, aber dein tiefster Glaube zugleich. Das, was du erwartest, weil du es erlebt hast! Du wurdest verlassen und tust alles dafür, dass es wieder passiert! Im Grunde willst du es genau so, weil du denkst, nichts anderes verdient zu haben! Du fragst dich, was mit mir falsch ist, dass ich dich noch lieben kann. Oder weshalb ich dich überhaupt je geliebt habe.«

»Und warum liebst du ihn?«

»Kann man das so einfach beantworten? Ich liebe ihn einfach. Den Menschen Carl. Alles, was zu ihm gehört. Das ganze Paket.

Aber ich kann es nicht länger ertragen, dass er alles tut, damit ich ihn endlich verlasse. So, wie sie es getan hat.«

»Und warum verlässt du ihn nicht?«

»Weil es zu einfach wäre. Dann hätte die Angst gewonnen. Seine, dass nie jemand bleiben kann, und meine, dass ich nicht genüge.«

»Was wünschst du dir von Carl?«

»Dass er nicht wegläuft. Nicht vor sich. Nicht vor mir. Und nicht vor unserer Beziehung. Ich möchte, dass er erkennt, dass es auch gut sein darf.«

Carl saß wie erstarrt auf seinem Stuhl. Emilias Stuhl. In Emilias Welt. Da saß er und hatte plötzlich gar nichts mehr von seiner Hipster-Energie. Da war keine Arroganz mehr, keine Skepsis, kein Weglaufen. Er war ganz hier. Bei sich. Und ihr.

»Carl?«

Paul sah ihn an, als wolle er ihn zurückholen. Ich hoffte, dass es nicht der alte, sondern der neue Carl war.

»Ja?«

»Wie geht es dir damit?«

»Es tut mir so leid! Ehrlich, es tut mir unfassbar leid«, sagte er bedrückt, aber unheimlich klar. Er blickte dabei zu Emilia, und auch wenn sie es ihm noch nicht abkaufte, ich tat es bereits. Er wirkte verändert. Aber auf eine gute Weise. Als hätte er verstanden. Sie. Sich. Und alles, was passiert war.

»Ändert das jetzt etwas?«, fragte Emilia, als hätte sie seine Skepsis übernommen.

»Ich denke, schon.« Carl sah sie ermutigend an.

»Hast du dich denn in dem Gesagten wiedererkannt?«, fragte Paul Emilia.

»Ja. Sehr sogar. Wobei ich gar nicht weiß, ob mir das alles schon so bewusst war. Aber ja, habe ich. Leider …«

»Warum leider?«

»Weil es vielleicht noch schlimmer ist, als ich dachte. Carl hatte nicht einfach nur eine Affäre. Es ist sein Weg, sich nicht dem Schmerz zu stellen.«

»Aber hat er das nicht gerade?«

»Ja, vielleicht. Aber das alles sitzt doch richtig tief! Es ist kein Zufall, dass er nicht bei seiner ersten Frau bleiben konnte und es sich bei uns wiederholt. Diese ganzen Lügen, in die er sich verstrickt hat. Diese zweite Welt, in die er flüchten musste. Wie weiß ich, ob er sie nicht immer brauchen wird?«

»Solange es ihm nicht klar war, hat sich auch nichts ändern können. Aber wenn wir erst mal ein Muster erkennen, haben wir auch die Möglichkeit, es zu durchbrechen.«

»Ich weiß nicht. Es geht doch um so viel mehr als um diese Frau. Oder mich. Es geht um die Bestätigung, die er wie einen Bissen Brot braucht. Weil er sonst denkt zu verhungern! Er kann sich nur über die Anerkennung anderer spüren. Aber wie soll ich ihm die geben? Das ist wie ein Fass ohne Boden! Das kann niemand schaffen. Ich kann und will nicht jeden Tag mit ihm schlafen, damit er sich begehrenswert fühlt. Ich will nicht alles wiedergutmachen müssen, nur weil es jemand anderer kaputtgemacht hat und es ihn zerstört hat. So entsteht doch keine heile Welt! Ich hab mir eingeredet, dass wir sie hätten, dabei war alles ... einfach nur kaputt!«

»Die Wertung ... So befindest du dich auch in der Ablehnung«, erklärte Paul. »Und hinter ihr steckt oft die eigene Ablehnung. Erinnerst du dich noch, als Carl immer Schwäche ablehnen musste, nur weil er sich selbst nicht schwach fühlen wollte? Er hat sich selbst damit abgelehnt. Was könnte das bei dir sein?«

Emilia überlegte.

»Ich glaube, *er* ist es. Ich lehne ihn ab, weil ich mich ablehne. Niemand tut sich sonst so etwas an! Ich bin so lange geblieben.

Immer wenn er mich abgelehnt hat. Egal womit. Dabei habe *ich* mich abgelehnt.«

»Kann es sein, dass du Angst hattest, Carl zu verlassen, und dich damit selbst verlassen hast?«

## Es darf gut sein.

Wann darf es gut sein? Und wann ist es Zeit, es gut sein zu lassen? Sich zu gestatten, dass es nicht immer schwer sein muss, nur weil es einmal schwer war. Den Schmerz hinter sich zu lassen. Und dass es sich wieder gut anfühlen darf, auch wenn so vieles schiefgegangen ist. Die Risse anzuerkennen, weil sie etwas bewegen.

Paul erklärte, dass Emilia sie wahrscheinlich beide verlassen hatte: Carl und sich selbst. Auch ganz ohne zu gehen. Damit hatte sich paradoxerweise auch Carls Glaubenssatz bestätigt.

Die Frage ist doch: Glauben wir aufgrund einer Erfahrung etwas so lange, bis es tatsächlich eintrifft, und beeinflussen wir letztlich damit, was geschieht? Können wir es erst gut sein lassen, sobald wir es gut sein lassen? Wenn wir den alten Schmerz hinter uns lassen, um ihn nicht ständig zu wiederholen? Was ist, wenn wir ganz unbewusst auch andere damit beeinflussen? Wenn wir denken, dass es nur *eine* Wahrheit geben kann, weil wir sie einmal so erfahren haben? Wenn Carl annahm, Emilia müsste ihn ohnehin verlassen, und sie nur deshalb betrog, um am Ende denken zu können, es immer schon gewusst zu haben. Vielleicht stieß er sie aber auch schon viel früher weg und ließ ihr gar keine andere Wahl, als sich zurückzuziehen. Hatten sich etwa genau die Richtigen gefunden, weil beide im Herzen nichts anderes erwartet hatten, als am

Ende enttäuscht zu werden? Ist der Spiegel der Partnerschaft, in dem wir uns erkennen, die größte Chance – und zwar: uns selbst in Liebe zu begegnen? Sind wir mit allem, was dann in uns heilen darf, bereit für echte Liebe?

»Glaubst du Emilia jetzt, wenn sie sagt, dass sie dich liebt?«, fragte Paul.

»Wahrscheinlich habe ich es nie ganz geglaubt. Ich hatte immer Angst aufzufliegen. Gar nicht so sehr mit der Affäre, sondern mit mir. Es musste doch irgendwann herauskommen, dass ich eine einzige Lüge bin! Das dachte ich zumindest. Es ist so anstrengend, immer besonders sein zu wollen. Ich fange nun an, das infrage zu stellen. Vielleicht muss ich gar nicht ständig beweisen, dass ich einzigartig bin. Als ich Emilia in mir sagen hörte, dass sie mich liebt, konnte ich es fühlen. Also vielleicht fange ich jetzt langsam an, es zu glauben.«

# ANKOMMEN

Ich habe eine Frage, die mir von Anfang an auf den Lippen brennt ...«, hörte ich mich plötzlich sagen und überraschte mich selbst damit.

»Brennende Lippen wollen wir natürlich nicht, also verrate sie uns doch!«, meinte Paul und sah mir dabei direkt in die Augen. Obwohl ich lachen musste, merkte ich, wie sich erneut Unsicherheit in mir ausbreitete und mein Gesicht dabei seltsam einfror. Normalerweise bin ich gar kein so schüchterner Mensch, aber bei ihm kam es mir so vor, als stammelte ich jedes Mal unbeholfen völlig unzusammenhängende Dinge vor mich hin, sobald er Blickkontakt mit mir aufnahm. Aber wo hätte er auch hinsehen sollen? Gegen die Wand wäre doch auch eigenartig gewesen und hätte mich vermutlich nicht weniger verunsichert.

Ich versuchte, mich also zu konzentrieren. Was so eine Anziehung alles in Menschen auslösen konnte: vorübergehender Sprach- und Intelligenzverlust, feuchte Hände, leicht debiler Gesichtsausdruck. Da hatte sich die Natur nicht viel überlegt. Sollte man nicht gerade dann, wenn man jemanden gut findet, zu Höchstformen auflaufen? Ich lief irgendwo im Minusbereich.

»Äh ... also ... die sieben Schritte«, sagte ich wenig eloquent und als könnte ich nicht in ganzen Sätzen sprechen. Mir war bewusst, dass es äußerst schwierig für ihn sein musste herauszufinden, was ich damit meinen konnte. Leider kann man in Gesprächen rückwirkend keine Sätze löschen, so, wie es bei Sprachnachrichten durchaus möglich ist. Das halte ich persönlich für einen großen Nachteil. Da stand nun der halbe Satz im Raum, und irgendjemand musste ihn erklären. Wie gut, dass Paul das übernahm.

»Du meinst die sieben Schritte zum Liebesglück? Der Satz, der klein gedruckt auf dem Seminarticket steht?«

»Ja, genau!«, rief ich. »Ich habe mich gefragt, ob wir die schon gegangen sind?« Dabei grinste ich ihn an, um meine Unbeholfenheit mit einem Lächeln zu kaschieren.

»Eine sehr gute Frage, Andrea, und auch sehr aufmerksam!«, meinte Paul, als freute er sich. Es wirkte gar nicht so, als wäre ihm die Frage unangenehm. Ihn zu verunsichern war aber auch gar nicht meine Absicht gewesen, es reichte schließlich, wenn ich es war. Jedenfalls schien es, als hatte er die sieben Schritte ohnehin nicht vergessen.

»Wenn wir nämlich schon beim achten sind, wäre es doch gut, das zu wissen«, sagte ich, »Nur damit wir nicht über das Ziel hinausschießen!« Ich versuchte es mit Humor. Es funktionierte. Alle lachten. Auch Paul, was mich interessanterweise erneut einschüchterte.

»Hast du Angst, dass du der Liebe zu nahe kommst?«, konterte er gewohnt genial. Und hätte ich es nicht besser gewusst, hätte ich schwören können, dass er gerade mit mir flirtete.

Ich lachte verlegen und entschied mich zu meiner eigenen Sicherheit, lieber nichts mehr zu sagen.

»Zu den sieben Schritten kommen wir gleich, versprochen!«, sagte Paul stattdessen. »Vorher möchte ich allerdings noch mit der zehnten Frage abschließen. Eine fehlt noch, wenn ich mich nicht irre. Wer hat denn noch keine vorgelesen?«

»Das bin ich!«, rief Emilia und griff hinunter zu dem Zettel, der am Boden neben ihrem Stuhl lag. Sie hob ihn auf, und ihre Augen wanderten langsam über das Papier. »Diese Frage ist ... wie soll ich sagen ... interessant ... weil es gar keine ist!«, sagte sie und überlegte kurz. »Aber auch unglaublich weise«, fügte sie dann noch hinzu.

Gespannt warteten alle darauf, wann sie das Geheimnis mit uns teilte. Jedenfalls hatte sie unsere vollkommene Aufmerksamkeit.

»Also«, sagte sie endlich und las: »*Die Liebe hat keine Fragen. Sie ist die Antwort.*«

»Wow«, platzte es aus mir heraus. »Wie schön!«

»Oh ja«, stimmte Charly begeistert zu.

»Ist doch so!«

Margarete lächelte.

Ich fragte mich, ob es an den Jahren ihrer Erfahrung lag, in denen sie ihre Weisheit gefunden hatte, oder ob sie es immer schon gewusst hatte und einfach ihrer Zeit voraus war.

»Wir sind doch ein Leben lang auf der Suche«, sprach Margarete weiter und beantwortete meine Frage, obwohl ich sie gar nicht laut gestellt hatte. »Der eine mehr, der andere weniger. Im Grunde wünschen wir uns aber alle, irgendwann anzukommen, bis wir draufkommen, dass wir das bereits sind. Es ist doch alles längst da! Statt es verzweifelt in anderen zu suchen oder irgendwo da draußen, wo wir es ohnehin nicht finden werden, erkennen wir letztendlich, dass es gar nicht viel braucht. Ich habe meiner Enkelin nicht verraten, dass ich gar nicht mehr auf der Suche bin. Sie wünscht sich so sehr, dass ich in diesem Leben noch einmal eine große Liebe finde. Da wollte ich sie in dem Glauben lassen, dass es passieren wird. Sie denkt, dass ich noch auf der Suche bin, weil sie es ist. Und das ist okay. Es gibt für alles im Leben seine Zeit. Ihr jungen Leute reibt euch noch aneinander, um eine Flamme zu entzünden. Das ist auch richtig so! Das alles gehört zu der Erfahrung, bis wir die Liebe in uns selbst entdecken. Das kann auch niemand anderer für uns tun. Ich bin mir bewusst, dass ich euch davon erzählen kann, dass dieses Licht in euch brennt, aber ich kann euch nicht abnehmen, es selbst zu entdecken. Das alles gehört dazu und ist wichtig. Mia wünscht mir so sehr, dass ich glücklich bin. Und ich wünsche mir so sehr, dass Mia glücklich ist, daher verrate ich ihr nicht, dass ich es längst bin. Sie würde es mir noch nicht ganz glauben. Aber irgendwann wird sie in meinem Alter sein. Mit einem Partner an ihrer Seite oder auch nicht. Sie wird erkennen, dass niemand da draußen sie glücklich oder unglücklich machen kann, solange sie es nicht zulässt. Wenn ich glücklich sein will, dann entscheide ich es. Jeden Tag. Dazu brauche ich niemanden. Ich freue mich natürlich über andere. Ich sitze gern mit euch in diesem Kreis und höre euch zu, tausche mich mit euch aus, lache und weine mit euch. Ob ich glücklich dabei bin, entscheide aber immer ich! Ich habe keine Fragen mehr, was die Liebe betrifft. Sie ist die Antwort. Immer. Wenn wir uns selbst die Liebe geben, können wir auch anderen in Liebe begegnen. Wer nicht nur von der Liebe redet oder nach ihr sucht, sondern anfängt, sie zu leben, findet sie überall. Auch in anderen. Aber vor allem in sich.«

»Margarete, ich überlege mir ernsthaft, dich als Co-Moderatorin für meine Seminare hinzuzuholen«, meinte Paul in seiner üblichen charmanten Art.

»Oh, bitte nicht! Dann hätte ich doch keine Zeit mehr, mein Leben zu genießen! Und so viel Zeit bleibt mir doch vielleicht gar nicht mehr. Bei dem vielen Gerede um die Liebe – wann sollte ich sie denn da leben? Vergessen wir nicht, alle öfter mal den Kopf auszuschalten und auf unser Herz zu hören. Wenn wir im Moment sind, gelingt das. Ich fand diese Atemübung sehr schön. Die habe ich für mich mitgenommen, weil es letztendlich doch gar nicht viel mehr braucht. Solange ich noch atmen kann, kann ich auch lieben. Und zwar jeden Moment!«

Schöner konnte man es vermutlich nicht sagen. Und das versuchte auch niemand.

»Dann erzähl uns doch bitte noch von den sieben Schritten, Paul. Jetzt hast du uns alle neugierig gemacht«, sagte Margarete.

»Das mach ich sehr gerne. Vielen Dank, Margarete, für deine bereichernde Sicht. Du hast uns so viel auf den Weg mitgegeben, und genau das habt ihr alle. Ich habe die sieben Schritte nicht vergessen, und ich habe nur deshalb noch nicht von ihnen erzählt, weil ihr sie alle bereits gegangen seid. Durch jede eurer Fragen habt ihr euch selbst die Antwort gegeben. Und mit all euren Erfahrungen habt ihr euch und uns alle für ein neues Thema geöffnet. Erinnert ihr euch noch an den Anfang und John Donne, der einmal sagte: ›Niemand ist eine Insel, ganz für sich allein – jeder ist ein Stück des Kontinents, ein Teil des Ganzen‹? Das ist in jeder Hinsicht so: in euren Beziehungen mit anderen, der Beziehung mit euch und mit dieser Welt. Ihr erschafft und interpretiert eure Welt mit jeder Erfahrung neu und geht einen Schritt weiter. In diesem Raum ohne Wertung waren es sieben Schritte für jeden von uns, durch sieben Themen, die ihr selbst eröffnet habt und in denen wir uns alle auf die eine oder andere Weise wiedererkannt haben. Jeder ist unser Spiegel. Wenn wir es schaffen, uns selbst im anderen zu erkennen, dann darf etwas in uns heilen und neu erblühen. Dann entdecken wir plötzlich die ganze Schönheit in allem, was uns ausmacht. Wir hören auf, andere zu verurteilen, und fangen an zu sehen, dass alles, was uns der Spiegel über andere zeigt, ein Teil von uns selbst ist. Erst wenn wir uns auch in anderen annehmen, fangen wir an, uns selbst zu lieben. Erst dann kommen wir ganz bei uns selbst an und sind bereit für wahre Liebe.

Emilia und Carl, ihr habt uns gezeigt, was Freisein bedeutet. Wie wir aufhören, den Tanz der Anerkennung zu tanzen, weil wir im Kern denken, nicht gut genug zu sein. Wenn wir flüchten, dann nur vor uns selbst. Die Angst, verlassen zu werden, steckt immer dann in uns, wenn wir uns selbst verlassen haben. Wir wissen jetzt, dass wir erst wirklich frei sind für die Liebe, wenn wir den Schmerz der Vergangenheit loslassen. Erst dann beginnen wir, uns wirklich auf andere einzulassen, und erkennen, dass wir genug sind, genau so, wie wir sind.«

Paul stand auf und ging zum Flipchart hinüber, dessen erste Seite immer noch unbeschrieben weiß war. Dann nahm er einen Marker und schrieb:

*1. Die Freiheit liegt in dir*

Danach fuhr er fort.

»Jana und Gabriel, durch euch haben wir gelernt, worin die Chance liegt, uns im anderen zu erkennen. Jeden Mangel, den wir da draußen sehen, ist ein Mangel in uns selbst. Was immer wir im anderen ablehnen, ist ein Teil von uns, von dem wir uns abgespalten haben und der nun darauf wartet, wieder angenommen zu werden. So kann Gabriel durch Janas Tatendrang seinen eigenen wiederbeleben und Jana von Gabriels Gelassenheit profitieren, indem sie darin ihre eigene entdeckt. Gemeinsam könnt ihr voneinander lernen und entwickelt euch weiter. Statt den anderen anzuklagen, kann Jana ein wenig loslassen und Gabriel lernen, sich mehr einzulassen. In dieser neuen Dynamik bewegt ihr euch aus der Starre des Klammerns und Wegstoßens hin zu einem neuen Gleichgewicht zwischen Nähe und Autonomie. Es braucht sowohl die Sicherheit als auch die Lebendigkeit, und in dieser Bewegung habt ihr die Chance, auch die Anziehung füreinander wieder neu zu entdecken.«

Paul schrieb weiter:

## 2. Entdecke dich im anderen

»Kommen wir zum nächsten Schritt: Tim und Benno, ihr habt uns aufgezeigt, dass wir stets die Wahl haben. Die Entscheidung liegt immer bei uns. Erst durch den Punkt, den wir setzen, erschaffen wir wahre Liebe. Das gilt für den Punkt, der die Bedingung loslässt, oder den Punkt, den es für die Stille braucht, indem wir lernen, einander zuzuhören. Und es ist auch jener Punkt, den wir setzen, wenn wir Altes loslassen und uns damit erst auf unser wahres Glück einlassen.«

Und wieder schrieb er auf das Flipchart:

## 3. Du hast immer die Wahl

»Charly, mit dir haben wir uns gemeinsam auf eine Entdeckungsreise zum Wert begeben. Zwischen der Sehnsucht nach Liebe und der Angst, sie zu verlieren, steckt der Schlüssel der Sicherheit. Sie liegt in dir. Trau dich, du selbst zu sein. Es gibt nichts zu tun und nichts zu beweisen. Du brauchst niemand anderen von deinem Wert zu überzeugen. Er steckt in dir. Du bist wertvoll, und das immer.«

Er schrieb den vierten Schritt auf:

*4. Erkenne deinen Wert*

»Nun zu Schritt fünf. Andrea, mit dir sind wir zum Ende gegangen und durften erkennen, dass jedes Ende auch ein Anfang ist. Um einen Neuanfang zuzulassen, müssen wir den Blick vom Ende nehmen und auf den Anfang richten. Fang an, zu vertrauen. Trau dich! Lass dich ganz auf den Neuanfang ein und gestatte dem Leben, dass es noch viel besser als in deiner Vorstellung ist.«

Paul schrieb weiter:

*5. Fang an, dir zu vertrauen*

»Margarete, du hast uns über das Glück und die Liebe erzählt und wie wir beides in uns finden. Durch dich haben wir uns erinnert, dass wir nicht länger darauf warten sollen, bis uns jemand anderer glücklich macht – wir können selbst damit beginnen. Immer wieder hast du uns klargemacht, wie wundervoll es ist, sich für die Liebe zu entscheiden und sie in allem und jedem zu erkennen.«

Er schrieb den vorletzten Schritt auf:

*6. Entscheide dich für Liebe*

»Und letztendlich bin da noch ich«, sprach Paul weiter. »Könnt ihr euch erinnern? Ich habe euch am Anfang gebeten, in diesen

Raum ohne Wertung einzutreten. Und dabei möchte ich gern bleiben. Nehmt diesen Raum mit und lebt ihn in euch weiter. Wertet nicht. Seht in allem eine Erfahrung und die Chance zu wachsen. Alles, was ihr erfahrt und wie ihr es erlebt, ist immer eine Interpretation von euch selbst. Öffnet euch für eine neue Sicht und interpretiert neu. Denkt an den Kaugummiautomaten. Am Ende sind immer *wir* es, die entscheiden, was wir mit dem anfangen, was wir gezogen haben, wie wir es betrachten wollen und welche Erfahrung wir daraus ziehen. Wir haben keinen Einfluss auf die Wahrscheinlichkeit, mit der uns das Leben etwas zuspielt. Aber wir haben immer die Wahl, wie wir uns entscheiden und was wir daraus machen. Entscheidet euch für die Liebe in euch, und erkennt sie in anderen. Seid nicht überrascht, wenn plötzlich alles möglich wird.«

Und mit diesen Worten schrieb er den letzten Schritt auf das Flipchart:

7. Interpretiere neu und öffne
dich für Wunder

Es fühlte sich tatsächlich wie ein Wunder an. Alles. Das ganze Wochenende – jede Frage und all die Antworten, die wir dadurch erfahren hatten.

Die Stimmung war gut. In Freuds Wohnzimmer roch es nach Aufbruch und Veränderung – aber der guten. Es schien, dass wir uns alle mit jedem Schritt mehr für die Liebe geöffnet hatten und dass sie uns bewegte – weg vom Schmerz und hin zum Neubeginn. Manchmal ist der Anfang gar nicht laut und aufgeregt, sondern ganz leise entsteht ein Gefühl in uns, dass es gut sein darf und es all die Erfahrung gebraucht hat, damit wir heute der Mensch sind, der wir sind, und da stehen, wo wir stehen. Da standen wir also: zehn Menschen, zehn Geschichten, sieben Schritte, die uns verbanden und dahin brachten, wo wir das Geheimnis der Liebe entdeckten. In jedem von uns.

»Warte!«, rief Paul, nachdem sich alle voneinander verabschiedet hatten und nach und nach die Wohnung verließen. Er hatte noch seinen Marker in der Hand, als er mir plötzlich von hinten die Tür aufhielt, während ich bereits mit einem Fuß im Treppenhaus stand.

# DIE ENTSCHEIDUNG

Du weißt nicht, was heute passiert ist!«

»Was denn? Hast du im Lotto gewonnen?«, fragte Lukas, als wäre es das Normalste der Welt.

»Ohne Los eher schwierig … aber hör zu: Paul … Goldbach … also der vom Seminar, du weißt, wen ich meine, oder?«

»Ja, Dr. Love. Du erinnerst dich hoffentlich, dass *ich* dir das Ticket geschenkt habe! Klar weiß ich, wer das ist!«

»Natürlich erinnere ich mich. Sehr genau sogar! Also, nach dem Seminar stand er plötzlich vor mir und meinte, ich hätte etwas vergessen.«

»Was denn? Ihn?«

»Witzig. Nein, einen Zettel! Er hatte offensichtlich beobachtet, wie er aus meinem Notizblock gefallen war. Du weißt schon, diesen Block in der schwarzen, ledernen Hülle, den ich immer dabeihabe …«

»Wird das noch spannend?«

»Jaaa! Konzentrier dich, bitte, Lukas. Den Zettel, den er mir gegeben hat …«

»… auf dem stand Goldbachs Nummer!«

»Nein! Aber knapp dran. Es stand tatsächlich eine Nummer drauf!«

»Aha und welche? Lass den Spannungsbogen weg und komm zum Punkt.«

»Die Telefonnummer von einem Typen, den ich vor ein paar Wochen mit Anna bei einer gemeinsamen Einladung kennengelernt habe. Wir haben uns kurz unterhalten und er hat mir am Ende seine Nummer auf einen Zettel geschrieben und gemeint, ich solle mich doch bei ihm melden. Das hab ich nie getan, weil ich so viele andere Dinge im Kopf hatte, und danach hatte ich es völlig vergessen. Ich wusste nicht mal, dass ich den Zettel die ganze Zeit in diesem Notizblock mit mir herumgetragen habe! Jedenfalls ist er anscheinend beim Aufstehen aus dem Block gefallen und Paul hat ihn mir überreicht, als ich schon fast zur Tür raus war. Eine halbe Stunde später hab ich dem Typen dann geschrieben und er hat ein Treffen vorgeschlagen.«

»Lass mich raten ... du hast wie immer Nein gesagt.«

»Eben nicht! Du wirst es nicht glauben, aber ich hab ihn gleich am nächsten Abend getroffen und es war wirklich schön. Wir haben uns richtig gut verstanden ...«

»Wo bleibt das Aber?«

»Kein Aber! Wir werden sehen, was daraus entsteht. Ein wenig verrückt ist es aber schon: Hätte ich dieses Seminar nicht besucht, wäre ich bestimmt nicht so offen und spontan gewesen. Und wer weiß, was mit dem Zettel passiert wäre! Goldbach hätte ihn mir jedenfalls nicht überreicht und mich daran erinnert, und aus einer anderen Zukunftsperspektive hätten wir uns dann vielleicht nie getroffen. Weißt du, was ich meine?«

»Mhm, ja. Dann ist es also doch kein Zufall gewesen ...«

»Was meinst du? Was war kein Zufall?«

»Ich habe dir in einer Sache nicht die Wahrheit erzählt. Ich kannte Goldbach schon vor deinem Seminar.«

»Wie bitte? Das ist jetzt nicht wahr?!«

»Doch, aber er weiß es bis heute nicht! Ich hab ihn damals am Flughafen von Basel nach Wien am Gate gesehen. Da habe ich mich schon gefragt, wer er ist. Irgendetwas in mir wurde auf ihn aufmerksam, und es war nicht wegen seiner türkisgrünen Augen.«

»Und was war es dann?!«

»Ich kann es nicht sagen. Da wusste ich es selbst noch nicht. Als er dann aber im Flieger genau neben mir saß, hielt sogar ich es für ein Zeichen, obwohl ich gar nicht an Zeichen glaube! Das weißt du! Aber bitte, wie groß war die Wahrscheinlichkeit, dass dieser eine Typ, der mir unter Hunderten auffiel, dann tatsächlich neben mir sitzt?!«

»Ich weiß nicht ... eins zu zweihundert? So viele Sitzplätze das Flugzeug eben hatte.«

»Ja, aber das ist doch verrückt!«

»Natürlich ist es das. Besonders in Anbetracht der Tatsache, dass ich anscheinend nur deshalb auf dem Liebesseminar gelandet bin, weil du ihm auf diesem Flughafen begegnet bist. Also ja, ich muss gestehen: Das ist wirklich sehr verrückt! Genau wie du! Was hast du bitte gemacht?! Hast du ihn während des Fluges angesprochen? Habt ihr bei Tomatensaft und Selleriestange über das Leben philosophiert? Oder bist du jetzt nebenberuflich Stalker und bist ihm nach dem Flug mit Sonnenbrille und Trenchcoat gefolgt?«

»Ach bitte – es gibt doch keine Selleriestangen im Flugzeug! Also nein, nichts davon. Du kennst mich doch: Ich rede nicht mit fremden Menschen! Ich habe einfach irgendwann neben mich gesehen. Da saß er völlig versunken über unzähligen Notizen. Als Sherlock Lukas, der ich nun mal bin, habe ich selbstverständlich einen Blick darauf geworfen, und da stand sein Name gedruckt: Dr. phil. Paul Goldbach. Da er so wild drauflosgekritzelt hat und ich dringend wissen wollte, worum es ging und ob es sich um schlaue Dinge handelte, hab ich es kurzerhand herausgefunden.

Ich spreche zwar keine fremden Menschen an, aber ich bin neugierig! Deshalb hab ich ihn gegoogelt. Das war kurz vor deinem Geburtstag und na ja, dann hab ich eins und eins zusammengezählt. Ein Mann fällt mir aus einem für mich unerfindlichen Grund unter all diesen Menschen am Flughafen auf und sitzt dann im Flieger auch noch neben mir. Du weißt, ich halte nichts von Hokuspokus oder irgendeiner tieferen Bedeutung, wenn der dritte Mond gerade im fünften Haus steht – aber wer da nicht an Fügung glaubt, dem ist auch nicht mehr zu helfen! Ich dachte zwar, dass Paul und du vielleicht ein Paar werdet, aber das Leben ist wie immer noch viel spannender.«

»Scheint so. Er sieht ihm übrigens sogar ein wenig ähnlich! Ich kann das alles gar nicht glauben. Das ist so verrückt!«

»Hat Goldbach im Seminar darüber auch etwas verloren? Hält er die Liebe für verrückt?«

»Nein – für eine Entscheidung.«

»Dann sagen wir so: Ich habe entschieden, dir dieses Ticket zu kaufen! Das war kein Zufall. Es hatte anscheinend seinen Grund. Und du entscheidest jetzt, was du daraus machst!«

»Mich, ohne das Ende zu kennen, auf den Anfang einzulassen?«

»Wenn du das sagst!«

»Das würde Goldbach sagen.«

»Und was würdest du sagen?«

»Ein guter Anfang.«